Manfred Bruer

Alt werden –
gesund bleiben

Für Annabell, Verena und Nico

Die in diesem Buch vorgestellten Informationen wurden sorgfältig recherchiert und werden nach bestem Wissen weitergegeben. Sie sollen den Leser anregen, den Blick für Prozesse zu schärfen, die Krankheiten auslösen und auf der anderen Seite Krankheiten verhindern. Beschwerden müssen jedoch immer individuell abgeklärt werden. Daher ersetzt dieses Buch nicht den Besuch bei einem Arzt oder Heilpraktiker.

Erste Auflage 12/2011;
Herausgabe im Eigenverlag:
Manfred Bruer, Chattenpfad 30,
D-65219 Taunusstein
Tel. 06128-9526-0; Fax 06128-73823
altwerden-gesundbleiben@t-online.de
www.manfred-bruer.de

Buchpreise bei Verkauf in
Deutschland 23 EUR, Österreich 24 EUR
und der Schweiz 30 CHF.
Direktversand bei Vorauskasse auf
Konto Manfred Bruer, Taunusstein;
Bank: Kreissparkasse Weilburg,
BLZ 511 519 19, Kto.-Nr. 37713.
IBAN DE 89 5115 1919 0100 471531
BIC HELADEF 1 WEI
Die Bestellung kann auch über
www.manfred-bruer.de erfolgen.

Veranstaltungen mit Wilhelm Fiebiger, Manfred Bruer, weiteren interssanten Referenten und einem spannenden Programm werden aktuell unter www.manfred-bruer.de avisiert.

Inhaltsverzeichnis

1 Vorbemerkungen

1.1 Gründe für dieses Buch

Alter könnte die schönste Zeit des Lebens sein:

- Man ist gelassener.
- Man ist von Zwängen befreit.
- Finanzielle Sorgen gehören meist der Vergangenheit an.
- Erst das Alter hat die Reife zur Abstraktion:
  Man kann das Wichtige vom Unwichtigen unterscheiden.

Wären da nicht die Probleme:

- Die Vitalkraft nimmt ab.
- Die Beschwerden nehmen zu.

Es gibt eine Reihe von Beschleunigern, aber auch eine Reihe von Verlangsamern dieser Altersprobleme:

„Mit Siebzig spürte ich die Beschwerden des Alters. Dann habe ich mein Leben umgestellt.
Heute mit Vierundneunzig fühle ich mich gesünder und vitaler als damals mit Siebzig."

So lautet die Aussage von Wilhelm Fiebiger, der in diesem Buch noch ausführlich in einem extra Kapitel zu Wort kommen wird.
Der Leser darf darauf gespannt sein, wie er sein Leben umgestellt hat.

Auch darf der Leser darauf gespannt sein,

- wie die Über-Hundertjährigen im Hunzatal, in Campodimele oder auf der japanischen Insel Okinawa ohne Ärzte und Apotheken auskommen,
- welche Maßnahmen bei Menschenaffen zu einer 40%igen Lebenszeitverlängerung geführt haben,
- welche Maßnahmen aber auch zu einer 30%igen Lebenszeitverkürzung mit vorzeitigen Erkrankungen geführt haben,
- wie einfach oftmals Altersbeschwerden selbst behandelt werden können, wenn man seinen Blick für die Ursachen wieder schärft.

1.2 Begriffe

Einige immer wiederkehrende Fachbegriffe sollen vorab allgemeinverständ ich erläutert werden.

Zelle:
„Kleinste Funktionseinheit mit der Fähigkeit zur Stoffwechselleistung" (Pschyrembel)(1).
Die meisten menschlichen Zellen haben eine Größe von 1/50 mm.
Jeder Kubikmillimeter durchblutetes Gewebe besteht demnach aus rd. 100.000 (!) Zellen, die alle mit Nährstoffen und mit Sauerstoff versorgt werden müssen.
Jeder Knochen, jeder Nerv und jedes Organ besteht aus Millionen dieser Zellen.

Kapillaren:
Kleinste Blut-Endgefäße mit einem Innendurchmesser von rd. 1/50 mm.
Arterielle Kapillaren transportieren Sauerstoff und Nährstoffe zu den Zellen.
Venöse Kapillaren transportieren Kohlendioxid und Abfallstoffe von den Zellen.

Zwischenzellflüssigkeit:
Flüssigkeit zwischen den Zellen, die Nährstoffe und Sauerstoff aus dem arteriellen Blut und Stoffwechselendprodukte aus den Zellen wie auch Kohlendioxid zwischenlagert.

Stoffwechsel:
„Wechsel der Stoffe" durch Verarbeitung im Körper:
Sauerstoff wird anteilig eingeatmet,
Kohlendioxid wird anteilig ausgeatmet.
Nährstoffe werden aufgenommen,
Kot und Harn werden ausgeschieden.

Stoffwechselprozess
verkürzt für Nährstoffe dargestellt:
Diese gelangen über Mund, Speiseröhre, Magen und Darm über die Darmwand ins Blut bis zu den Blut-Endgefäßen, den Kapillaren.
Dort gelangen sie per Diffusion über die Kapillarwand in die Zwischenzellflüssigkeit und von dort zur Zelle.
Die Zelle nimmt die Nährstoffe auf, verarbeitet sie, gewinnt daraus Energie und gibt die Abfallstoffe wiederum in die Zwischenzellflüssigkeit ab.
Von dort aus gelangen die Abfallstoffe über die venöse Kapillarwand ins venöse Blut, werden letztlich zu den Nieren transportiert und über den Harn ausgeschieden.

Ausscheidungsorgane:
Darm, Nieren mit Harnleiter und Harnblase, Haut, Lunge

Entgiftungsorgane:
Leber, Darm, Nieren, Haut, Lunge

Pathomechanismus:
Krankheitsauslösender Vorgang

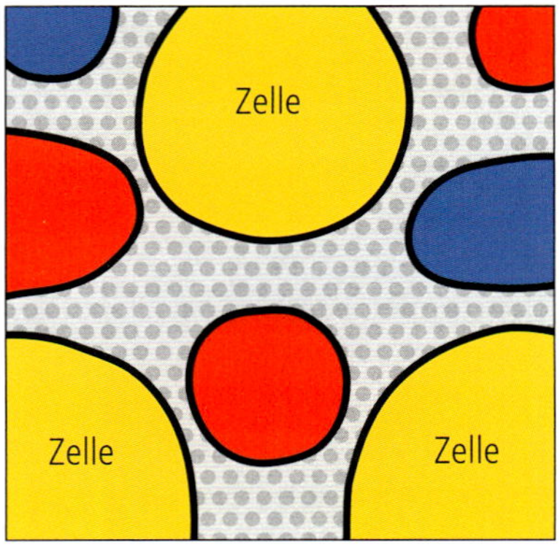

Abbildung links:
Zellen mit Zwischenzellflüssigkeit, venösen und arteriellen Kapillaren

1.3 Abnahme der Vitalfunktionen im Alter (2)

Junge Leute lachen oft, wenn man ihnen etwas über gesunde Ernährung erzählen möchte: Sie essen ihre Pizza, ihren Hamburger und ihre Currywurst und sind trotzdem frei von Beschwerden.
Ihre Entgiftungs- und Ausscheidungsorgane sind noch hochvital: Die aufgenommenen und entstehenden Gifte werden allesamt ausgeschieden und richten im Körper noch keinen Schaden an.
Anders verhält es sich bei einem Fünfzigjährigen: Lungen-, Leber- und Nierenfunktionen sind bereits um rd. 30 % eingeschränkt.
Bei einem siebzigjährigen Durchschnittsdeutschen ist die Einschränkung bereits rd. 40 %.

Abbildung unten:
Der altersabhängige Rückgang in verschiedenen biologischen Systemen (2)

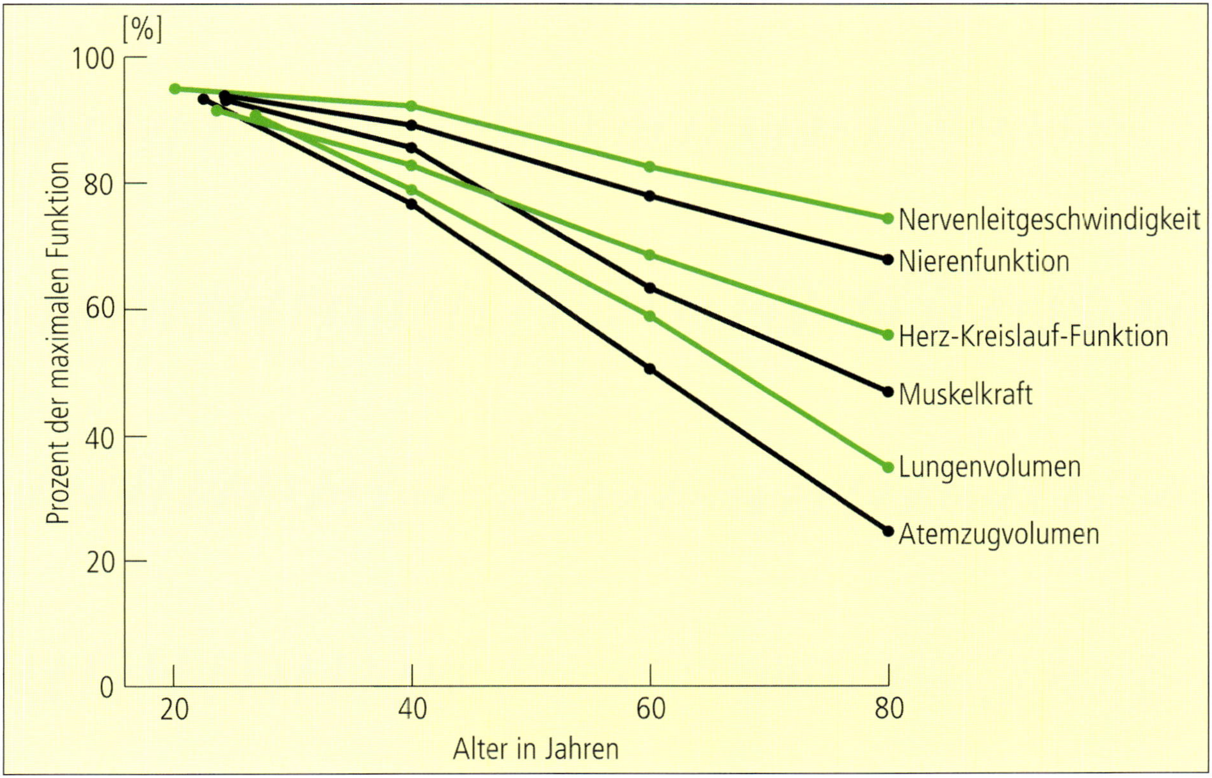

Wird nun eine Nahrung aufgenommen, bei der der Anteil der Toxine zu hoch ist, so kann nicht mehr alles Ausscheidungspflichtige den Körper verlassen: Es kommt zu Ablagerungen.
So wurde festgestellt, dass der deutsche Durchschnittsesser i.M. täglich ein Gramm Abfallstoffe in seinem Körper ansammelt (3). Das wären immerhin in einem Jahr 360 g, in zehn Jahren 3,6 kg und in dreißig Jahren mehr als 10 kg (!):

- Harnsäurekristalle bei purinreicher Nahrung, verstärkt durch höheren Salzgehalt. Die Ablagerung erfolgt überwiegend in den Gelenken und wird als Gicht bezeichnet.
- Zu viel tierisches Eiweiß lagert sich in den Gefäßwänden ab und verdickt diese bis zum Dreißigfachen (Eiweißspeicherkrankheit) (4). Das führt dann bei den feinsten Kapillargefäßen zu einer eingeschränkten Nährstoffversorgung der Zellen mit Vitalitätsverlust.
- Alle tierischen Produkte, die bei der Verstoffwechselung i.d.R. hohe Säuremengen produzieren, führen bei verminderter Stoffwechselaktivität zu einem Stau von säurehaltigen Ablagerungen in der Zwischenzellflüssigkeit. Dies wiederum führt zur „Acidosestarre" mit eingeschränkter Sauerstoff- und Nährstoff-Versorgung der Zellen wie auch zu einer eingeschränkten Entsorgung der Stoffwechsel-Endprodukte. In der Folge werden Entzündungen und Krankheitsprozesse verstärkt, die Immunabwehr reduziert und Alterungsprozesse beschleunigt.
  Übersäuerungen und Sauerstoffarmut sind zudem die wichtigsten Nährböden für Krebs.
- Industriezucker und kurzkettige Kohlenhydrate, die sich mit den Proteinen der Gefäßwände verbinden und zur Arteriosklerose führen.
- Tierische Fette und Kalzium, die an vorgeschädigten Gefäßen anhaften und zu Plaques führen.
- Toxine, die der Mensch erst in den letzten 200 Jahren kennenlernen durfte und auf die die Ausscheidungsorgane noch nicht eingerichtet sind: Pestizide, Insektizide, Quecksilber, Arsen, Formaldehyd, Blei, Dieselruß, Asbestfasern, Silikate, Aluminate, Acrylamid, chemische Substanzen aus Medikamenten, Nahrungsergänzungsmittelkonzentrate, Vitaminkonzentrate, anorganische Mineralstoffe, Teer aus Zigarettenrauch usw. usw.

Fazit:
Bei einer fortschreitenden Ablagerung von Giften in Organen und im Blut ist verständlich, dass die Vitalkraft abnimmt, das Immunsystem geschwächt wird und Krankheiten zunehmen.
Das ist oftmals auch die Erklärung für die Erhöhung des „Griesgramfaktors", der Übellaunigkeit im Alter: Nicht immer sind Krankheiten und Schmerzen daran Schuld. Oftmals ist es auch die Überlastung des Blutes mit Giftstoffen. Hier kann eine Ernährungsumstellung mit weniger Toxinen und Stärkung von Leber und Nieren gelegentlich wahre Wunder in Fröhlichkeit und guter Laune bewirken.

Abbildung unten:
Ablagerungen bei verschiedenen Kostarten:
Während ein Zwanzigjähriger durch die hohe Vitalität der Ausscheidungsorgane auch bei schlechter Ernährung noch keine Ablagerungen zeigen muss, sieht das bei einem Sechzigjährigen u.U. schon ganz anders aus.
Er könnte sich vor den krankmachenden Ablagerungen nur schützen, indem er eine Kostform wählt, die kaum oder gar keine Ablagerungen bei ihm verursacht, wie z.B. die Gutkost oder die Heilkost.
Welche Lebensmittel zu welchen Kostarten gehören, ist noch später ausführlich in Kapitel sechs beschrieben.
Diese Tabelle dient nur zum Verständnis der Sachverhalte. Mit ihr können keine Ablagerungsberechnungen durchgeführt werden.

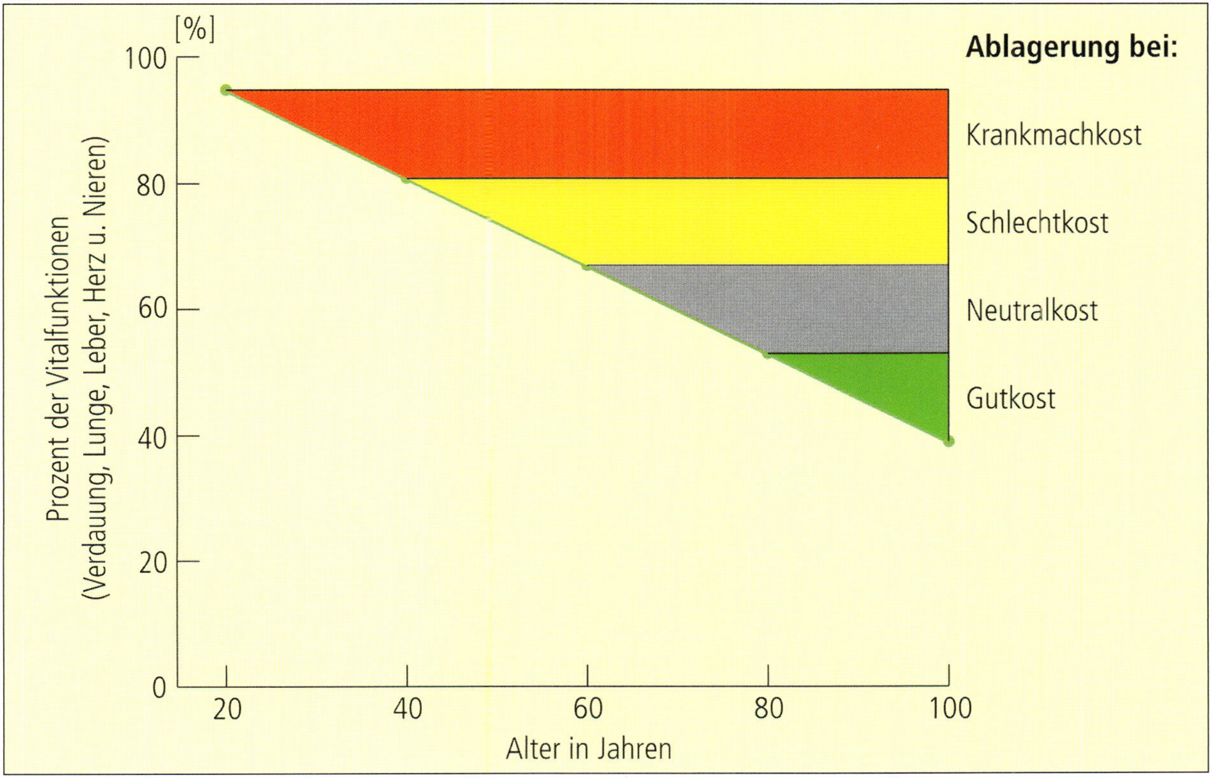

2 Die Bedeutung der Ernährung

2.1 Die Safari-Hotel-Studie (5)

Für den 80köpfigen Trupp von Anubis-Pavianen am Rande des „Massai-Mara Nationalparks" in Kenia brachen vor 20 Jahren mit dem Touristenboom scheinbar herrliche Zeiten an:
Mitten im Streifgebiet der Affen wurde ein Mülldepot für die noblen Safari-Hotels angelegt. Dort bekamen die Tiere seitdem täglich frisch was übrig blieb, fast à la carte:

- Von Pommes frites über Pudding, Weißbrot, Käse, Hühnerbeine und Schinken alles, was das Herz eines Kulturessers begehrt und die Affen vorher noch nicht essen durften.

Kein Wunder also, dass sich die örtliche Gruppe am Rande der Müllhalde niederließ.
Als „Garbage-Troup" (Mülltruppe) hatten sie nun auch inzwischen das Interesse der internationalen Wissenschaft geweckt:

- Als die einzigen Affen außerhalb von zoologischen Anlagen, die sich um ihren Lebensunterhalt nicht zu kümmern brauchten, waren die Paviane als große Gruppe lebende Modelle für den Wandel, der sich im Organismus einer uns nahe verwandten Tierart vollzieht, wenn er ausschließlich mit dem ernährt wird, was unsere zivilisierte Küche bereit hält.

Was war das Ergebnis?

- Der „Mülltrupp" brachte mehr als 50 % Kampfgewicht zusätzlich auf die Waage als die weniger begüterten Nachbarn. Die hageren Nachbarn, die gelegentlich auch einmal vom kalorienreichen Kulturgut naschen wollten, wurden problemlos vom gewichtigen Clan vertrieben. Die Nachbarn blieben bemitleidenswert hager, die Mülltruppe wurde immer dicker.
- Die heranwachsenden Jungtiere, die sich nun um die Futtersuche keine Gedanken mehr machen mussten, hatten nur noch eines im Kopf: Die Fortpflanzung. Zudem setzte durch die Ernährung mit viel Fett, Eiweiß und Zucker die Geschlechtsreife früher ein. Es kam zum Babyboom.
- Die Kehrseite der Medaille: Die Paviane ohne Müllanschluss waren kerngesund und hatten bei Tests ideale Cholesterinwerte. Die Müllhaldenpaviane aber hatten einen stark erhöhten Cholesterinspiegel mit einem hohen Anteil der gefährlichen Lipoproteine.
- Tests an erwachsenen Tieren der Mülltruppe zeigten durchweg hohe Blutdruck- und Blutzuckerwerte.
- Einige Tiere der Müllhaldengruppe litten an Schwerhörigkeit, Diabetes und Karies, was unter natürlichen Lebensbedingungen praktisch nie vorkam.
- In Sektionen an verstorbenen Tieren entdeckten die Pathologen außerdem bedenkliche Herzverfettung und Arterienverkalkung, die Vorboten der häufigsten Todesursachen westlicher Zivilisation: Herzinfarkt und Schlaganfall.

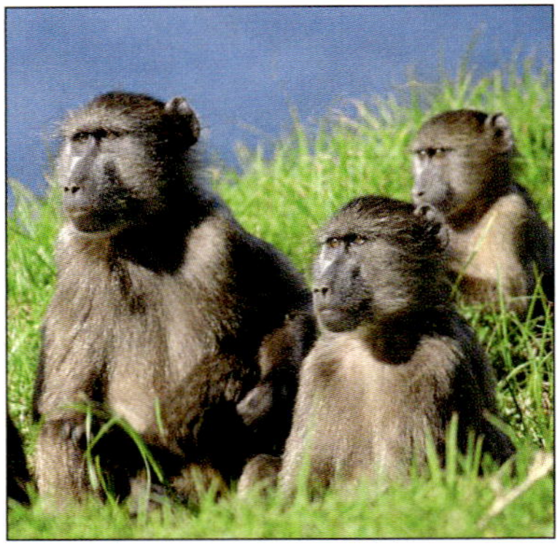

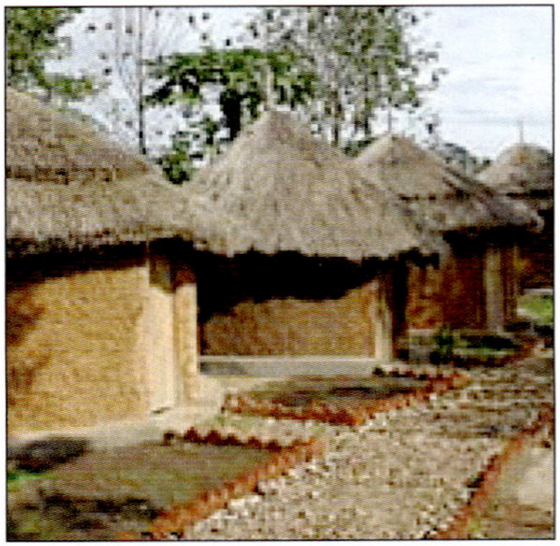

2.2 Die Aborigines-Studie

Die Aborigines auf den Tevi-Inseln von Australien hatten eine durchschnittliche Lebenserwartung von 75 Jahren.
Nach Erschließung der Inseln durch Supermärkte und Schnellrestaurants hat sich die durchschnittliche Lebenserwartung auf 55 Jahre (!) reduziert.
Häufigste Todesursache war eine Krankheit, die man dort bisher überhaupt noch nicht kannte: Diabetes mellitus II.

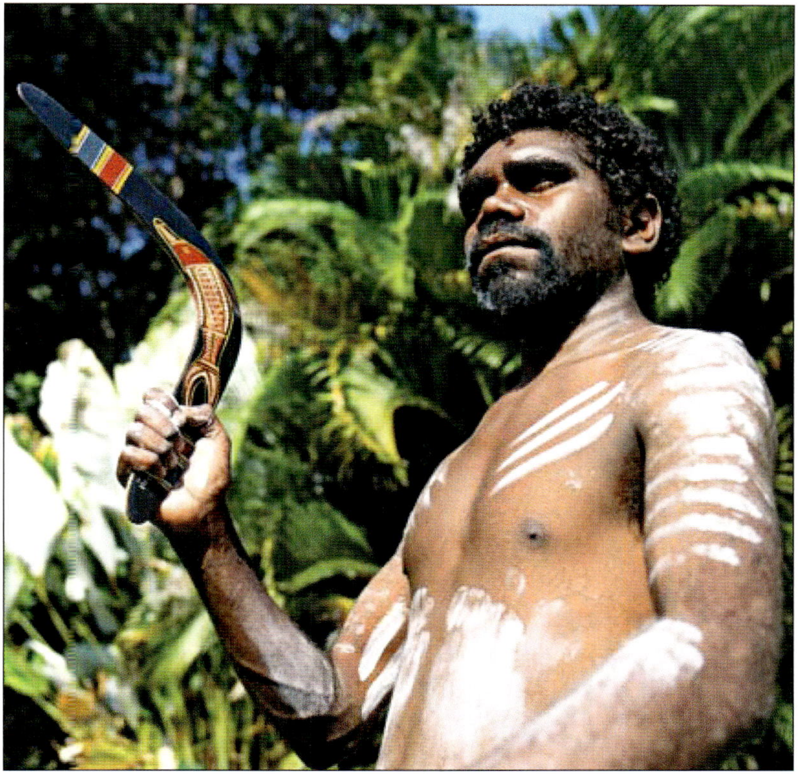

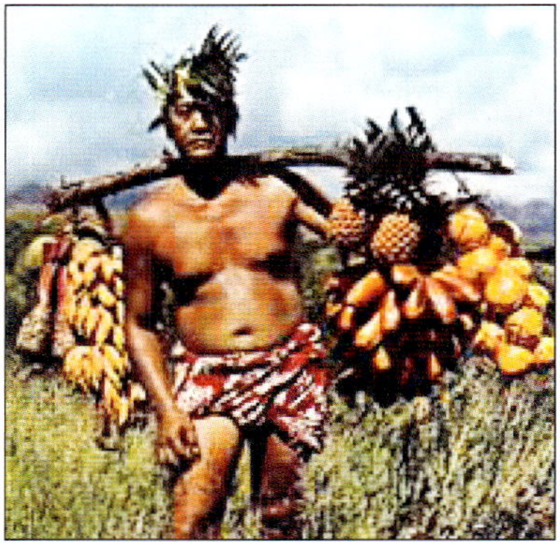

2.3 Die Tahiti-Studie

Auf dieser Südsee-Insel ernährte man sich überwiegend von heimischem Obst: Papayas, Ananas, Mangos und Bananen. Zivilisationskrankheiten waren unbekannt.
Nach Beglückung der Insel vor 60 Jahren mit dem amerikanischen Kulturgut „Supermärkte, industrielle Lebensmittel und Schnellrestaurants“ hat Tahiti heute die höchste Diabetesrate aller Südseeinseln.

3 Die ältesten Menschen der Erde
(6)
Es gibt einige Gebiete auf dieser Erde, da werden die Menschen besonders alt. In einigen Regionen ist es sogar normal, über 100 Jahre alt zu werden.
Wir wollen untersuchen, was die Gründe dafür sind und welche Gemeinsamkeiten diese Alten auszeichnet.

Abbildung unten:
Gebiete mit den ältesten Menschen dieser Erde.
Auffallend ist die Ansammlung in den mittleren Breitengraden.
Weder in den Gebieten mit extremer Kälte noch mit extremer Hitze werden die Menschen besonders alt: Grönland-Eskimo-Männer haben nur eine mittlere Lebenserwartung von 60,2 Jahren!

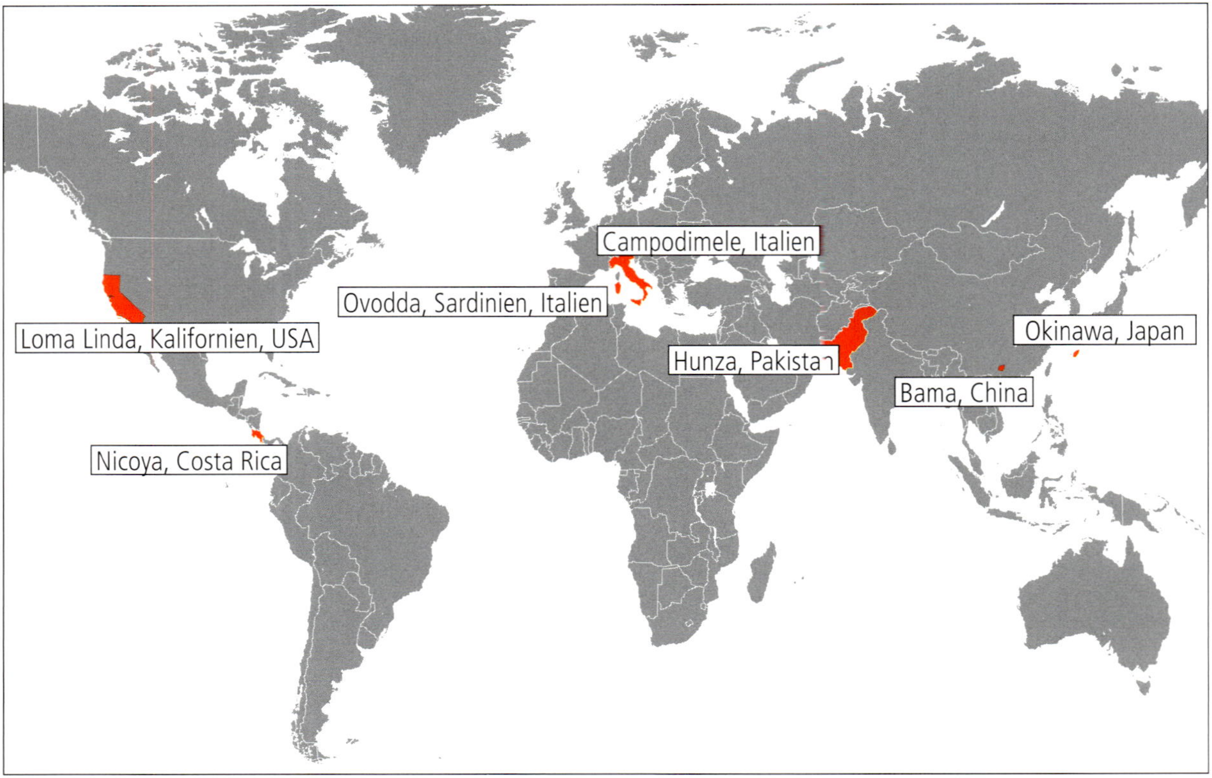

3.1 Die Hunzas in Pakistan (7)

Bergvolk nördlich von Kaschmir mit rd. 30.000 Einwohnern.
Hochplateau mit abgeschlossener Lage, rundum durch bis zu 7.000 m hohe Berge begrenzt.
Um das Tal zu verlassen, musste man im Tagesmarsch über schwierige Gebirgspfade wandern. Das führte dazu, dass der Kontakt zur Außenwelt weitgehend unterblieb.
Man ernährte sich von dem, was das Tal hergab.

Der Globetrotter Holger Henninger hatte im Jahre 2000 eine Indienreise geplant. Ihm fehlte aber noch die Restfinanzierung. Diese wurde ihm dann zur Verfügung gestellt, allerdings mit der Auflage, nach Pakistan zu reisen, das Hunzatal aufzusuchen und die Über-Hundertjährigen zu interviewen und im Bild festzuhalten.

Abbildung unten:
Erster Eindruck des Globetrotters Holger Henninger beim Eintreffen im Tal der Hunzas.

3

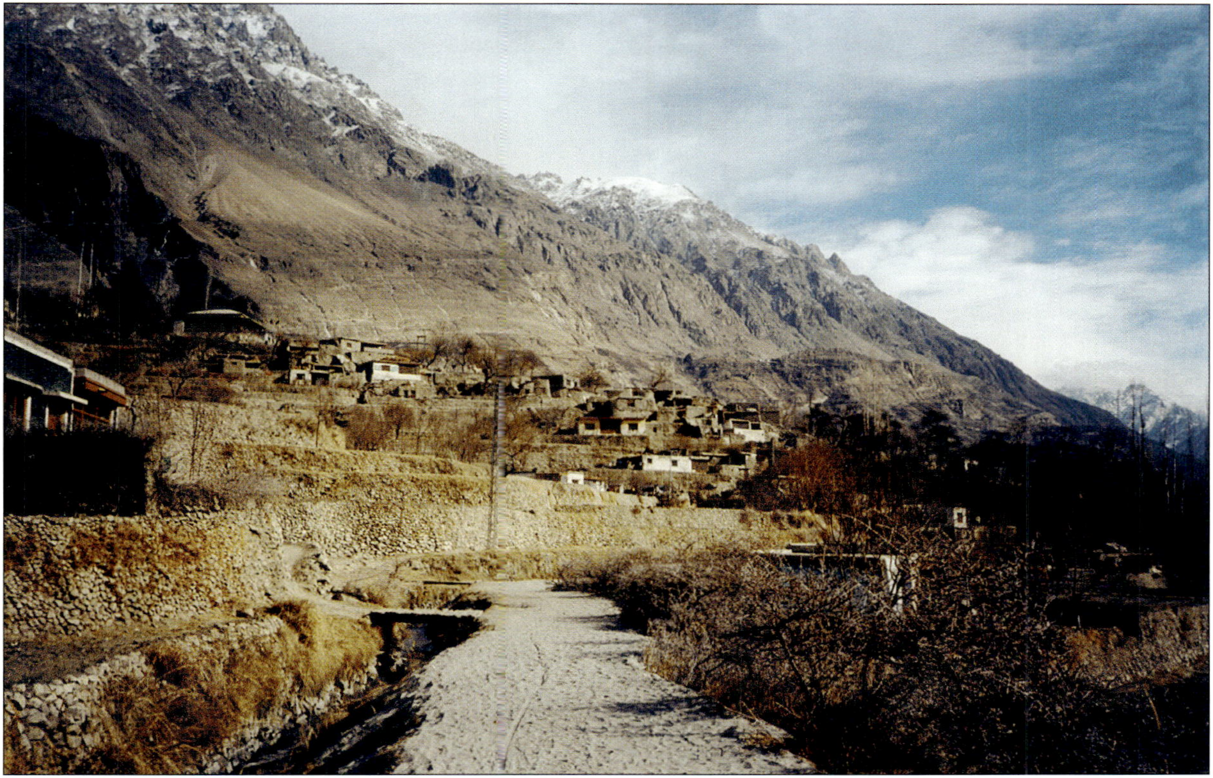

Inzwischen war eine Straße in das Tal gebaut worden, so dass er das Bergvolk auf einfachere Weise erreichen konnte.
Was ihm bereits bei der Anreise auffiel: Der karge Baumbestand, was auch in dieser Höhenlage nicht verwundert. Wenn er aber Bäume sah, waren es üblicherweise Aprikosenbäume.
Alle Über-Hundertjährige waren Bauern, waren i.d.R. einen Kopf kleiner als Europäer und hatten nach europäischen Maßstäben Untergewicht:
Die interviewten Männer wogen geschätzte 55 kg bei i.M. 165 cm Körpergröße.
Da der Baumwuchs eingeschränkt war, verwendete man das wenige Holz zur Beheizung der Häuser im Winter. Daher wurde das Essen der Hunzas außerhalb der Heizperiode nicht erwärmt und roh verzehrt.

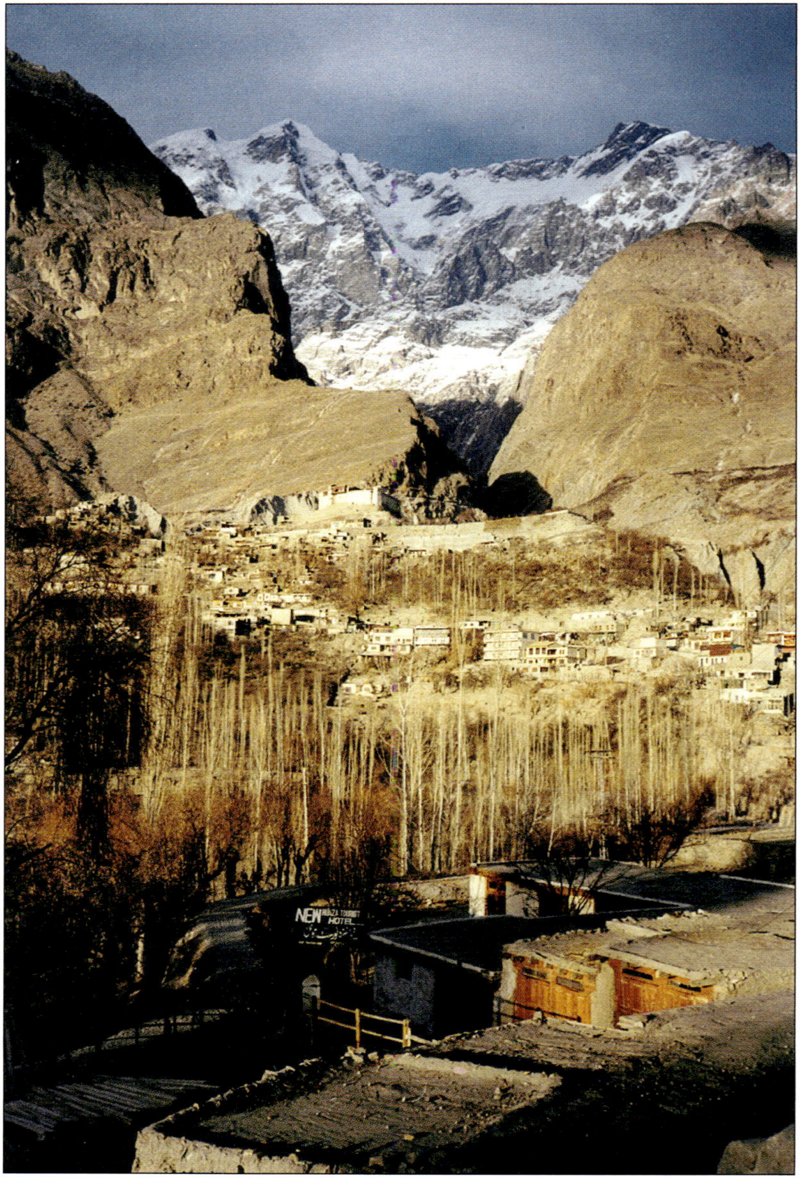

Abbildung rechts:
Steinige Landschaft mit kargem Baumbewuchs.
Sind Kargheit, Bescheidenheit und Zufriedenheit mit Wenigem u.U. Voraussetzungen für Glück und langes Leben?

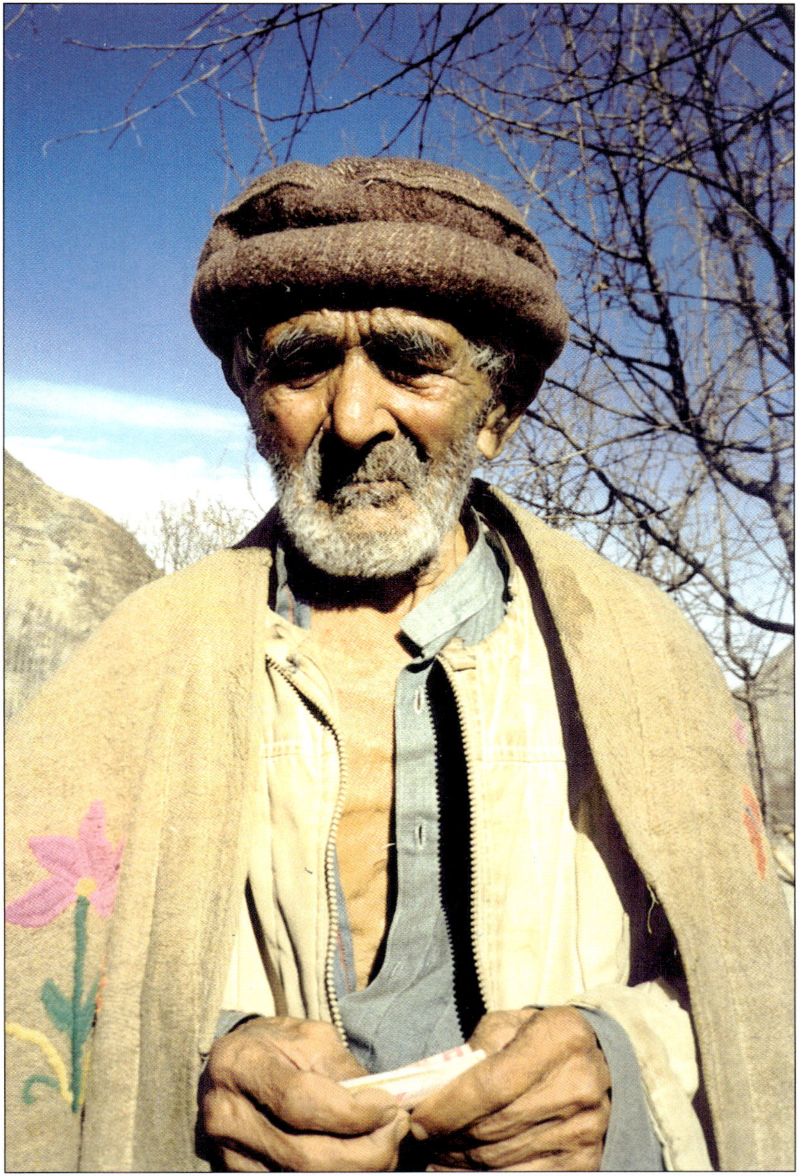

Wie sah die Ernährung aus? Überwiegend Obst: Aprikosen, Äpfel, Trauben, Pfirsiche, Birnen, Kirschen und vielfältige Beerenfrüchte.
An Getreide wurde vornehmlich Gerste angebaut. Aus ihr stellte man in der Sonne getrocknetes Fladenbrot her.

Abbildung links:
Kerniger und vitaler 108jähriger Hunzabauer.

Abbildung unten:
Der 1,80 m große, englische Dolmetscher ist einen Kopf größer als der 108jährige Hunzabauer.

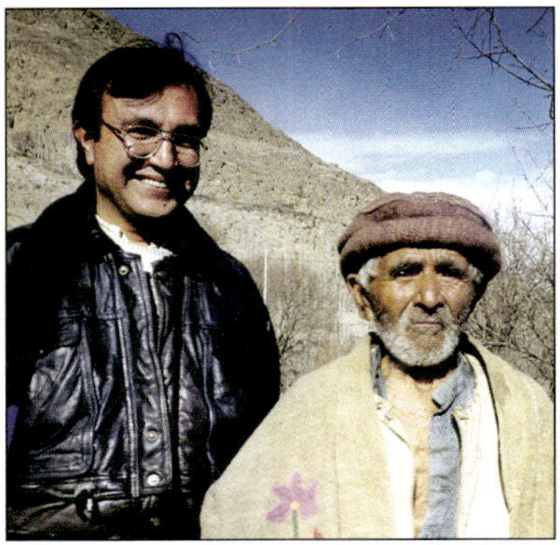

Der Hunzabauer hat üblicherweise eine Ziege, die Milch für die Familie spendet. Auch etwas Ziegenmilch-Frischkäse wird produziert.

Im Winter wird die Kost knapp. Man ernährt sich überwiegend von Trockenobst. Auch Fastenperioden bis zur nächsten Obstreife werden beobachtet.

Die Hunzabauern müssen z.T. bis zu 30 km weite Fußmärsche zu ihren Feldern zurücklegen. Trotzdem sieht man nur Gutgelaunte und Zufriedene bei der harten Landarbeit.

Tagesablauf:
In der Frühe mahnt der Gebetsrufer um 3.30 Uhr (!) zum Aufstehen und zur Andacht. Bei Sonnenuntergang erschallt der Ruf aufs Neue.

Ärzte und Apotheken gibt es im Hunzaland nicht. Auch gibt es keine Konservenkost, keinen Zucker, kein Salz und keinen Tabak. Wein wird in geringen Mengen aus den wenigen Trauben hergestellt, der allerdings nur zu besonderen Anlässen getrunken wird.

Glaube und Meditation gehören zum täglichen Leben.
Das Alter hat einen hohen Stellenwert: „Alter" heißt in der Sprache der Hunzas: „Reiche Jahre".

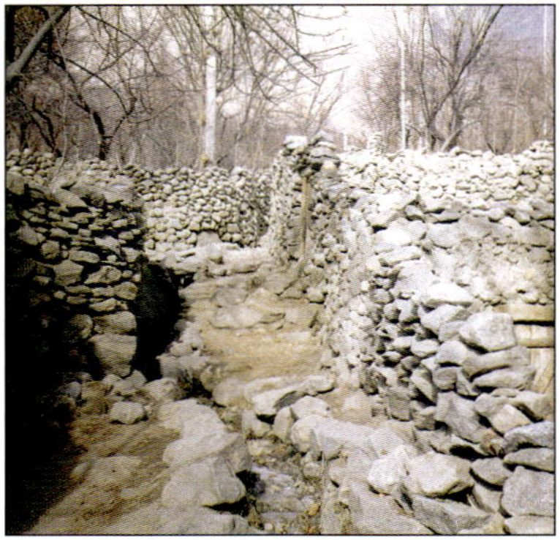

Bild rechts nächste Seite: 103jähriger Hunzabauer.

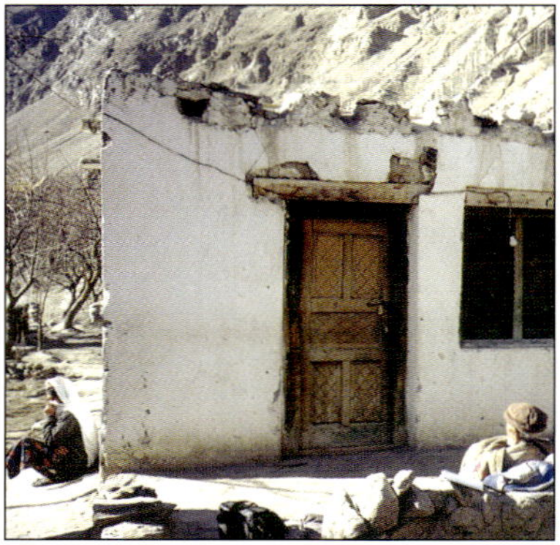

Bild links oben: Steiniger Weg im Dorf.

Bild links Mitte und unten: Gehöfte von Hunzabauern mit Stall.

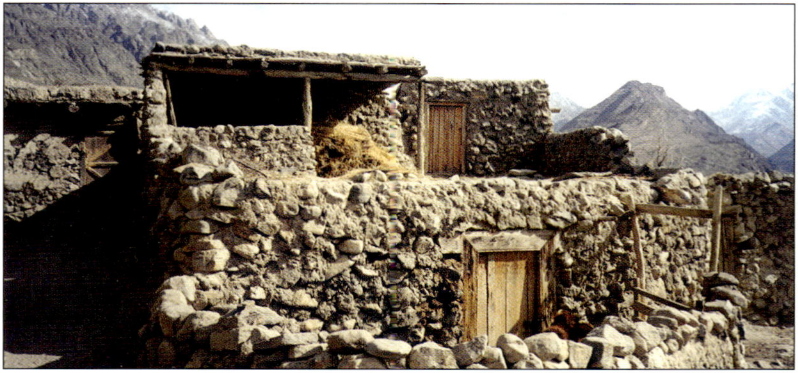

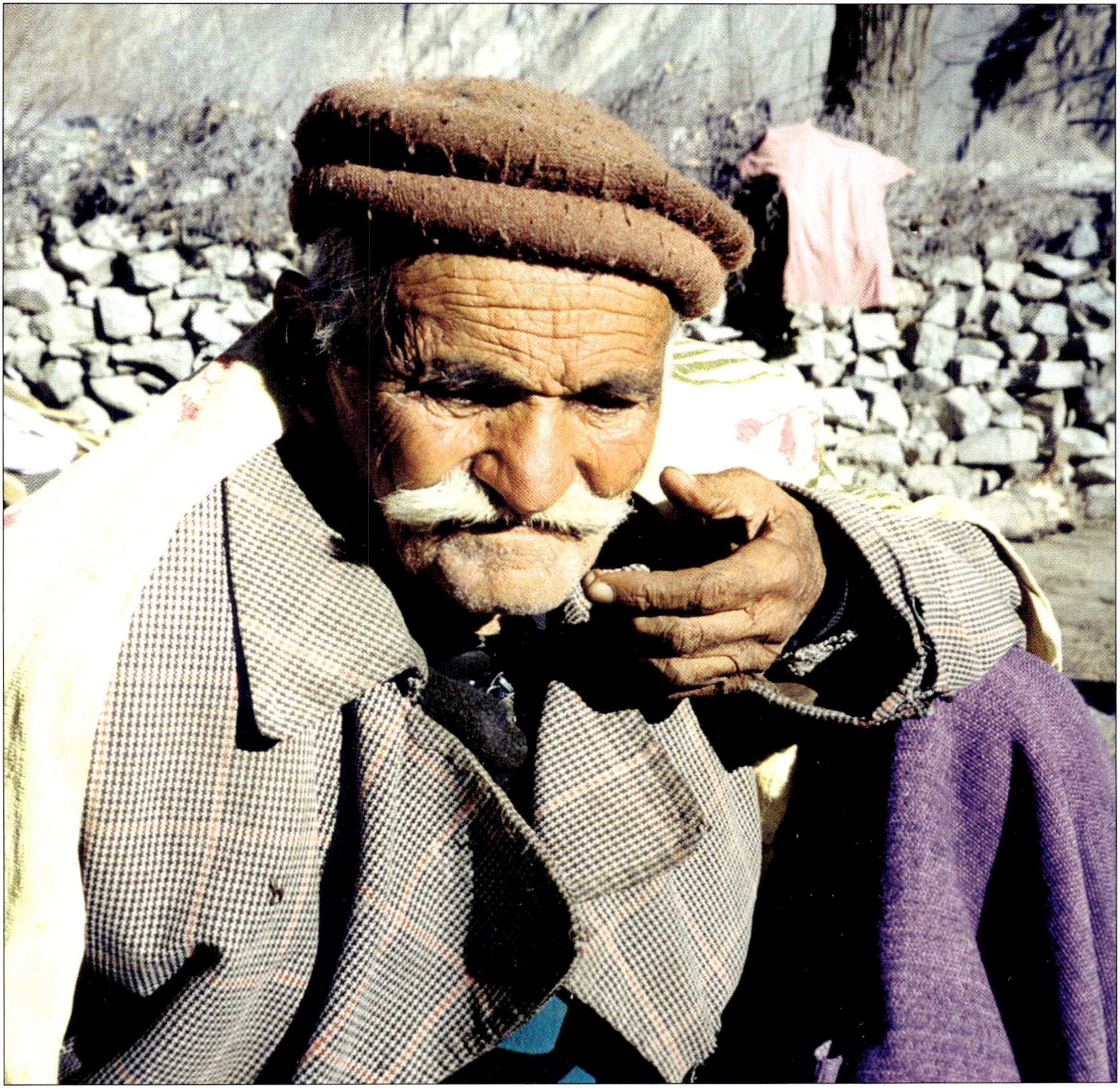

3

3.2 Die Bewohner von Campodimele in Italien (8)

Campodimele - ein kleiner Ort südlich von Rom mit nur 850 Einwohnern.
In keinem anderen Ort in Italien liegt die statistische Lebenserwartung so hoch wie hier.
Frauen werden im Mittel 91 Jahre alt, Männer 93 Jahre.
Nirgendwo in Europa leben anteilig so viele Hundertjährige wie hier.
Zivilisationskrankheiten, wie Krebs, Diabetes, Bluthochdruck, Adipositas, Herzinfarkt und Schlaganfall, sind in diesem Dorf unbekannt.
Die Welt-Gesundheitsorganisation WHO wollte wissen, woran das liegt.
Mehr als 10 Jahre gingen Forscher dem Rätsel von Campodimele nach.

Abbildung unten (5):
Campodimele südlich von Rom.

Was sind die Merkmale ihrer Lebensweise?

- Keine Industrieprodukte. Das einzige Geschäft des Ortes hat nur Putzmittel. Die Menschen hier leben ausschließlich von ihren selbst angebauten Produkten.
- Jeder hat Tomaten im Garten.
- Jeder in Campodimele hat seinen eigenen Kräutergarten mit Salbei, Petersilie, Thymian, Melisse, Majoran und Zichorie.
- Die Menschen in Campodimele nehmen täglich nach Recherchen der WHO weniger als 3 g Salz zu sich. Der Durchschnittseuropäer konsumiert 7 g täglich. Die Campodimeler würzen mit ihren Gartenkräutern.
- Brot wird in jedem Haus selbst gebacken aus alten, ertragsarmen Getreidearten, die schon immer hier angebaut wurden. Das Getreide lässt man vorkeimen, so dass das Brot dann aus Gemüse besteht.
- Dunkle Cicerchia-Bohnen, eine 2.500 Jahre alte Sorte, die es nur in dieser Region gibt.
- Oliven: Fast jede Familie hat ihren eigenen Olivenanbau und presst ihr eigenes Olivenöl. Olivenöl wird in Campodimele niemals erhitzt.
- Scalogna-Zwiebel, roh gegessen, sind eine Spezialität von Campodimele. Kinder essen diese Zwiebeln statt Schokolade.
- Kaum rotes Fleisch, gelegentlich etwas Geflügel.
- Ab und zu Fisch.
- Etwas Ziegenmilch und Ziegenmilch-Frischkäse.
- Rotwein: Die Campodimeler konsumieren durchschnittlich 2 Gläser am Tag (!).

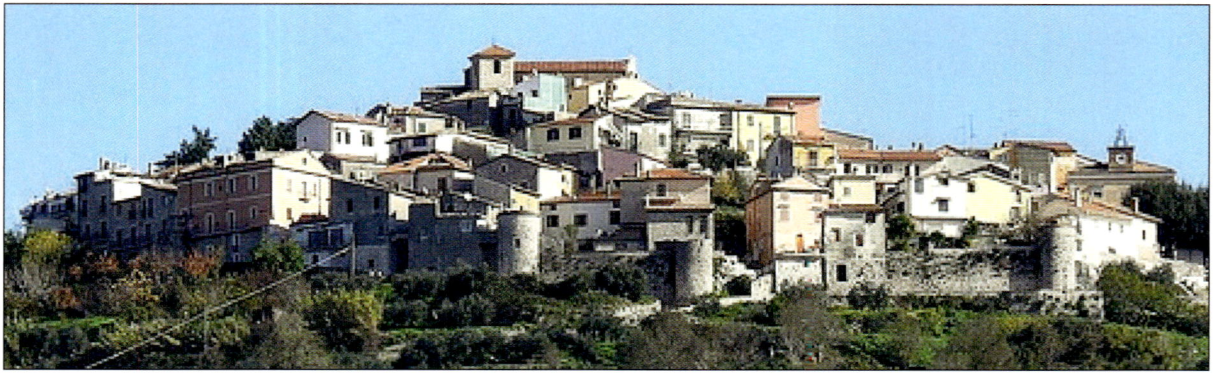

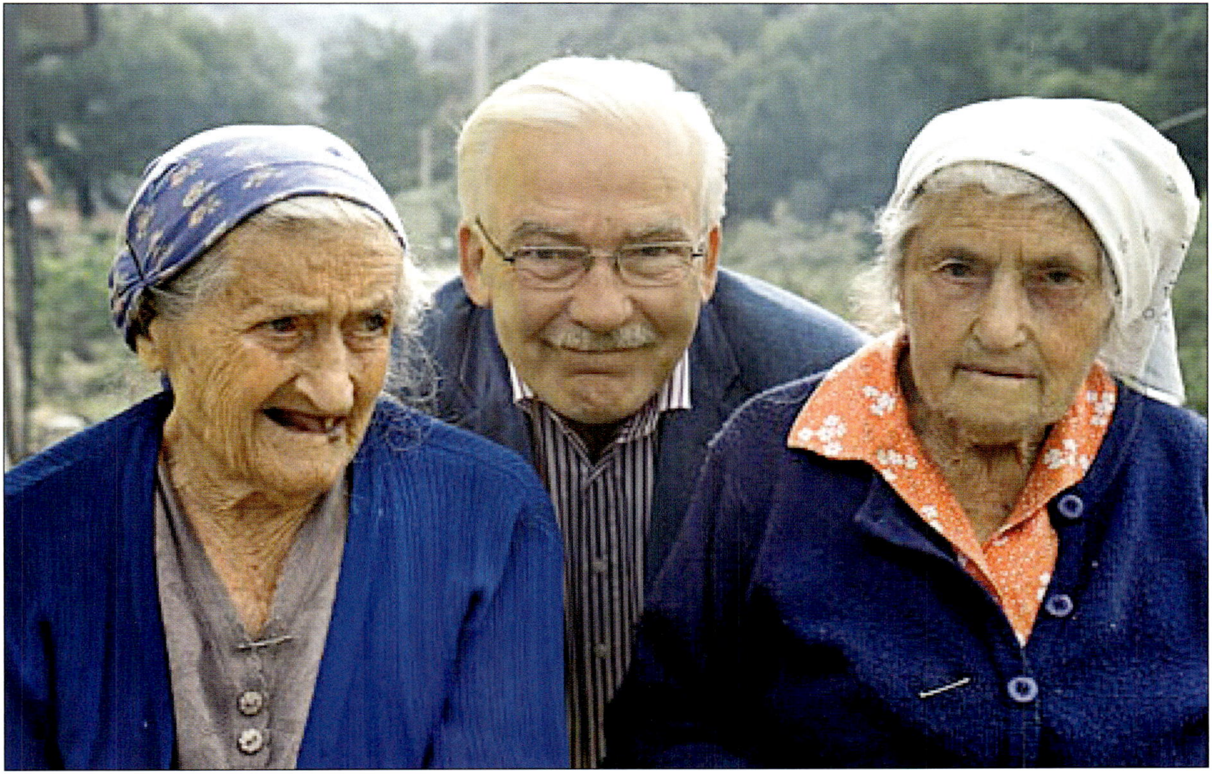

3

- Hauptmahlzeit ist in Campodimele das Mittagessen. Danach hält man seinen ausgiebigen Mittagsschlaf.

Und noch etwas ist berichtenswert: Die Forscher der WHO wollten wissen, ob den Campodimelern auch die Gerichte eines edlen italienischen Restaurants in Rom schmecken würden. Also luden sie eine Auswahl der Dörfler nach Rom ein.

Die Campodimeler ließen das Essen stehen. Es war ihnen zu versalzen! Ihre Geschmacksnerven waren so sensibilisiert, dass ihnen Salz und auch Zucker wie unnatürliche Gifte vorkamen.

Abbildung oben:
Zwei Campodimelerinnen und ein Campodimeler. Die Antlitzphysiognomie könnte darauf schließen lassen, dass die Frauen für die harte Feldarbeit zuständig waren und der Mann eher für die Politikgespräche und den Rotwein. So ließe sich jedenfalls das Paradoxum erklären, dass Männer in Campodimele i.M. zwei Jahre älter werden als die Frauen.

3.3 Die Okinawer in Japan (6)(9)

Auf der Insel Okinawa leben vierzigmal mehr Über-Hundertjährige als im übrigen Japan.
Was zeichnet diese Alten aus?

- „hara hachi bu" ist ihr Leitspruch: „Man isst nie so viel, dass man satt ist."
- Ernährung aus dem Garten: Jede Art von Gemüse.
- Algen, Pilze, ungeschälter Reis, Seegras, etwas roher Fisch, gelegentlich etwas Rotwein. Wider Erwarten spielt bei den Inselbewohnern Fisch nur eine Nebenrolle: Er wird nur roh und als kleine Beilage zum Gemüse gegessen.
- Auf Okinawa gibt es weder ein Wort für „Rentner" noch ein Wort für „Ruhestand". Die Okinawer sind bis zum letzten Tag ihres Lebens in Bewegung.
- Der Ältere hat einen hohen sozialen Stellenwert. Er ist das Oberhaupt der Familie. Er wird mit seiner umfangreichen Erfahrung gehört, geschätzt und geachtet.

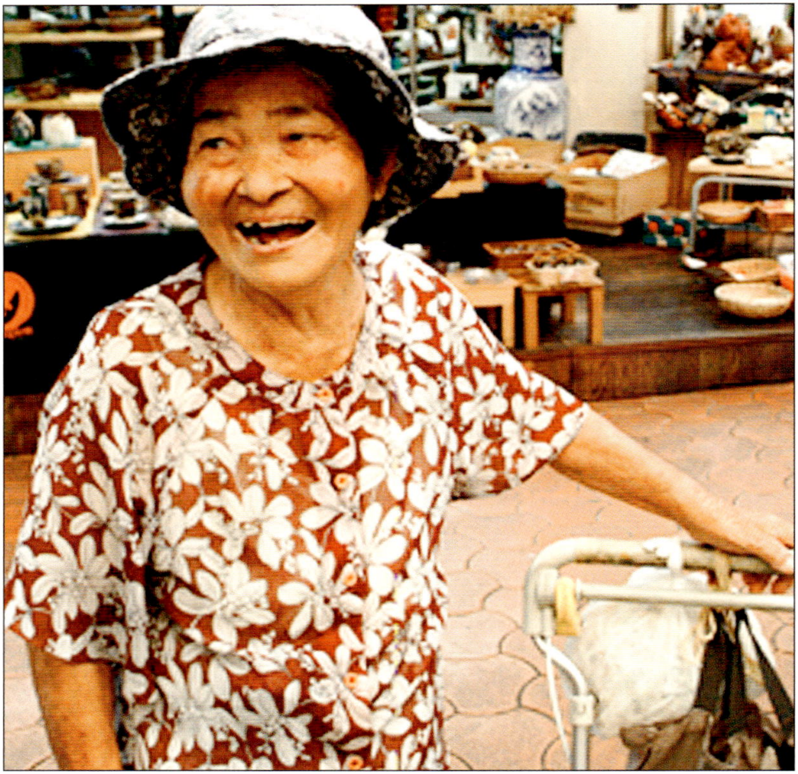

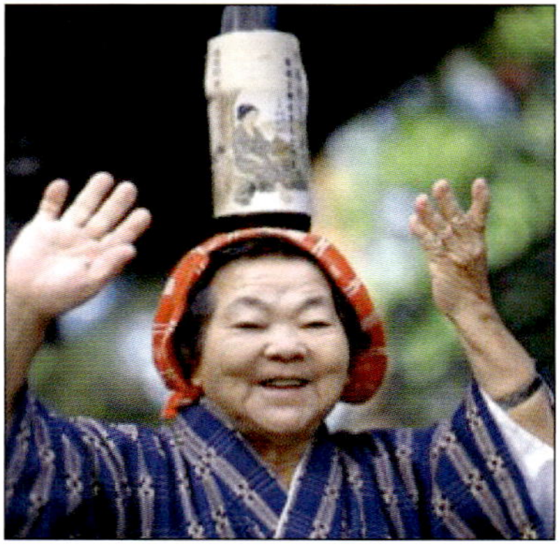

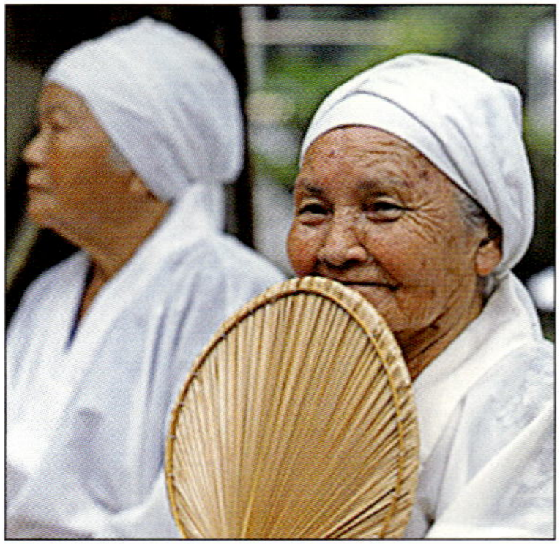

3.4 Gemeinsamkeiten

Die Hunzas kennen weder Seegras noch Tofu, noch Reis und Fisch.
Die Okinawer kennen keine Aprikosen und keine Oliven, keine Ceciabohnen und keine Scalogna-Zwiebeln.
Dennoch haben sie alle trotz der großen Entfernungen voneinander viele Gemeinsamkeiten:

- Alle ernähren sich nur aus Produkten der Region, auf die ihr Körper seit Jahrtausenden angepasst ist.
- Alle ernähren sich fast ausschließlich aus dem eigenen Garten.
- Sie kennen keine Dosen- oder Fabrikkost.
- Sie verwenden keinen Zucker.
- Sie verwenden Salz, wenn überhaupt, nur in geringsten Mengen.
- Sie essen sehr selten Fleisch von Landtieren.
- Sie bewegen sich bis zum letzten Tag ihres Lebens in frischer Luft.
- Ältere haben einen hohe Stellenwert in der Gemeinschaft:
  Je älter, desto mehr Ehre und Achtung wird entgegengebracht.
- Alle Über-Hundertjährige hatten nach früheren europäischen Gewichtstabellen Untergewicht.
- Keiner hatte einen Bauchansatz.

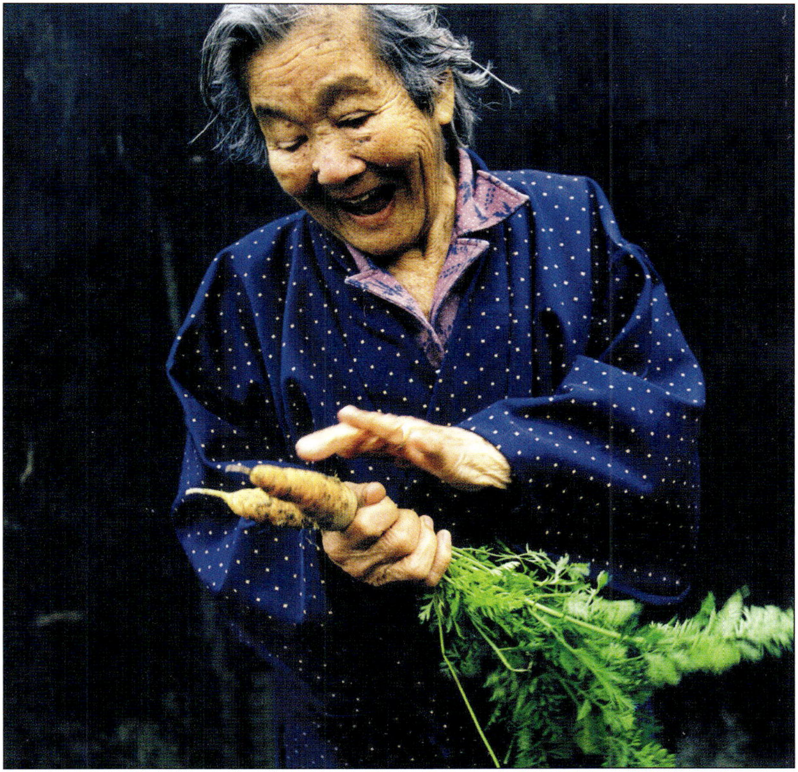

3

4 Langlebigkeitstheorien

4.1 Ratten- und Mäusestudien und die Theorie vom Nährwert der aufgenommenen Nahrung

(10)

Bereits in den 30er Jahren des letzten Jahrhunderts erregten Forscher mit Ratten- und Mäusestudien Aufsehen:

- Die erste Gruppe der Versuchstiere erhielt Nahrung in Hülle und Fülle. Sie konnten essen, wann immer sie wollten. Diese Gruppe hatte Übergewicht und Fettsucht.
- Die zweite Gruppe wurde mit üblichen Rationen ernährt. Sie hatte Normalgewicht.
- Die dritte Gruppe wurde zwar vitalstoffreich ernährt, aber karg mit 30 % geringerer Kalorienmenge als die Normalgewichtler. Diese Gruppe sah bemitleidenswert mager aus, war temperaturempfindlich und krankheitsanfällig.

Was war aber das Ergebnis in der Lebenszeit?

- Die erste Gruppe der Übergewichtigen hatte eine um 30 % geringere Lebenserwartung als die Normalgewichtler.
- Die dritte Gruppe der Untergewichtigen und Krankheitsanfälligen hatte zu aller Überraschung eine 50 % (!) höhere Lebenserwartung, die, auf menschliche Maßstäbe übertragen, einem Alter von 150 Jahren entspräche!

Aus diesen Ratten- und Mäusestudien entwickelte sich dann die „Theorie vom Nährwert der aufgenommenen Nahrung“:

Sie vertritt die Auffassung, dass jedem Lebewesen nur eine bestimmte Nährwertmenge zugemessen werden kann. Man geht davon aus, dass der menschliche Stoffwechsel in seiner Lebenszeit nur über eine bestimmte Kapazität verfügt, quasi wie eine Einmalbatterie. Ist diese Stoffwechselenergie durch eine bestimmte Nährwertmenge verbraucht, wäre auch die Lebenszeit zu Ende.

Nach dieser Theorie lebt man umso länger und beschwerdefreier, je weniger Kalorien man aufnimmt.

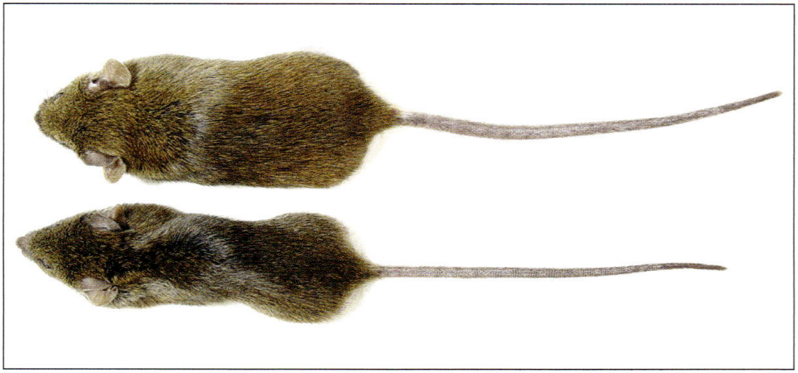

4.2 Die Menschenaffenstudie (11)

Waren die Ergebnisse der Mäuse- und Rattenstudien auch auf Menschen zu übertragen?
1989 startete Dr. Rajindar Sohal, Professor an der Southern Methodist University in Dallas eine Langzeituntersuchung an Menschenaffen.
Bei Menschenaffen sind 99 % der Gene mit denen der menschlichen identisch. Also geht man davon aus, dass Ergebnisse von Menschenaffen auch auf den Menschen zu übertragen sind.
In einer Studie wurden 75 Rhesusaffen in zwei Gruppen unterteilt:

- Die erste Gruppe erhielt großzügig Nahrung.
- Die zweite Gruppe wurde auf strenge Diät gesetzt.
  Wie bei den Mäusestudien war auch hier die Nahrung vitalstoffreich, aber in der Nährstoffdichte erheblich reduziert.

Die Ergebnisse:

- Während aus der Diätgruppe kein einziger Affe an den Kulturkrankheiten litt, hatten die Überernährten durchweg alle Altersdiabetes, Arthrose und Arthritis.
- Die Lebenserwartung der Diätgruppe lag rd. 40 % (!) über der Lebenserwartung der Vielesser.

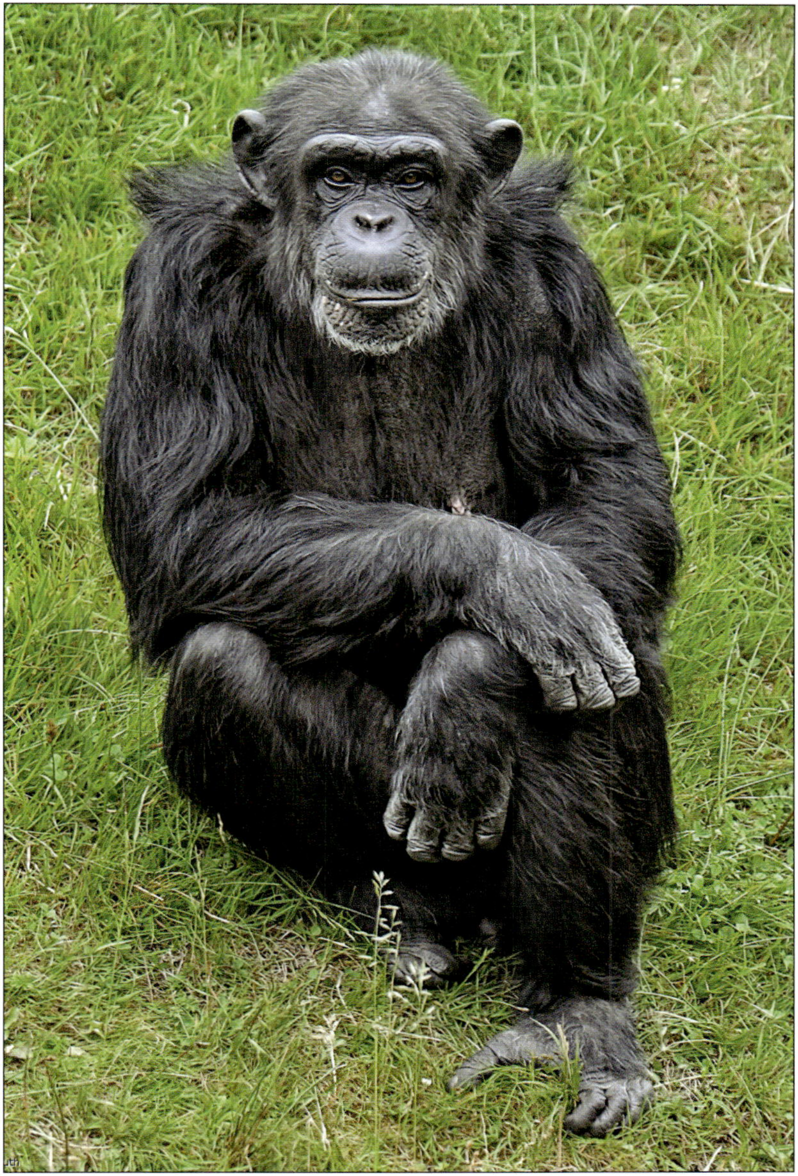

4

4.3 Die Theorie von den freien Radikalen (11)

Dr. Rajindar Sohal vertritt die These von den sog. freien Radikalen, die das Leben der Fettleibigen verkürzen und das Leben der Mageren verlängern:
Er konnte nämlich bei beiden Gruppen unterschiedliche Mengen dieser freien Radikalen im Blut unzweifelhaft nachweisen.
Hier nun seine Thesen vom Pathomechanismus (Ablauf im Körper, der zu einer Krankheit führt):

- Bei jeder Sauerstoffaufnahme entarten wenige Sauerstoffatome: Es spaltet sich ein Elektron ab.
- Diese Sauerstoffatome, auch freie Radikale oder Oxydantien genannt, sind hochreaktiv und zellschädigend.
- Radikalfänger, auch Antioxydantien genannt, sind alle Vitamine, insbes. C, E und Betakarotin sowie Hormone und das gesamte Immunsystem.

Was führt aber nun bei Fettleibigen zu der Vermehrung der freien Radikalen und der Verminderung der Radikalfänger?

- Vermehrte Kalorienaufnahme führt – so Dr. Sohal – zu einer vermehrten Sauerstoffaufnahme.
- Mehr Sauerstoff ergibt aber auch mehr freie Radikale.
- Vermehrte Kalorienaufnahme ergibt aber auch eine vermehrte Belastung des Immunsystems. Insbesondere bei entwerteter, nicht mehr naturbelassener Kochkost, lässt sich die Belastung des Immunsystems durch einen sprunghaften Anstieg der Leukozyten belegen (Leukozyten sind weiße Blutkörperchen und wichtiger Teil des Immunsystems).
- Der gleiche Schädigungsprozess erfolgt bei übertriebenem Leistungssport, bei Strahlenexposition, beim Einatmen von Lösungsmitteln und Stäuben und bei Dauerstress.

- Jedes freie Radikal, das nun nicht eingefangen werden konnte, schädigt die Zellen: Die Herzzellen, die Leberzellen, die Nierenzellen, die Knochenzellen, die Muskelzellen, die Hautzellen und auch die Gehirnzellen.
- Nach Ansicht von Dr. Rajindar Sohal sind die freien Radikalen Hauptbestandteil des Alterungsprozesses und mit verantwortlich für alle Alterskrankheiten, wie Diabetes, Bluthochdruck, Arteriosklerose, Schlaganfall, Herzinfarkt, Rheuma, Osteoporose und Demenz.

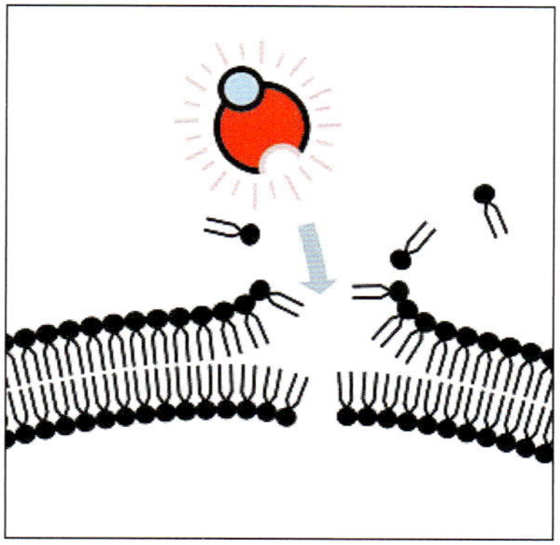

Abbildung rechts:
Freies Radikal schädigt die Zellmembran

4.4 Die Theorie von der Anzahl der Herzschläge

Messungen ergaben, dass das Herz der Tiere, unabhängig von ihrer Größe, rd. eine Milliarde mal schlägt. Der Schnellpulser lebt demnach kürzer als der Langsampulser:

- Das Herz der Spitzmaus schlägt 1000 mal pro Minute. Sie lebt rd. vier Jahre.
- Das Herz eines Kolibris schlägt 900 mal pro Minute. Er lebt rd. viereinhalb Jahre.
- Das Herz eines Adlers schlägt rd. 40 mal in der Minute. Er wird ca. 40 Jahre alt.
- Das Herz eines Meerschweinchens schlägt rd. 250 mal in der Minute. Es lebt rd. sieben Jahre.
- Das Herz eines Elefanten schlägt rd. 30 mal/min. Er lebt rd. 70 Jahre.
- Das Herz einer Schildkröte schlägt rd. 45 mal in der Minute. Sie wird rd. 80 Jahre alt.

Beim Menschen wären die verfügbaren Herzschläge theoretisch bereits nach 27 Jahren verbraucht. Der fehlende Kampf ums Überleben und die bessere Hygiene hat allerdings bei Zootieren wie auch beim Menschen zu einer erheblich höheren Lebenserwartung geführt.
Doch das Prinzip ist für Zootiere wie auch für Menschen gültig:

- Je niedriger der Puls, desto höher die Lebenserwartung.

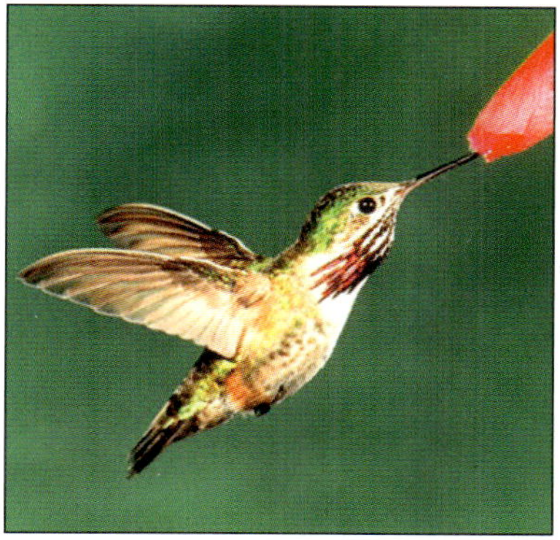

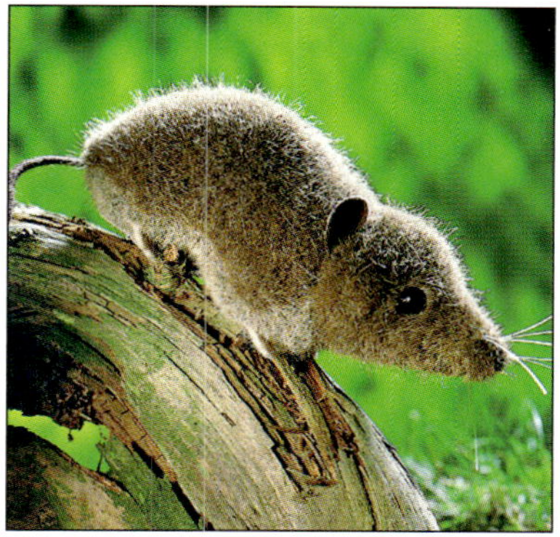

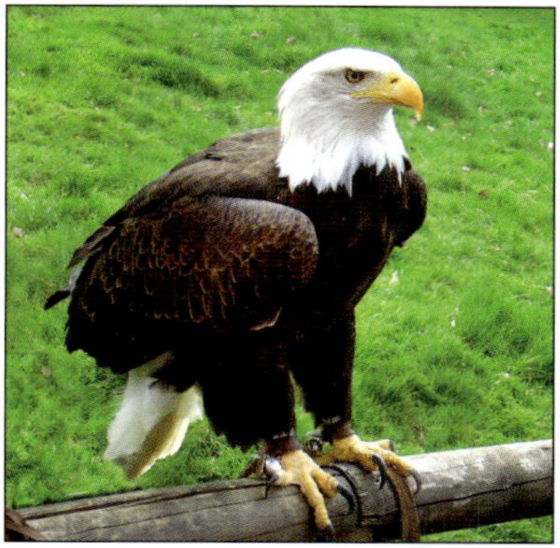

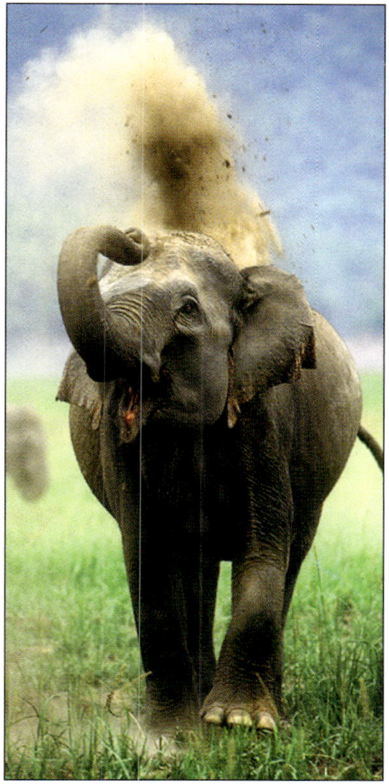

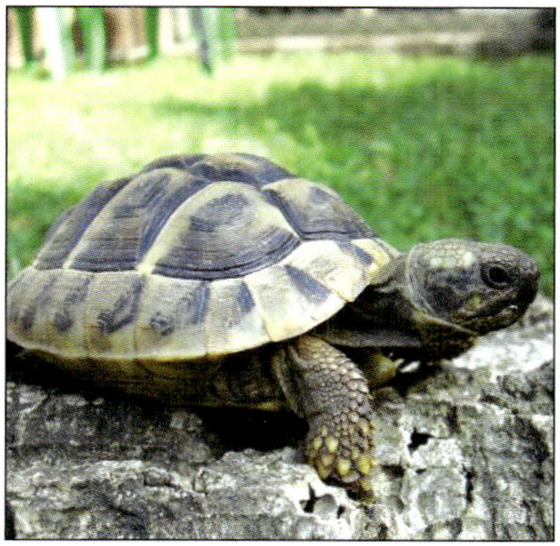

4.5 Die Übersäuerungstheorie

(12) (13)

Rufen wir uns doch noch einmal die Ausführungen über den Stoffwechselprozess von Seite 5 ins Gedächtnis zurück:

Die Nährstoffe gelangen über den Mund, die Speiseröhre, den Magen, den Darm und über die Darmwand ins Blut zu den feinsten Blut-Endgefäßen, den Kapillaren. Dort gelangen sie per Diffusion in die Zwischenzellflüssigkeit und von dort zur Zelle.

Die Zelle nimmt die Nährstoffe auf, verarbeitet sie, gewinnt daraus Energie und gibt die Abfallstoffe wieder in die Zwischenzellflüssigkeit ab. Von dort aus gelangen sie über die venöse Kapillarwand ins venöse Blut, werden zu den Nieren transportiert und über den Harn ausgeschieden.

Abbildung unten:
Altersbedingter Rückgang verschiedener biologischer Systeme (2).

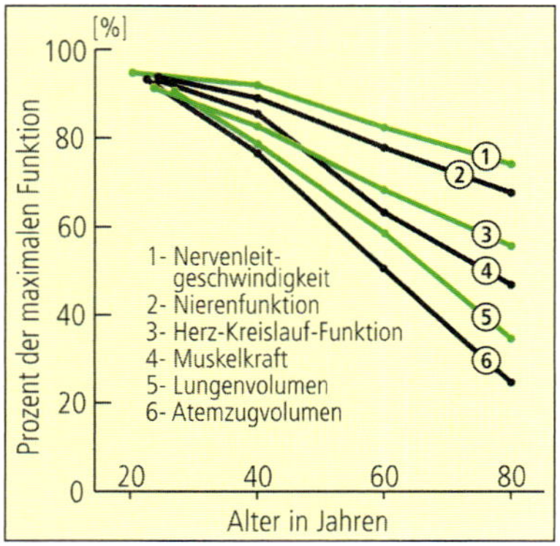

Erinnern wir uns nun auch noch einmal an die u.a. Tabelle von Seite 7 über die Abnahme der Vitalfunktion im Alter: Die Ausscheidungskapazität für Säuren nimmt ab.

Ist die Säuremenge zu groß, so ergibt sich ein Säurestau mit folgenden Auswirkungen:

- Rote Blutkörperchen und die Zellorgane versteifen. Es kommt zum mangelhaften Nährstoffaustausch, zur Devitalisierung der Zellen, zur Anfälligkeit für Erreger und Entzündungen.
- Der Blut-pH-Wert tendiert zum sauren Bereich:
  Da ein Blut-pH-Wert von unter 7.37 zum Tode führen würde, hat das Betriebssystem Maßnahmen entwickelt, Säure mit Basen zu puffern und somit den pH-Wert nicht unter 7.37 fallen zu lassen.
- Die Pufferung geschieht durch Kalziumentnahme aus den Knochen. Übersäuerung ist unumstritten ein wichtiger Auslöser für Osteoporose.
- Namhafte Verfechter der Übersäuerungstheorie führen aber auch eine Reihe weiterer Alterskrankheiten auf Übersäuerung zurück: Herzinfarkt, Schlaganfall, alle Arten von Durchblutungsstörungen (mangelhaftes Geschmacksempfinden, Seh- und Hörschwäche, Erektionsstörungen), Ekzeme, Neurodermitis, Allergien, Rheuma aller Art, Haarausfall, Prostatakrankheiten, Parkinson.

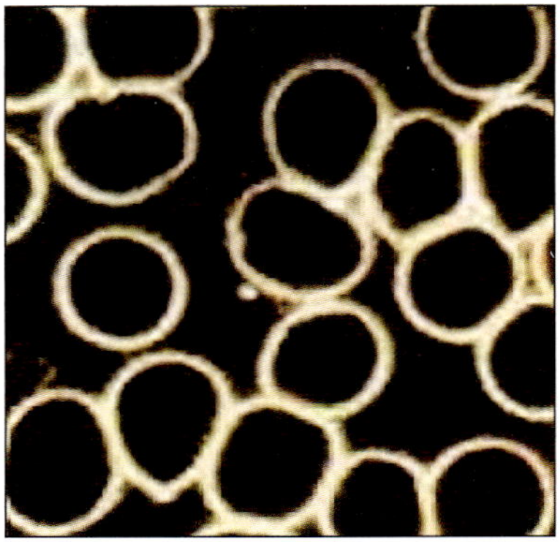

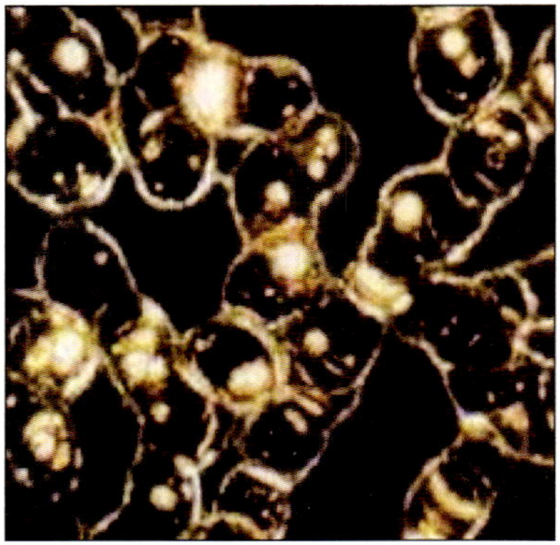

Abbildung oben:
Gesunde, frei bewegliche rote Blutkörperchen.
Abbildung Mitte:
Übersäuerte, versteifte rote Blutkörperchen, die sich in ihrer Überlebensnot aneinanderketten (Geldrollenbildung).

4.5.1 Auflistung von Lebensmitteln nach ihrer Wirkung auf den Säure-Basen-Haushalt (PRAL-Tabelle) (13)

- Extrem säurehaltige Zellausscheidungen (PRAL über 10)
  Fleisch und Fisch:
  Gänsefleisch, Cornedbeef, Kaninchenfleisch, Leber jeder Art, Aal, Forelle, Krabben, Miesmuscheln, Sardinen
  Getreide:
  Ungeschälter Reis, Haferflocken
  Käse:
  Alle Hartkäsesorten, Camembert, Schmelzkäse, Butterkäse
  Sonstiges:
  Eigelb

- Sehr säurehaltige Zellausscheidungen (PRAL 5 bis 10)
  Fleisch und Fisch:
  Huhn, Kalb, Lamm, Rind, Schwein, Ente, Heilbutt, Hering, Seezunge, Kabeljau, Lachs, Rotbarsch
  Getreide:
  Dinkel, Gerste, Hirse, Weizen, Nudeln
  Käse:
  Quark, Hüttenkäse
  Sonstiges:
  Erdnüsse

- Gering säurehaltige Zellausscheidungen (PRAL 0 bis 5)
  Getreide:
  Buchweizen, Mais, Roggen, geschälter Reis
  Milchprodukte:
  Buttermilch, Frischkäse, Joghurt, Milch, Sahne, Weichkäse
  Hülsenfrüchte:
  Erbsen, Linsen

- Gering basische Zellausscheidungen (PRAL 0 bis -5)
  Obst:
  Ananas, Äpfel, Aprikosen, Birnen, Erdbeeren, Grapefruit, Kiwi, Mango, Kirschen, Orangen, Pfirsiche, Wassermelonen, Weintrauben, Zitronen
  Gemüse:
  Auberginen, Blumenkohl, Brokkoli, Eisbergsalat, Feldsalat, Gurken, Karotten, Kartoffeln, Knoblauch, Kopfsalat, Paprika, Pilze, Radieschen, Sauerkraut, Sojabohnen, Spargel, Tomaten, Zwiebeln
  Hülsenfrüchte:
  Bohnen
  Nüsse:
  Haselnüsse

- Sehr basische Zellausscheidungen (PRAL unter -5)
  Gemüse:
  Fenchel, Kohlrabi, Grünkohl, Karotten, Rosenkohl, Ruccola, Sellerie, Spinat, Zuccini
  Obst:
  Bananen, Feigen, Rosinen, schwarze Johannisbeeren
  Kräuter:
  Basilikum, Petersilie, Schnittlauch, sowie alle sonstigen Küchen- und Wildkräuter

4.6 Die Insulintheorie (11)

Vor einigen Jahren erregten Wissenschaftler mit der Entdeckung Aufsehen, dass sie beim Fadenwurm Caenorhabditis elegans das Langlebigkeitsgen entdeckt hätten. Dieses Gen führt bei dem Fadenwurm zum Abkapseln, zum Fasten und in Folge zur außergewöhnlichen Langlebigkeit. Dieses Gen hatte starke Ähnlichkeit mit dem Gen des menschlichen Insulinrezeptors. Erste Erkenntnis der Wissenschaftler:

- Beim Fadenwurm wirken Fasten und Zuckerreduktion lebensverlängernd.

Exkurs:
Insulin gilt als das wichtigste Alterungs- und Dickmacherhormon und Diabetes mellitus als eine der verbreitetsten Wohlstandserkrankungen. Daher soll noch einmal die Pathophysiologie näher betrachtet werden:

- Kohlenhydrate (Obst, Gemüse, Kartoffeln, Nudeln, Reis) werden aufgenommen, in der Mundhöhle vorverdaut und im Zwölffingerdarm bis zu Zweifachzuckern zerteilt. Dieser Zweifachzucker diffundiert durch die Darmschleimhaut ins Blut und gibt dann letztlich der Zelle die notwendige Energie.
- Der Transport des Zuckers durch die Zellwand erfolgt mit Hilfe von Insulin.

Soweit ist dieser Vorgang ein lebenserhaltender und nützlicher:

- Die Kohlenhydrate müssen erst in einem längeren Prozess von den Mehrfachzuckern zu den Zweifachzuckern aufgespalten werden. Sie können also immer erst in Kleinmengen ins Blut wandern.
- So ist auch nur eine geringe Menge des Einbauhormons Insulin notwendig: Die basale Ausschüttung durch die Bauchspeicheldrüse, die zu einem Blut-Insulinspiegel von 60-100 mg/dl führt, hat genügt.

Wann wird nun Insulin zum Lebenszeitverkürzer?

- Werden weißer Industriezucker und/ oder Weißmehlprodukte verzehrt, so sind die Kohlenhydrate bereits industriell degeneriert zu Ein- und Zweifachzuckern. Diese müssen dann im Zwölffingerdarm nicht mehr aufgespalten werden, gehen also ungebremst und sofort in voller Menge ins Blut!
- Das Betriebssystem schaltet um auf „Alarm“ und „Notfall“:
Die Bauchspeicheldrüse produziert nun große Insulinmengen, damit der Zuckerstrom im Blut abgebaut und in die Zellen eingebaut werden kann, u.a. auch in die Fettzellen. Insulin ist daher auch ein Masthormon.
- Durch den notfallmäßigen, überstürzten Einbau von Zucker kommt es in Folge wieder zur Unterzuckerung mit Gereiztheit und erneutem Hunger auf Süßes.

Dieses ständige Auf und Ab ist ein wichtiger Auslöser für Fettsucht. Die hohen Insulinmengen führen zur Abstumpfung der Rezeptoren an den Zellwänden mit dem Ergebnis der Wohlstandskrankheit Diabetes.

- Zweites Fazit der Wissenschaftler:
Jede Anforderung von Insulin, die über die basale Ausschüttung der Bauchspeicheldrüse hinausgeht, wirkt diabetesfördernd, adipös, kalziumraubend und lebensverkürzend.
- Drittes Fazit:
Je öfter und je dauerhafter der Insulinspiegel im Blut über 110 mg/dl steigt, umso größer ist die Alterung und die Lebenszeitverkürzung.
- Im Klartext 1:
Je mehr kurzkettige Kohlenhydrate (Industriezucker, alle anderen konzentrierte Zucker, alle Weißmehlprodukte, geschälter Reis, weiße Nudeln) verzehrt werden, umso geringer ist die Lebenserwartung und umso mehr Alterserkrankungen werden begünstigt: Diabetes mellitus, Adipositas, Durchblutungsstörungen, Sehstörungen, Rheuma, Osteoporose.
- Im Klartext 2:
Zucker- und Weißmehl-freie Ernährung ist ein wichtiger Schritt zur Minderung von Beschwerden im Alter und ein wichtiger Schritt zur Lebensverlängerung.

4.7 Resümee

So verschieden die Theorien des Alterns und der Langlebigkeit auch auf den ersten Blick sein mögen, so viele Gemeinsamkeiten ergeben sich bei näherem Hinsehen:

Zu 4.1:
Ratten- und Mäusestudien und die Theorie vom Nährwert der aufgenommenen Nahrung
Ergebnis:
30 % geringere Kalorienmenge ergab eine 50 % höhere Lebenserwartung.
Allerdings:
Die geringe Nahrung war hochwertig und vitalstoffreich.

Zu 4.2:
Die Menschenaffenstudie
Ergebnis:
Die Ratten- und Mäusestudien und die Menschenaffenstudie deckten sich annähernd in den Ergebnissen.

Zu 4.3:
Die Theorie von den freien Radikalen
Ergebnis:
Basis war die Menschenaffenstudie mit 40 % höherer Lebenserwartung bei 30%iger Kalorienreduktion.
Die Minderung der freien Radikalen erfolgte aber auch hier durch

- geringe Belastung des Stoffwechsels durch Nahrungsreduktion,
- geringe Belastung des Immunsystems durch Vermeidung der Verdauungsleukozytose, sowie
- durch eine ausreichende Versorgung mit Antioxydantien/Radikalfängern: Vitamine, bes. C, E und Betacarotin, sowie Hormone und Immunkörper.

Zu 4.4:
Die Theorie von der Anzahl der Herzschläge
Ergebnis:
Auch hier zeigten sich Gemeinsamkeiten: Der Hagere und Leichtgewichtige, der sich mit viel Obst und Gemüse und wenig tierischen Fetten ernährt, hat i.d.R. freie Gefäße ohne Plaqueablagerungen – die Voraussetzung für eine niedrige Pulsfrequenz.
Durch Bewegung von geringerer Masse wird auch das Herz weniger beansprucht – eine weitere Voraussetzung für einen niedrigen Puls.
Bei dieser Theorie ist allerdings noch ein weiterer Faktor notwendig:
Die gute sportliche Fitness. Marathonläufer haben nicht selten einen beneidenswerten Ruhepuls von 40 – 50 Schlägen in der Minute. Allerdings muss bei sportlicher Überbeanspruchung der erhöhte Verschleiß berücksichtigt werden, der oftmals zum frühen Ende der sportliche Karriere und dann zum Pulsanstieg führt.
Die Über-Hundertjährigen machen es uns vor: Auch im hohen Alter noch in Bewegung bleiben, aber nie extrem und nie mit Gewalt.

Zu 4.5:
Die Übersäuerungstheorie
Ergebnis:
Reduktion von tierischen Produkten. Nimmt man nur Produkte mit geringer Säurelast auf, so genügt auch bei einem Älteren die Säure-Ausscheidungskapazität.
Vitalstoffreich: Alle basenüberschüssigen Lebensmittel (Obst, Gemüse, Wurzeln, Kräuter) sind i.d.R. auch sehr vitalstoffreich.

Zu 4.6:
Die Insulintheorie
Ergebnis:
Auch hier hat die Nahrungsreduktion bei den Fadenwürmern die Lebenzeitverlängerung verursacht, allerdings nur bei Vermeidung von den kurzkettigen Kohlenhydraten Industriezucker- und Weißmehlprodukten.

Zusammenfassende Empfehlungen aller Theorien:

- Knappe Ernährung mit gelegentlichem Magenknurren.
- Nur Mindesternährung, aber zuckerfrei, weißmehlfrei, vitalstoffreich, mit vielen naturbelassenen, nicht durch Verarbeitung hingerichteten Vitaminen und Spurenelementen.
- Fröhlich-sportliche Betätigung, die eine gute Kraft und Ausdauer gewährleistet.

5 Für welche Nahrung ist der Mensch geschaffen? (14)

Um diese Frage zu klären, müssen wir uns zwei Sachverhalte anschauen:

- Wie lange hat sich der Mensch mit welcher Kost ernährt?
- Auf welche Kost ist sein Körper eingestellt?

Beschäftigen wir uns im folgenden Kapitel zunächst mit der ersten Frage.

5.1 Die Geschichte der Menschen und der menschlichen Ernährung (15)

- Vor 90 Mio. Jahren:
  Die ersten Primaten, Vorläufer der heutigen Affen, betreten gegen Ende der Kreidezeit die Weltbühne. Sie leben noch zur gleichen Zeit wie die Dinosaurier. Sie sind kleine, baumwohnende Tiere, die im Aussehen eher unseren heutigen Eichhörnchen ähneln. Sie haben schon fünf Finger und können damit Früchte ergreifen, die ihre überwiegende Nahrung sind. Aus ihnen entwickeln sich die Halbaffen, die Affen und auch später die Menschen.
- Vor 20 Mio. Jahren:
  Der Gibbon, ein Halbaffe, lebt auf Bäumen und ernährt sich, wie seine Vorfahren, überwiegend von Früchten, Blättern, Rinde, Beeren, Nüssen, Samen, Wurzeln und Kräutern.
- Vor 4 Mio. Jahren:
  „Australopithecus africanus", erster aufrecht gehender Mensch in Kenia, ernährt sich immer noch überwiegend so, wie seine Vorfahren. In Dürrezeiten greift er auch einmal zum Aas, das Raubtiere für ihn übrig gelassen haben, wenn er den Wettlauf mit den Geiern gewonnen hat.
- Vor 1 Mio. Jahren:
  Der Mensch baut sich Werkzeuge, um damit Tiere zu töten und Fleisch roh zu essen. Der überwiegende Teil seiner Ernährung – da leichter zu beschaffen – besteht aber immer noch aus Früchten und Grünzeug. Der breite Kiefer deutet auf die Spezialität des Nüsseknackens hin.
- Vor 500.000 Jahren:
  Mensch zähmt Feuer und grillt das Fleisch. Auch hier besteht der größte Teil seiner Ernährung immer noch aus Früchten und Grünzeug.
- Vor 10.000 Jahren:
  Wechsel von der Jäger- und Sammler-Kultur hin zur Ackerbaukultur mit Getreidemühlen. Brot wird zum Grundnahrungsmittel. Aus Knochen- und Zahnfunden lässt sich belegen, dass damit auch die Rate an Infektionen, Zahnerkrankungen und der Allgemeinerkrankungen sprunghaft ansteigt.
- Vor 150 Jahren:
  Industrielle Lebensmittelverarbeitung mit „raffinierten" Produkten, wie Weißmehl, Industriezucker, Kuchen und Weißbrot.

Ergebnis:
99,9 % seiner Zeit auf dieser Erde haben sich der Mensch und seine Vorläufer nur von rohen Früchten und von Pflanzen ernährt. Das Töten von Tieren und erst recht das industrielle Verarbeiten von Lebensmitteln ist in der Menschheitsgeschichte nur ein kurzer Augenblick.

Grafik rechts:
Grünes Feld:
Erste Primaten vor 90 Mio. Jahren
Rotes Feld:
Mensch verzehrt vermehrt Fleisch
Blaues Feld:
Mensch grillt Fleisch
Gelbes Feld:
Systematischer Getreideanbau
Schwarze Linie:
Industrielle Lebensmittelverarbeitung

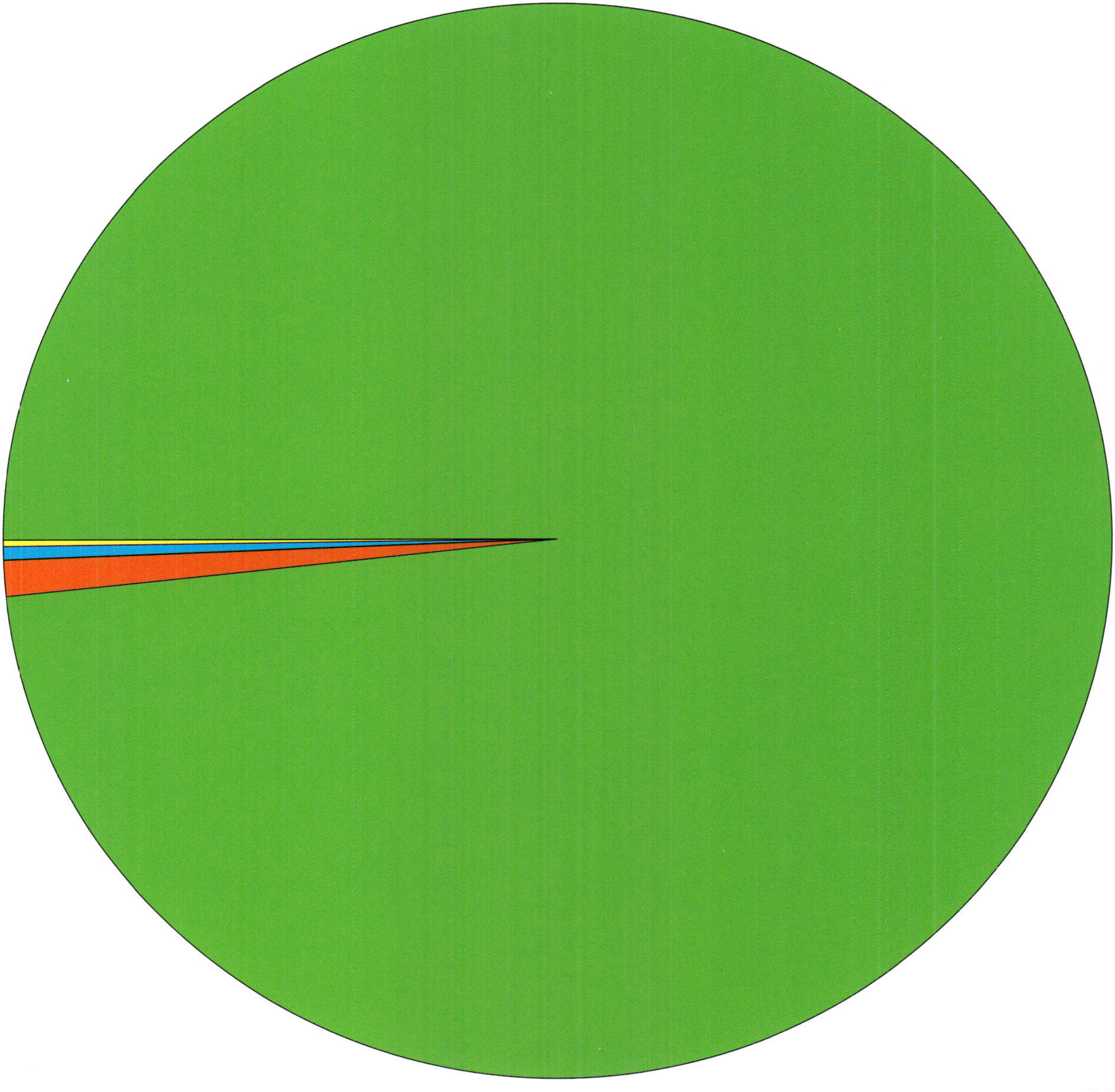

5

5.2 Kostarten und Körperbau (16)

Auf welche Kost ist der menschliche Körper eingestellt?

Zähne:
Fleischfresser (Katzen, Hunde, Löwen usw.) haben Reiß-Eckzähne und keine Mahlzähne. Sie können den Unterkiefer nur auf und ab bewegen.
Früchteesser (Menschenaffen) haben Schneide- und Mahlzähne, mit denen sie Obst zerdrücken und Körner zermahlen können.
Grasfresser (Kühe) haben große Schneidezähne, mit denen sie Gras abreißen können.

Mundhöhle:
Fleischfresser haben ein Verdauungsenzym, das Fleischeiweiß bereits in der Mundhöhle vorverdaut.
Früchteesser bilden in der Mundhöhle nur Ptyalin, ein Verdauungsenzym, das nur Kohlenhydrate spaltet.
Körnerfresser (Vögel) haben einen Gaumensack, in dem sie Getreidekörner einweichen können, bevor sie diese schlucken.

Verdauungskanal:
Fleischfresser haben einen kurzen Verdauungskanal, damit die Fäulnisbakterien des verwesenden Fleisches den Köper nicht schädigen können. Bei Aasgeiern ist der Darm z.B. nur wenige Zentimeter lang.
Früchteesser haben einen Langdarm bis zur 12fachen Körperlänge.

Zunge:
Fleischfresser schlappen Wasser mit der Zunge.
Früchteesser können saugen.

Schwitzen:
Fleischfresser schwitzen über die Zunge, Früchteesser über die Haut.

Extremitäten:
Fleischfresser haben Krallen, damit sie ihre Beute festhalten und aufreißen können.
Früchteesser haben Hände, damit sie Obst und Nüsse sammeln können.

Fazit:
Anatomisch ist der Mensch nicht auf Fleischverzehr eingerichtet.
Auch auf Körnerkost ist er nur eingeschränkt eingerichtet.

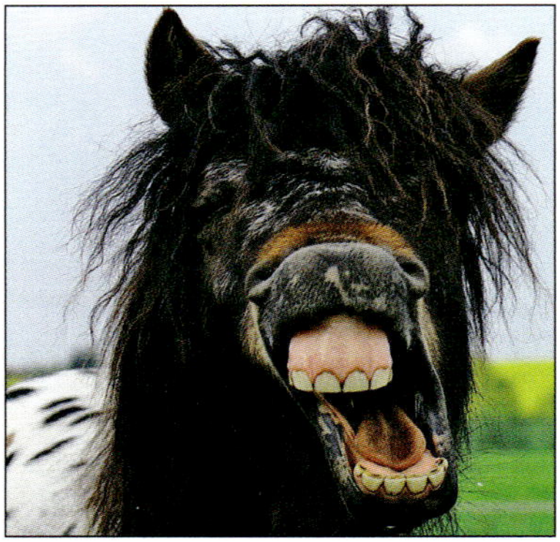

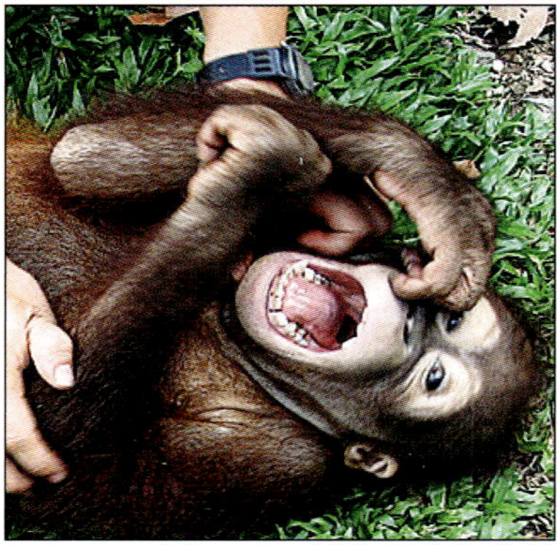

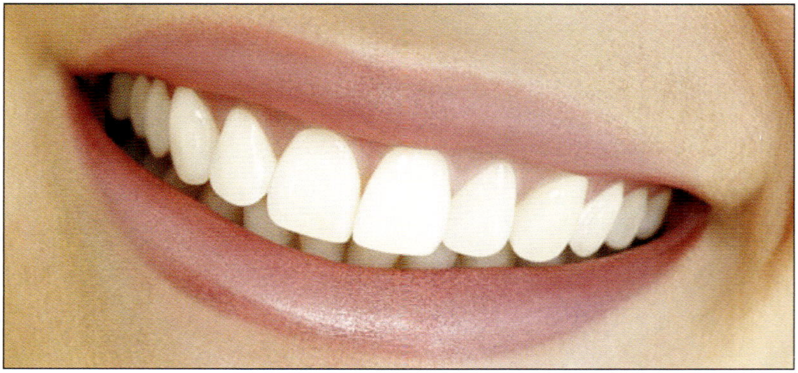

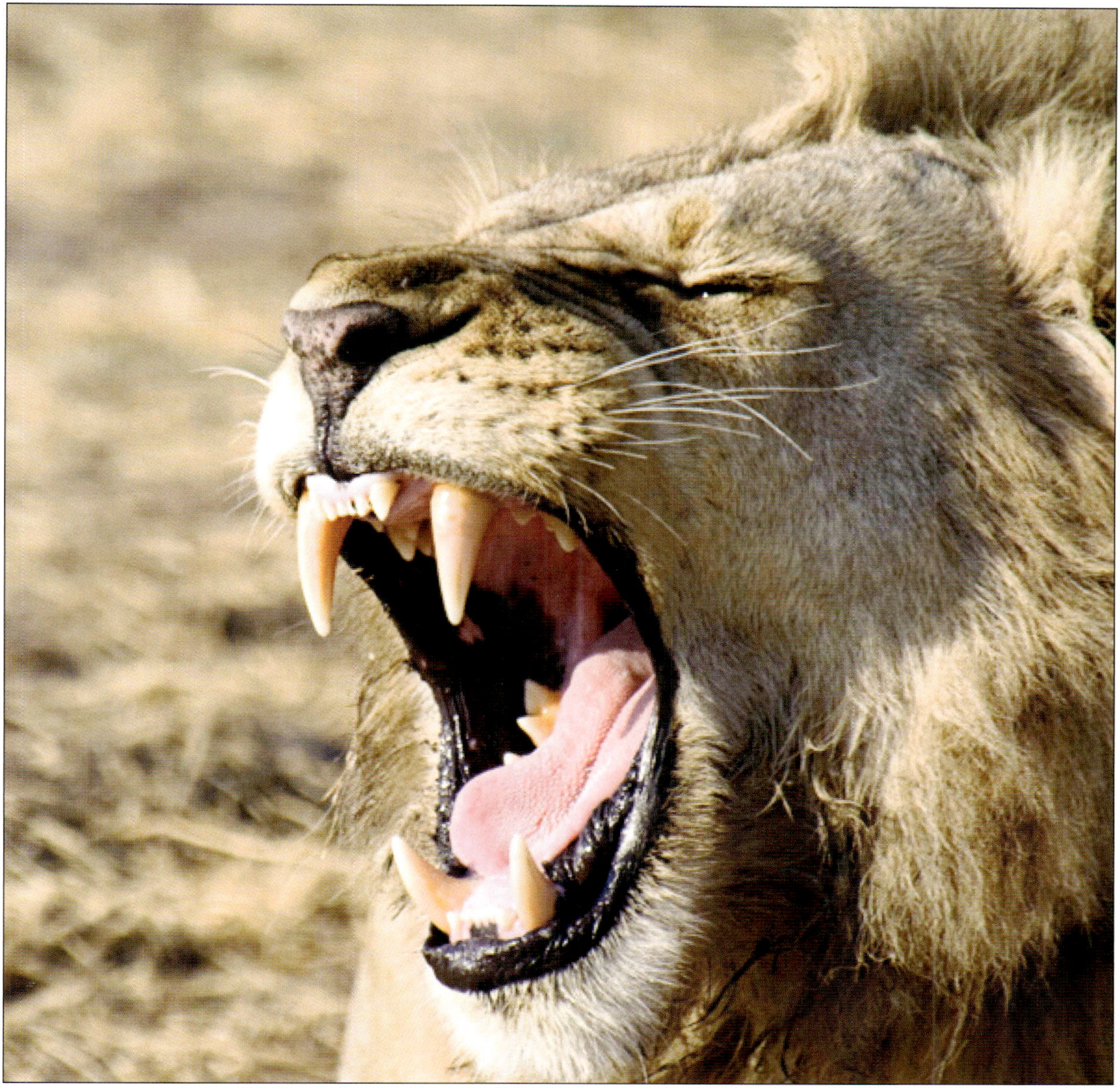

5

6 Die sechs Ernährungsklassen

Unzweifelhaft gibt es eine Ernährung, die Krankheiten verursachen kann. Unzweifelhaft gibt es aber auch eine Ernährung, die Gesundheit erhalten kann. Ja, es gibt auch Nahrungsmittel, die Krankheiten heilen können und zwar manchmal effizienter und nebenwirkungsärmer als dies Medikamente vermögen.
Um die Darstellung einfach und für jeden nachvollziehbar zu gestalten, wurde das System der Schulnoten verwendet:

Note 1
entspricht der „Heilkost". Diese Kost hat den höchsten Anteil von Antioxydantien, verursacht die geringsten säurehaltigen Stoffwechsel-Endprodukte und kann entstandene Zellschäden reparieren.
Note 2
entspricht der „Gutkost". Sie hat die Vorteile der Heilkost, wenn auch in geringerer Intensität.
Note 3
entspricht der „Neutralkost".
Positive und negative Wirkungen halten sich etwa die Waage.
Note 4
entspricht der „Schlechtkost".
Die negativen Auswirkungen auf die Gesundheit überwiegen.
Allerdings hat diese Nahrung noch keinen Zerstörcharakter.
Note 5
entspricht der „Krankmachkost".
Werden diese Nahrungsmittel ständig verzehrt, führt das i.d.R. zu Krankheiten, je älter und je vorgeschwächter der Proband, umso gravierender.
Note 6
entspricht der „Zerstörkost". Diese Stoffe führen i.d.R. zur Zerstörung der Gesundheit mit Lebenzeitverkürzung und chronischem Krankheitsleiden.

Noch eine Analogie zu den Schulnoten:

- Ein guter Schüler konnte auch einmal eine Vier schreiben. Sie hat sich bei seinen sonstigen Einsern und Zweiern kaum ausgewirkt.
- Ein Heil- und Gutkost-Esser kann auch einmal in die Ernährungsklasse vier abdriften. Es wird sich kaum negativ bemerkbar machen, wenn es nicht zur Gewohnheit wird.

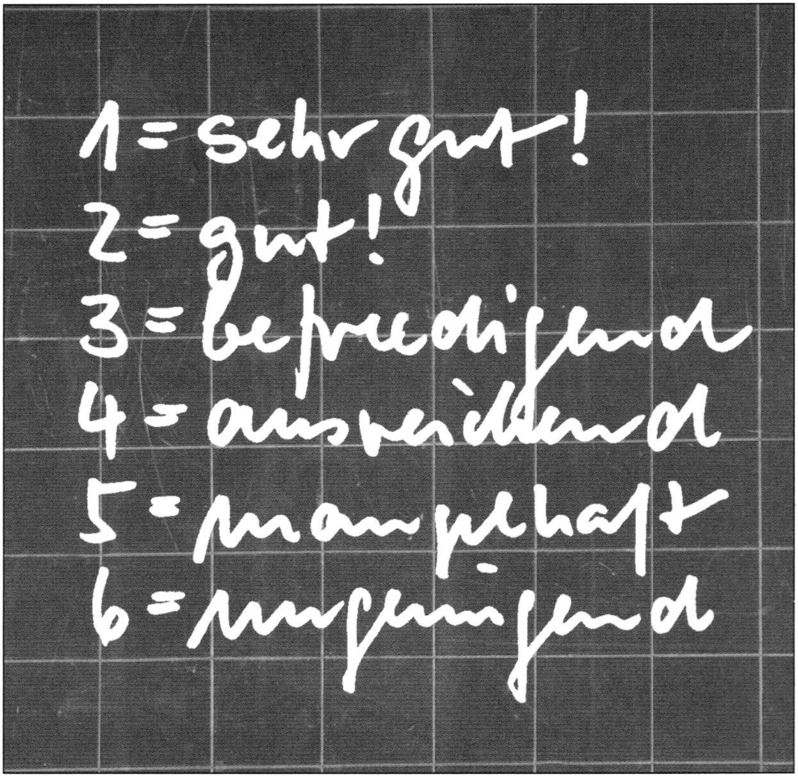

6.1 Allgemeine Ernährungsregeln

6.1.1 Trinkmenge Wasser (17)

Wasser muss immer nur in d e r Menge getrunken werden, wie dem Körper Gifte zugeführt werden, die es gilt, in Lösung zu halten. Nur in der Lösung richten sie keinen größeren Schaden an und können so über den Harn, Stuhl oder auch über die Haut ausgeschieden werden:

- Ein Gramm Salz bindet 80 g Wasser. So kommen auch die Empfehlungen für die hohen Trinkmengen zustande: Jede Kochkost, jede Pommes, jede Fertigsoße und jedes Stück Wurst enthält große Salzmengen.
  Hier kann man ganz schnell auf 15 g Salz pro Tag kommen, die dann bereits Durst auf 1,2 l Wasser machen.
- Ein Gramm raffinierter, weißer Industriezucker bindet 10 g Wasser.
- Scharfe Gewürze, Cola, Limo, Alkohol, Medikamente und auch Nahrungsergänzungsmittel binden Wasser.
- Lässt man all diese Genussgifte weg und ernährt sich naturbelassen mit Obst- und Gemüse-Rohkost, die ja selbst bereits einen hohen Wasseranteil hat, so braucht man überhaupt nichts mehr zu trinken (17); Stresssituationen, Sport und Sauna ausgenommen.

6.1.2 Trinkzeiten

Ein Getränk zum Essen zu trinken, ist kontraproduktiv: Dies verdünnt die Verdauungssäfte, die dann ihre Arbeit nicht mehr so wirkungsvoll verrichten können.
Sinnvoll ist es, größere Mengen bis spätestens 15 min. vor dem Essen und frühestens 45 min. nach dem Essen zu trinken.

6.1.3 Kleine Portionen

Ein normales Magenvolumen entspricht der zur Faust geballten Hand. Größere Verzehrmengen führen zu einer Magenerweiterung. So ist es zu erklären, dass manche Mägen die Größe eines Fußballs besitzen.
Da bei einer Magenerweiterung der Füllungsdruck nach der Nahrungsaufnahme fehlt, signalisieren die Rezeptoren weiterhin mangelnde Füllung und Hungergefühl, obwohl der Körper zu seiner Versorgung genügend Nahrung erhalten hat. Magenerweiterung ist die Hauptursache für Fettsucht und Übergewicht.
Aber der Magen ist elastisch: So wie er sich gedehnt hat, so kann er sich auch wieder zusammenziehen: Kleinere Portionsgrößen oder Fastenkuren führen – je nach Alter des Probanden – zwischen 10 und 30 Tagen wieder zur Rückbildung des Magenvolumens.

6.1.4 Schnellverdauer vor dem Langsamverdauer (18)

Trifft ein schnellverdauliches Lebensmittel auf einen langsamverdaulichen Nahrungsbrei im Magen, so kann bei Kohlenhydraten Gärung und bei Eiweiß Fäulnis entstehen. Schauen wir uns daher die Verweilzeiten im Magen an, wenn Lebensmittel auf einen leeren Magen treffen:

- ¼ Stunde:
  Wasser, Fruchtsaftschorle 1:10
- ½ Stunde:
  Fruchtsäfte sowie frische, stark wasserhaltige Obst- und Gemüsefrüchte: Äpfel, Birnen, Mango, Ananas, Aprikosen, Kirschen, Kiwi, Feigen, Tomaten, Paprika
- 1 Stunde:
  Wasserarmes Obst, wie Bananen, Salate und Gemüse ohne Öl
- 2 Stunden:
  Salate und Gemüse mit Öl
- 3 Stunden:
  Müsli mit Milch oder Joghurt
- 4 Stunden:
  Fleisch- und Fischmahlzeiten, Bratkartoffeln, Pommes frites, Nüsse, Hülsenfrüchte, Sahneeis
- 5 Stunden:
  Sehr fette Mischkostmahlzeiten, wie Pizza Salami, Currywurst zusammen mit Pommes, Hamburger
- 6 Stunden und mehr:
  Überkonsum von fetten Mischkostmahlzeiten

Isst man nun z.B. Obst als Nachtisch auf eine fette Mischkostmahlzeit, wird das Obst zu der unnatürlich langen Verweildauer in der warmen Umgebungstemperatur des Magens gezwungen, so dass es gärt. Es entsteht ein Fuselalkohol.
An dieser Stelle braucht der Konsument dann i.d.R. seinen Kräuterlikör, um mit einer Gegengärung die Obstgärung zu stoppen.
Die gesundheitsschädigende Kaskade hat ihren Lauf genommen.

6.1.5 Trennkost (19)

Die Verdauung von Kohlenhydraten auf der einen Seite und Eiweiß auf der anderen Seite erfolgt auf unterschiedlichen Wegen:

- Die Vorverdauung der Stärke erfolgt bereits im Mund mit Hilfe des Verdauungsenzyms Alfa-Amylase.
  Im Magen erfolgt keine weitere Aufspaltung.
  Erst im Zwölffingerdarm erfolgt die weitere Aufspaltung mit stärkespaltenden Verdauungsenzymen.
- Ganz anders die Eiweißverdauung: Hier passiert im Mund nichts.
  Erst im Magen erfolgt, u.a. durch die Salzsäure, eine Vorverdauung.
  Im Zwölffingerdarm erfolgt dann die weitere Aufspaltung, aber wiederum mit anderen, den eiweißspaltenden Verdauungsenzymen.

Nun muss man berücksichtigen, dass Verdauungsarbeit dem Betriebssystem oftmals eine hohe Leistung abverlangt: Bei schweren, fetthaltigen Mischkostmahlzeiten wird nicht selten 75 % der in der Nahrung steckenden Energie (!) für die Verdauungsarbeit benötigt.
Ziel sollte aber sein, mit möglichst wenig Verdauungsaufwand möglichst viele Nährstoffe zu spalten.
Messungen haben nun gezeigt,

- dass bei getrenntem Verzehr von Eiweiß und Kohlenhydraten deutlich weniger Verdauungsenergie notwenig war als beim Zusammenverzehr,
- dass bei Analysen der Ausscheidungen die Nährstoffe besser aufgespalten worden sind, wenn Eiweiß und Kohlenhydrate getrennt verzehrt wurden.

Was ist im Einzelnen zu beachten?

- Zu den konzentrierten Stärkeprodukten zählen:
  Kartoffeln, Nudeln, Reis, Brot
- Zu den konzentrierten Eiweißprodukten zählen:
  Fleisch, Fisch, Milchprodukte
- Obst und Salat wie auch Gemüse ist neutral und kann zu beiden Gruppen gegessen werden.

Man erleichtert die Verdauungsarbeit, wenn man eben nicht mehr Kartoffeln zum Fleisch oder Fisch isst, sondern nur Salat zum Fleisch und die Stärkeprodukte später oder vorher.

6.1.6 Kauarbeit (20)

Kohlenhydrate (Obst, Gemüse, Salate) sollten gut gekaut und eingespeichelt werden, da sie im Mund bereits durch die Alfa-Amylase vorverdaut werden. So entlastet man die spätere Arbeit der Bauchspeicheldrüse. Konzentrierte Kohlenhydrate (Kartoffeln, Brot, Reis) sollten im Mund 40x gekaut werden. Eiweiße (Fleisch, Fisch, Milch und Käse) werden zwar im Mund nur unwesentlich vorverdaut, aber die gründliche Zerkleinerung (40x Kauen) erleichtert später die Aufspaltung im Magen und danach im Zwölffingerdarm.
Besonders bei Rohkost ist die gute Kauarbeit Vorbedingung für eine reibungslose Verdauung, da sonst unverdaute Nahrungsbestandteile in den Dickdarm gelangen und dort zu Blähungen führen können.

6.1.7 Dinner-Cancelling

Dinner-Cancelling heißt im Klartext:

- Kein Abendessen und keine alkoholischen und konzentrierten Getränke mehr nach 17.00 Uhr!

Dinner-Cancelling ist eine der wirkungsvollsten Anti-Aging-Maßnahmen:

- Das Wachstums- und Jugendlichkeitshormon GH (Growth-Hormon) bzw. STH (Somatotrophes Hormon) wird nur nachts und nur bei völlig ruhendem Stoffwechsel gebildet.
  Exkurs:
  Eine gute Versorgungslage dieses Hormons führt zum Fettabbau, zur Erhöhung der Knochendichte und zur stabilen Psyche.
  Eine Unterversorgung führt zu Adipositas, Muskelabbau, Verminderung der Knochendichte und zur instabilen Psyche.
- Ruhiger, erholsamer Schlaf:
  Keine Verdauungsarbeit belastet den Schlaf.
  Kein salzhaltiges Abendessen zwingt zum nächtlichen Trinken.
- Keine Gärung und Fäulnis von nur unzureichender nächtlicher Verdauung.
- Nach den Thesen der chinesischen Medizin erfolgt nachts die Reinigung und Reparatur aller Organe, jedoch nur, wenn das Betriebssystem nicht durch eine atypische Verdauungsarbeit belastet wird.

6.1.8 Reduziertes Frühstück (16)

Nach den Erkenntnissen des schwedischen Ernährungsforschers Are Waerland beginnt das Betriebssystem verstärkt mit den Ausscheidungen um 4.00 Uhr morgens und beendet diese um 12.00 Uhr mittags. Schwerverdauliche Nahrungsmittel würden diese Reinigungs- und Ausscheidungsarbeit stören. Allenfalls leichte Obstnahrung ist bis zum Mittag angesagt.

Bild unten:
Johannes Heesters, der z.Zt. mit 106 Jahren älteste noch aktive Bühnenschauspieler der Welt, ein Vorzeigebeispiel für Dinner- und Frühstückscancelling: 1. Mahlzeit um ca. 12.00 Uhr, die zweite um ca. 16.00 Uhr. So blieb er konzentriert bei seinen abendlichen Auftritten.
Dem Nachtessen seiner Kollegen nach den Vorstellungen hat er sich nicht angeschlossen.

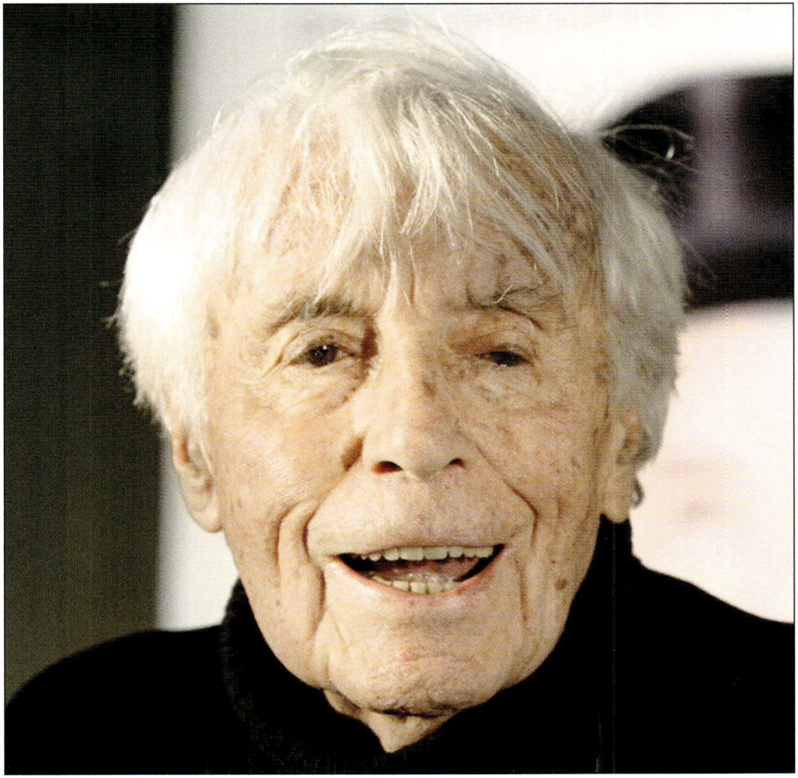

6

6.2 Ernährungsklasse 1: Heilkost

Wirkt als Heilmittel, repariert Schäden

1.1 Sonnengereiftes, biologisch angebautes Obst der Jahreszeit und aus der Region, vorzugsweise mit intensiver Färbung, vorzugsweise alte Sorten, roh verzehrt

- *Obst: Hat Fülle von Antioxydantien, Vitaminen, Mineralstoffen und Spurenelementen, die noch gar nicht alle erforscht sind: Bei einem Apfel z.B. sind rd. 300 Inhaltsstoffe bekannt, 2.000 weitere werden noch vermutet. Er enthält z.B. nur 5,7 mg Vitamin C! Nach seinem Verzehr erhöht sich der Vitamin-C-Spiegel im Blut so, als hätte man 1.500 mg isoliertes Vitamin-C verabreicht! Ein Apfel muss also noch sog. „Vitamin-C-Katalysatoren" (Beschleuniger, Verstärker) enthalten, die aber noch nicht entdeckt wurden.*
- *Biologisch angebaut: Pestizide und Insektizide wirken kanzerogen.*
- *Obst der Jahreszeit: Allergieexperten machen den kontinuierlichen Verzehr einer Obstsorte über das ganze Jahr hinweg für Obstallergien verantwortlich. Verzehrt man eine Obstsorte nur nach der Reife, so ist die Wahrscheinlichkeit von Obstallergien reduziert.*
- *Aus der Region: Nur auf dieses Obst ist der Mensch seit Generationen adaptiert.*
- *Intensive Färbung: Je kräftiger die Farbe, desto mehr Antioxydantien und Krebs-Schutzstoffe hat die Frucht. Beispiel Apfel: Von acht untersuchten Sorten (21) hatten die mit der stärksten Färbung auch den höchsten Anteil von Antioxydantien: Ida Red, Red Delicious und Northern Spy. Blasse Sorten hatten nur die Hälfte der Antioxydantien. Bananen: Wenn erhältlich, rote Bananen kaufen. Die Sorte „Karat" enthält 25x mehr Betacarotin (22). Wenn die Reifezeit gekommen ist und sie aus heimischer Ernte zu haben sind, dann sollten dunkle Beeren in den Speiseplan mit eingebaut werden. Sie haben die größte Farbintensität und auch die höchste Radikalfängerqualität.*

  Vergleich der antioxydativen Kapazität verschiedener Obstsorten (TEAC-Werte = Trolox-equivalent-antioxidant-capacity) (23):

  Orangen 2, Äpfel 3, rote Weintrauben 4, rote Johannisbeeren 6 ,Sauerkirschen 9, Preißelbeeren 21, Brombeeren 22, schwarze Johannisbeeren 22, Heidelbeeren 23.
- *Alte Sorten: Urzeit-Obst hatte weniger Fruchtzucker als das heutige „Hibridobst" aus Züchtungen. Obst mit hohem Fruchtzuckeranteil (Weintrauben, Süßkirschen usw.) kann bei entsprechender Verzehrmenge das Masthormon Insulin anfordern und Gärungen bewirken. Tipp: Dieses Obst nur auf leeren Magen und zusammen mit einigen Blättern des Obstbaumes verzehren!*

- *Roh verzehrt: Nur roh hat Obst seine gesundheitsfördernde Wirkung. Die erhitzte Frucht ist wirkungslos.*
  Ungefährer Verlust der Vitamine beim Kochen (24): Vitamin A und seine Vorstufe Betacarotin: 10-30 %, Vitamin C: 70-80 %, Vitamin E: 50 %.
  Wer ausreichend mit Antioxydantien versorgt werden will, kommt um den rohen Verzehr von Obst nicht herum. Aus dem biologischen Verbund herausgelöste Vitamine in Pillenform haben sich in Studien als wirkungslos, nierenschädigend und sogar als krebsfördernd gezeigt (24) (25) (26).

1.2 Salate, Wurzeln, Kräuter und andere Gemüsesorten der Jahreszeit und der Region mit intensiver Färbung sowie Wildkräuter und die Blätter der Obstbäume, alles roh verzehrt

- *Salate, Wurzeln, Kräuter und sonstige Gemüsesorten: Haben Fülle von Vitaminen, Mineralstoffen und sonstigen Spurenelementen.*
- *Salate mit intensiver Färbung (Spinat, Rucola) sind einem Salat mit schwacher Färbung (Kopfsalat) vorzuziehen: Dunkelgrüne Salate enthalten mehr Antioxydantien, Chlorophyll und Eiweiß.*
- *Wurzeln (Möhren, Sellerie, Rote Bete usw.) sind, da sie direkt mit der Erde in Kontakt waren, besonders mineralstoff- und somit basenreich.*
- *Wildkräuter verdienen der besonderen Beachtung: Ob Brennnesseln, Löwenzahn oder Disteln, all das, was der Gartenliebhaber als „Unkraut" aus dem Rasen jätet, hat den höchsten gesundheitlichen Stellenwert und ersetzt oftmals teure und nebenwirkungsreiche pharmazeutische Präparate. Sie sind i.d.R. 10mal so vitalstoff- und eiweißreich wie Kulturpflanzen (17).*
- *Ideal: Zum Obst auch die entsprechenden Blätter des Obstbaumes verzehren. Die Menschenaffen mit ihrem unverbildeten Instinkt machen es uns vor. So wird Obst zu einer eiweißreichen Vollwertnahrung. So wird Obst oft auch bei Fruktose-Intoleranz vertragen. Die Ballaststoffe des Grünblatts führen zur idealen Stuhlkonsistenz und Darmpassage.*
- *Roh verzehrt (27): Gemüse zu kochen, beruht auf der Überlegung, dass die aus Zellulose bestehenden Zellwände zerstört und somit die Inhaltsstoffe erst verfügbar gemacht würden. Vergessen wird jedoch, dass durch die Hitze auch die Inhaltsstoffe zerstört oder verändert werden:*
  - *Proteine beginnen bei 43°C zu koagulieren (gerinnen) und sind bei 65°C faktisch völlig denaturiert.*
  - *Vitamine, pflanzliche Hormone und Mineralien sind an Proteine gebunden. Werden Proteine durch Hitze verändert, geht die Aufnahme der o.g. Vitalstoffe drastisch oder sogar vollständig zurück.*
  - *Durch Hitzeeinwirkung entstehen hunderte oder sogar tausende neue Substanzen, die in der Natur nicht vorkommen und deren Giftwirkung erst begonnen wird zu erforschen.*

6

Eines weiß man aber schon heute: Durch Hitze veränderte Proteine oxidieren leicht und führen zur Bildung von freien Radikalen, die wiederum Darmfäulnis bewirken und den Körper mit toxischen Stoffen überfluten. So wird auch die sog. „Verdauungsleukozytose" (28) erklärbar. Dieser wichtige Sachverhalt wurde bereits vor 150 Jahren entdeckt, fand durch die Bestätigung von Rudolf Virchow damals große Beachtung und wird heute wieder in der Schulmedizin sträflich vernachlässigt:
Beginnt man ein Essen mit gekochter Kost, so reagiert das Immunsystem, wie bei einer von Erregern verursachten Infektion, mit der vermehrten Bildung der Abwehrtruppe „weiße Blutkörperchen" = Leukozyten. Isst man Rohkost, so ist die „Verdauungsleukozytose" nicht zu beobachten. Beginnt man ein Essen mit Rohkost und setzt es mit Kochkost fort, so ist ebenfalls keine Verdauungsleukozytose zu beobachten.
Fazit: Wenn schon Kochkost gegessen werden soll, dann als Vorspeise einen Salat essen, dann ist Schlimmeres verhindert.
Besser wäre jedoch, ausschließlich Rohkost zu essen und das Knacken der Zellwände durch ausgiebiges Kauen zu bewirken.

- *Folsäure: Dieses zur B-Vitamin-Gruppe gehörende Spurenelement scheint im Alter eine besondere Rolle zu spielen (29):*
  - *Es ist das Vitamin, das am stärksten den Homocysteinspiegel senkt. Homocystein ist ein Entzündungsauslöser und schädigt vornehmlich die Gefäße und begünstigt Arteriosklerose, Herzinfarkt und Schlaganfall.*
  - *Folsäure mindert das Risiko für Altersdemenz.*
  - *Folsäure senkt das Risiko für Dickdarmkrebs, Bauchspeicheldrüsenkrebs und Brustkrebs.*

  Folsäure ist in stark gefärbtem Gemüse, stark gefärbten Blattsalaten und Kräutern in ausreichendem Maße enthalten. Wieso leiden dann aber über 90 % der über 65jährigen an einem eklatanten Folsäuremangel? (30)
  - *Folsäure gehört zu den hitzeempfindlichsten Vitaminen. Zwischen 80 und 95 % werden beim Kochen vernichtet! (24)*

  Eine ausreichende Versorgung ist also nur mit Rohkost möglich! Nahrungsergänzungsmittel sind wirkungslos! (31: Große Studie mit 80.000 Probanten zum Bauchspeicheldrüsenkrebs); (32: Max-Rubner-Institut: Supplementierung hatte keinen Vorteil bei Arteriosklerose. Vorhandener Dickdarmkrebs hat sich bei Supplementierung noch schneller entwickelt!)
  Zu beachten: Alkoholkonsum führt zur verminderten Aufnahme und zur größeren Ausscheidung von Folsäure.

1.3 Essener (sprich: Eseener) Brot aus gekeimtem Getreide, nicht gebacken, an der Sonne getrocknet oder im Warmluftofen bei unter 43°C getrocknet.	*Neben dem Mineralstoff- und Ballaststoffreichtum wirkt herkömmliches Vollkornbrot durch das Klebereiweiß Gluten und durch die hohe Salzmenge blutverdickend und gichtauslösend. Hitzeempfindliche Vitamine sind durch die hohe Backtemperatur weitgehend zerstört. Die Eiweiße sind bei Temperaturen von über 43°C geronnen und nur noch eingeschränkt verwertbar.* *Essener Brot, bereits vor 2.000 Jahren hergestellt von der Glaubensgemeinschaft der Essener, auch verspeist von Christus, wird aus gekeimtem Getreide hergestellt und sonnen- oder warmluftgetrocknet. So hat man ein gesundes Gemüsebrot ohne die vorerwähnten Nachteile des heutigen Backbrotes.* *In vielen Bio-Bäckereien wird heute ein Essener-Brot angeboten, das zwar aus gekeimtem Getreide besteht, aber gebacken ist. Reines Essener Brot, gekeimt und unter 43°C getrocknet, ist erhältlich unter www.essener-brot.de.*
1.4 Nüsse, Samen und Getreidekörner roh, in Kleinmengen	*Haben viele Vitamine, Mineralstoffe, ungesättigte Fette und Ballaststoffe. Sie sind aber hochkalorisch und allesamt säurebildend und sollten daher auch nur in Kleinmengen verzehrt werden.*
1.5 Unerhitztes Leinsamenöl aus Erstpressung	*Leinsamenöl ist ein „Heilöl". Leinsamenöl ist pflanzliches Kortison ohne Nebenwirkungen. Es hat von allen Pflanzenölen den höchsten Anteil der entzündungshemmenden Omega-3-Fettsäuren.* *Exkurs: (33)* *Omega-3-Fettsäuren (DHA, EPA und Alpha-Linolensäure) bilden entzündungshemmende Prostaglandine (Botenstoffe, Hormone). Sie wirken günstig auf den Verlauf von Rheuma, Arteriosklerose bishin zu Autoimmunerkrankungen und Krebs. Omega-3-Fettsäuren sind zu folgenden Anteilen enthalten in: Leinsamenöl 58 %, Fischöl 27 %, Hanföl 20 %, Rapsöl 10 %, Weizenkeimöl, Walnussöl und Sojaöl rd. 6%.* *Omega-6-Fettsäuren (Arachidonsäure und Linolsäure – nicht zu verwechseln mit der heilenden Alpha-Linolensäure) bilden entzündungsauslösende Prostaglandine. Sie sind Auslöser und Verschlimmerer von Krankheiten, vor allem von Rheuma aller Art, Arteriosklerose, Demenz bishin zu Autoimmunerkrankungen und Krebs. Die Linolsäure ist zu folgenden Anteilen enthalten in: Distelöl 75 %, Traubenkernöl 71 %, Sonnenblumenöl 65 %, Maiskeimöl 59 %, Sesamöl 45 %. Die Arachidonsäure kommt praktisch nur in tierischen Fetten vor. 100 g eines tierischen Produktes enthalten folgende Mengen von Arachidonsäure: Schweineschmalz 1700 mg, Eigelb 254 mg, Leberwurst 208 mg, Schinken aus Schweinefleisch 130 mg, mageres Schweinefleisch 120 mg, Butter 83 mg, Rind- und Kalbfleisch 60 mg, Geflügel 50 mg.* *Wir benötigen neben den „guten" Omega-3-Fettsäuren auch die „schlechten"*

	Omega-6-Fettsäuren, die mit ihrem Entzündungsgeschehen das Immunsystem stimulieren. Aber das Verhältnis hat sich verschoben: *Bei der Ernährung der Steinzeitmenschen war das Verhältnis von Omega-3 zu Omega-6 noch bei 1:1. Vor hundert Jahren, als man sich nur einmal in der Woche den Sonntagsbraten leistete, war das Verhältnis aber immerhin noch bei 1:5. Heute im „Omega-6-Zeitalter" mit täglichem Fleischverzehr kommt man auf ein Verhältnis von bis zu 1:50! Eigentlich ist es dann kein Wunder, dass Entzündungskrankheiten, wie Rheuma, Asthma, Arteriosklerose oder Autoimmunkrankheiten das heutige Krankheitsgeschehen bestimmen.*
1.6 Mineralarmes Wasser aus Glasflaschen	*Mineralarm: Erdige Schwebstoffe im Wasser sind zu reduzieren, da sie sich bei Minirupturen zusammen mit Fetten an den Gefäßwänden zu Plaques verdicken können. Anders verhält es sich bei Mineralstoffen in Pflanzen, die über die Photosynthese eine andere Bioverfügbarkeit erlangen.* *Glasflaschen: Diese sind Kunststoffflaschen vorzuziehen, da sich bei ihnen keine Weichmacher lösen können.*
1.7 Saftschorlen 10:1 (10 Teile Wasser und ein Teil Saft)	*Konzentrierte Obstsäfte sind zu schnell im Zwölffingerdarm. Sie bewirken einen zu schnellen Anstieg des Blutzuckerspiegels, so dass das Masthormon Insulin angefordert werden muss. Andererseits stellen Obstsäfte schnell Energie und Vitalstoffe zur Verfügung. Eine hochgradige Verdünnung von 10:1 stellt, z.B. nach sportlicher Aktivität, noch genügend Energie zur Verfügung, fordert aber durch die niedrige Konzentration kein Insulin an.*
1.8 Obst/Gemüse-Shakes, im Mixer zubereitet	*Geradezu ideal sind gemixte Obst-, Kräuter- und Gemüsesäfte als Frühstück oder auch als einzige Nahrung bei Entschlackungskuren. Mit keinem anderen Nahrungsmittel kann man auf elegante und wohlschmeckende Art auch die Vitalstoffe von herben Wildpflanzen so aufnehmen, wie mit diesen Shakes.* *Rezeptbeispiel:* *½ Apfel, ¼ Grapefruit, ¼ sehr reife Ananas, eine Hand voll Wildkräuter oder Petersilie oder Spinat, alles nur kurz mixen – fertig ist das Idealfrühstück. Mehr zu diesem Shake noch in Kapitel 7.3.*
1.9 Pesto mit Kräutern und Knoblauch	*Ideal zum Essener Brot: Kräuterpesto aus Petersilie, Basilikum, viel Knoblauch und/oder Bärlauch, Pinienkernen und Olivenöl.*
1.10 Kalte Gemüsesuppe: Gazpacho Andaluz	*Neben Salaten in jeder denkbaren Form gibt es noch ein weiteres ideales Restaurantgericht, das als „Heilkost" bezeichnet werden kann:* *Die Andalusische Gazpacho. Sie ist in 20 Minuten zubereitet. Nachfolgend die Zutaten für 2 Portionen: 4 Fleischtomaten, ½ Salatgurke, 1 rote Paprikaschote, 1 Zwiebel, 2 Zehen Knoblauch, 5 El gutes Olivenöl, 2 El weißen Balsamico, 2 El Zitronensaft, 1 Tl frisch gemahlenen Pfeffer, 1 Prise Chilipulver.*

Zubereitung: Zwiebel, Gurke und Knoblauch schälen. ½ Zwiebel, ¼ Gurke, die 4 Tomaten und die 2 Zehen Knoblauch im Mixer pürieren und mit Balsamico, Zitronensaft, Pfeffer, Chilipulver abschmecken und kalt stellen. Paprikaschoten, restliche Gurke und Zwiebel in kleine Stücke schneiden und kurz vor dem Servieren mit dem Olivenöl unter die Suppe rühren – fertig.

1.11 Tägliche Trinkmenge Wasser bei Ernährung in dieser Klasse nur 0-0,5l (vgl. 6.1.1) — *Wasser muss immer nur in d e r Menge zugeführt werden, wie dem Körper Gifte zugeführt wurden. Bei Ernährung in dieser Klasse braucht überhaupt kein Wasser getrunken zu werden (17). Ausnahmen: Sport, Stress + Sauna.*

1.12 Dinner-Cancelling 4mal/Woche — *Führt zur GH-Produktion, Entgiftung und zum erholsamen Schlaf (vgl. 6.1.7).*

1.13 Restaurantkost: Frische Salate, Pesto, Gazpacho — *Ideal ist der griechische Salat mit Zwiebeln, Oliven und Paprika. Alle Salate immer ohne Thunfisch, Ei und gereiftem Käse, evtl. mit etwas Frischkäse.*

Studie 1 zur Ernährungsklasse 1 (34): *Die Umstellung der Ernährung von gebratenen und salzhaltigen Lebensmitteln auf Salate könnte das weltweite Auftreten von Herzanfällen um ein Drittel senken (Metastudie mit 16.000 Probanten aus 52 Ländern) (34).*

Studie 2 zur Ernährungsklasse 1 (35): *Eine ausreichende Versorgung mit Omega-3-Fettsäuren kann Demenzerkrankungen um 60 %, Herzrhytmusstörungen um 50 %, plötzlichen Herztod um 45 %, LDL-Cholesterinreduktion um 30 %, Gelenkschmerzen um 25 %, Herzinfarkte um 20 %, Triglyceride um 20 % und Diabetes mellitus 2 um 18 % reduzieren (35).*

Studie 3 zur Ernährungsklasse 1 (36): *Entzündungsmarker CRP gibt kardiovaskuläres sowie rheumatoides Risiko an. Bei einer Gruppe, die acht Portionen Obst und Gemüse am Tag verzehrten, konnte im Vergleich zu einer Gruppe mit nur zwei Portionen ein signifikantes Absinken des CRP-Plasmaspiegels festgestellt werden (36).*

Studie 4 zur Ernährungsklasse 1 (37): *Niedriger Obst- und Gemüseverzehr, z.B. bei Low-Carb-Diäten, erhöht den herzgefährlichen Homocysteinspiegel eklatant (37).*

Studie 5 zur Ernährungsklasse 1 (38): *Der Wirkstoff Acetylsalicylsäure (ASS) soll nicht nur bei Grippe und gegen Schmerzen helfen, sondern auch vor Blutverklumpung und Herz-Kreislauferkrankungen schützen. Außerdem vermutet man einen günstigen Einfluss bei Alzheimer, Dickdarm-, Brust- und Lungenkrebs. Schottische Forscher konnten nun belegen, dass Vegetarier durch gemüse- und fruchtreiche Ernährung einen zwölfmal (!) höheren ASS-Spiegel im Blut hatten als Nichtvegetarier. Die Werte waren z.T. sogar höher als die der medikamentenschluckenden Fleischesser. All das aber natürlich und ohne Nebenwirkungen, die bei Einnahme von isoliertem ASS und von Aspirin auftreten können (vgl. Gelbe Liste Pharmaindex): Sodbrennen, Magen-Darm-Blutungen, Magen-Darm-Geschwüre, Leber- und Nierenschädigung, Kopfschmerzen, Schwindel, Tinnitus usw.*

Bild in der Mitte:
Die Energie, die in einem Wildkraut steckt, das sich aus einer Pflasterfuge heraus behaupten musste, sollte man für seine eigene Vitalkraft nutzen. Der blassfarbige Kopfsalat hätte jedenfalls an dieser Stelle kaum Chancen.

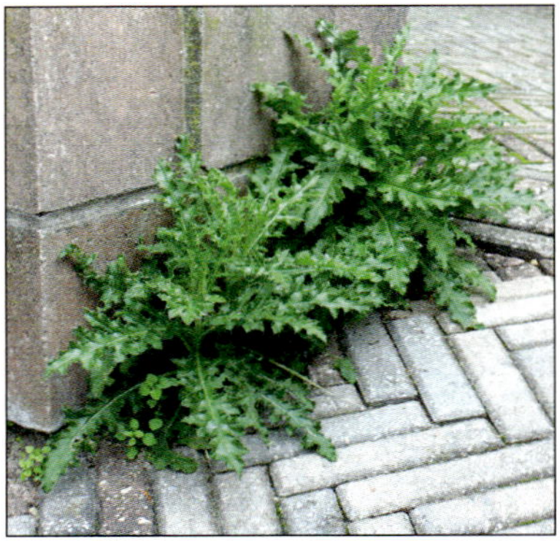

Bild rechts außen:
Die 3jährige Tochter des Autors beim genüsslichen Verzehr von Pflaumen und Pflaumenbaumblättern.

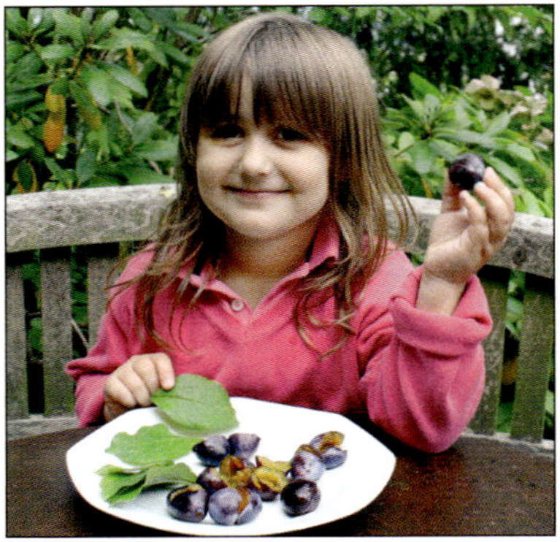

Bild rechts:
Ein Wildkräuterkurs bei der VHS oder dem Experten Stephan Engelhardt in Bad Camberg gibt Sicherheit. Weitere Informationen mit Terminen von Seminaren und Kräuterwanderungen unter www.naturgarten.de. Stephan Engelhardt litt mit 35 Jahren unter einer sehr schmerzhaften Arthritis beider Kniegelenke. Die Odyssee mit Konsultation von mehr als 20 Fachärzten führte letztlich zu der Aussage: „Da kann man nur noch mit Spritzen die Schmerzen lindern. Das ist eine unheilbare Autoimmunkrankheit. Wir empfehlen Ihnen künstliche Kniegelenke." Wütend hat er sich selbst therapiert und am eigenen Körper das Heilwunder erfahren. Stephan Engelhardt belegt zudem als bodenständiger Informatiker, wie man ohne Supermarkt bei Vitalkost höchster Qualität mit 2 Euro am Tag Ausgaben für die Ernährung auskommt.

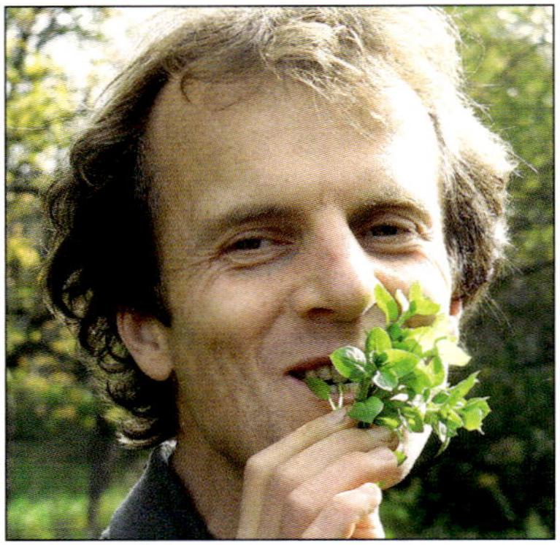

Bild rechts:
Urvater der Wildkräuter ist und bleibt Franz Konz. Er beobachtete, dass die Menschenaffen mit ihren unverbildeten Instinkten zu jedem Obst immer Grünzeug aßen. Letzte Überzeugung gewann Konz dann durch die Selbstheilung seines austherapierten Magenkrebses durch Fasten mit Heilerde und späterer Rohkosternährung mit hohem Anteil frischer Wildkräuter. Sein Buch „Der große Gesundheits-Konz" (17) mit über 1.400 Seiten gilt heute als Standardwerk der gesunden Lebensweise. Des Weiteren verlegt er auch noch die Zeitschrift „Natürlich leben", die in diesem Buch oft zitiert wurde. Zudem veranstaltet der inzwischen 80jährige Franz Konz noch eine Reihe von Seminaren und Kräuterwanderungen. Weitere Infos mit Veranstaltungsterminen werden angeboten unter www.bfgev.de.

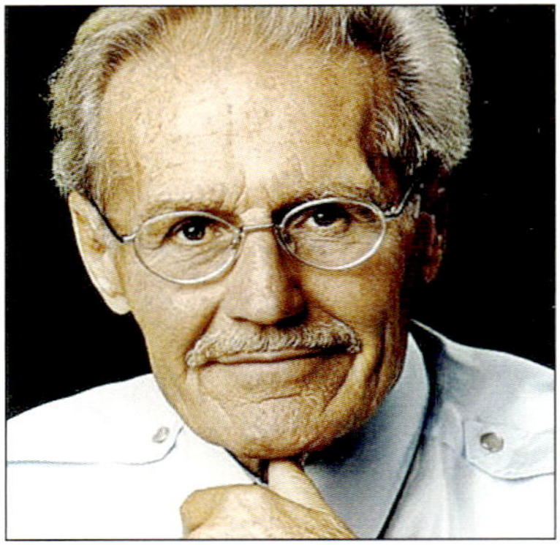

6.3 Ernährungsklasse 2: Gutkost

Hat mehr positive als negative Wirkungen auf die Gesundheit

2.1 Sonnengereiftes, biologisch angebautes Obst allgemein, roh verzehrt

Fülle von Antioxydantien, Vitaminen und Spurenelementen. Biologisch angebaut: Pestizide und Insektizide wirken kanzerogen. Allgemein: Auch exotisches Obst außerhalb der Region und auch außerhalb der Erntezeiten gepflückt: An dieses Obst ist der Mensch nicht so ideal adaptiert, wie an heimisches Obst, das am Baum oder Strauch endgereift ist (Klasse 1). Die gesundheitlichen Vorteile überwiegen dennoch deutlich.

2.2 Biologisch angebautes Gemüse, blanchiert, gedämpft oder schonend gedünstet (42)

Je schonender Gemüse zubereitet wird, umso mehr Vitalstoffe bleiben erhalte. Ideal bei Verdauungsschwäche und als Übergangskost zur Rohkost. Excurs: Durchschnittliche Vitaminverluste bei folgenden Zubereitungen (42): Blanchieren 25 %, Dämpfen 25 %, Dünsten 30 %, Frittieren 35 %, Braten 35 %, Grillen 45 %, Dampfkochtopf 65 %, Kochen 70 %. Ideal ist das Blanchieren, das Übergießen von Gemüse mit kochendem Wasser für 30-60 sek.

2.3 Rohmilch aus biologischer Viehhaltung, max. 0,4l/d, ab dem 60. Lebensjahr max. 0,2l/d

Positiv: Guter Eiweiß-, Vitamin-B-2 und B-12-Lieferant. Negativ: Auslöser von Allergien und Unverträglichkeiten mit Verschleimung der Atemwege vom chronischen Schnupfen bis hin zur Sinusitis; Gärungsneigung; Säurebildner; Gefäßschädiger durch hohen Anteil tierischer Fette (ausführlich auf S. 48).

2.4 Gesäuerte Bio-Milchprodukte (Kefir und Joghurt), max. 0,25l/d

Ebenfalls guter Eiweißlieferant. Probiotische Bakterien sorgen für die Vernichtung unerwünschter Mikroorganismen im Darm (45). Negativ: Ebenfalls Auslöser von Atemwegsverschleimungen, Unverträglichkeiten und Gefäßschäden.

2.5 Ungereifter Käse (Frischkäse)

Wirkt, im Gegensatz zu gereiftem Käse, nicht blutverdickend: Wahrscheinlich wegen seines geringeren Fett- und Salzgehaltes, seines geringeren Anteils des Klebereiweißes Kasein und seiner geringeren Säurebildung.

2.6 Rapsöl und Olivenöl, kalt gepresst und nativ (33) (43) (44)

Nach neueren Untersuchungen sind vor allem die einfach ungesättigten Fettsäuren im Oliven- und Rapsöl für die gefäßschützende Wirkung verantwortlich. Omega-3- und Omega-6-Fettsäuren spielen bei diesen Ölen wegen geringer Anteile keine Rolle. Die in Sonnenblumen-, Soja-, Distel- und Maiskeimöl enthaltenen mehrfach ungesättigten Fettsäuren sollen eher, wie auch die gesättigten Fettsäuren, Entzündungen fördern.

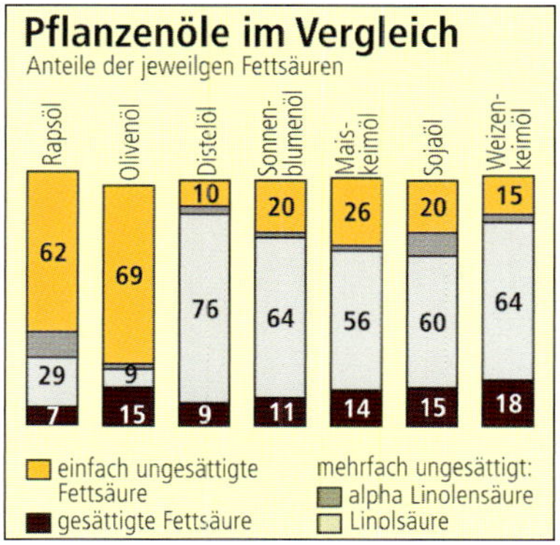

2.7	Ungeschälter Naturreis, Pellkartoffeln, schonend gekocht und mit Schale verzehrt, in Kleinmengen	*Basenbildner, vitaminreich, wärmende Winterkost. Negativ: Konzentrierte Kohlenhydrate können bei größerer Verzehrmenge das Mast- und Altmacherhormon Insulin anfordern und auch als Fett eingelagert werden.*
2.8	Vollkornbrot mit hohem Anteil ungeschroteter Getreidekörner aus biologischem Anbau, Weizenanteil maximal 20 %, Scheiben nur 3-4 mm dick und getrocknet, max. 3 Scheiben am Tag essen	*Hat viel Vitamine, Mineralstoffe und Ballaststoffe. Getrocknete, dünne und harte Scheiben trainieren die Zähne und führen zu mehr Speichelbildung. Negativ: Weizen ist ein Allergen und enthält entzündungsauslösende Weizenkeim-Agglutinine (71). Sein Anteil sollte auf 20 % begrenzt sein. Lektine in allen Vollkornprodukten wirken blutverdickend (72). Die Salz/Purinkombination kann zu Harnsäurekristallen und der „Brotgicht" führen (16) (18).*
2.9	Frisch gepresste Gemüsesäfte, schluckweise getrunken	*Positiv: Konzentrierte Basen, Vitamine und Mineralstoffe; eignen sich ideal für die ausreichende Vitaminversorgung bei Fastenkuren. Für die tägliche Aufnahme eher ungeeignet, da die fehlenden Ballaststoffe Verstopfung verursachen können. Idealer und auch als Dauerkost geeignet ist der gemixte Obst- und/oder Gemüse-Dicksaft, der noch alle Ballaststoffe enthält (vgl. 1.8, S. 42).*
2.10	Gekochte Hülsenfrüchte (Linsen, Erbsen usw.), max. 2x/Woche	*Gute Eiweißlieferanten, aber auch durch Bindung der Eiweiße an die Kohlenhydrate schwer verdaulich.*
2.11	Getreidekaffee, Kräutertee	*Ideale Getränke im Winter.*
2.12	Tägliche Trinkmenge Wasser bei Ernährung in dieser Klasse 0,5 – 1 l (vgl. 6.1.1)	*Im Gegensatz zur Klasse 1 wird in dieser Klasse bereits Salz zum Würzen verwendet, da erhitzte Nahrung sonst nicht schmeckt: Das gedünstete Gemüse, die gekochte Pellkartoffel, der ungeschälte Reis, die Vollkornnudel und das Vollkornbrot. Ein Gramm Salz muss mit 80 g Wasser in Lösung gehalten werden. Die Anforderung erfolgt über das Durstgefühl.*
2.13	Dinner-Cancelling 3 x i.d. Woche	*Führt zur GH-Produktion und zum erholsamen Schlaf (vgl. 6.1.7, S. 37).*
2.14	Vor jeder Kochkost immer erst Rohkost essen	*Ein Speisenbeginn mit Kochkost führt zur sog. Verdauungsleukozytose. Isst man vorher Rohkost, so ist diese Erscheinung nicht festzustellen (vgl. 1.2).*
2.15	Restaurantkost in dieser Klasse: Bruschetta, Rucolasalat, italienisches Vorspeisenbuffet, jedoch ohne Schinken, Salami und Thunfisch	*Die italienische Gastronomie hat weltweit den höchsten Anteil an gesunderhaltender Frischkost:* *Ideal ist die italienische Vorspeisentheke, wo der Gast, seinem Instinkt folgend, sich seinen Vorspeisenteller selbst auswählen kann:* *Tomaten, Oliven, Avocados, Artischocken, Succinis, Auberginen usw. Das gesundheitsschädliche Weißbrot sollte man meiden.* *Bruschetta: Ideal, diese kleingehackten Tomaten mit Zwiebeln, Knoblauch und Oliven. Wenn man seiner Gesundheit etwas Gutes tun will, sollte man auf das italienische Weißbrot als Grundlage verzichten und ein Restaurant aufsuchen, das Bruschetta auf dünnen Vollkornbrotscheiben anbietet. U.U. ist es sinnvoll, sein eigenes Vollkornbrot mitzubringen. Bei keinem italienischen Restaurant gab es da bisher Probleme.*

Bilder der erste Reihe:
Der Autor und seine Tochter bei der Pesto-Schnellzubereitung: ¼ Bio-Bärlauch-Fertigpesto als Basis. Für den Rest div. Kräuter, z.B. Schnittlauch, Disteln, Brennnesseln, glatte Petersilie und/oder Rucola im Kräutermixer klein häxeln und hinzu geben. Evtl. noch Wasser und Olivenöl beifügen. So wird der angenehme Geschmack der Fertigpesto behalten und der unangenehm hohe Salzgehalt um 75 % reduziert. Die Pesto kann dann, je nach Lust und Laune, mit einer Ananas, einem Apfel, einer Tomate oder auch mit einer hauchdünn geschnittenen Scheibe Bio-Vollkornbrot gegessen werden. Dieses Vollkornbrot sollte einige Tage getrocknet und hart sein, damit auch die Zähne noch etwas zu tun haben.

Bilder der zweiten Reihe:
Die beiden Töchter des Autors bei der Zubereitung des Ananas-Orangen-Apfel-Bananen-Spinat-Wildkräuter-Shakes und anschließendem genüsslichen Verzehr.

Bilder der dritten Reihe:
Der Lieblings-Italiener des Autors in Limburg, Toni/Claudio Marucci: Hier gibt es ein vegetarisches Vorspeisenbuffet, das alle Sinne anspricht. Hier gibt es auch Bruschetta auf ganz dünn geschnittenem Vollkornbrot.

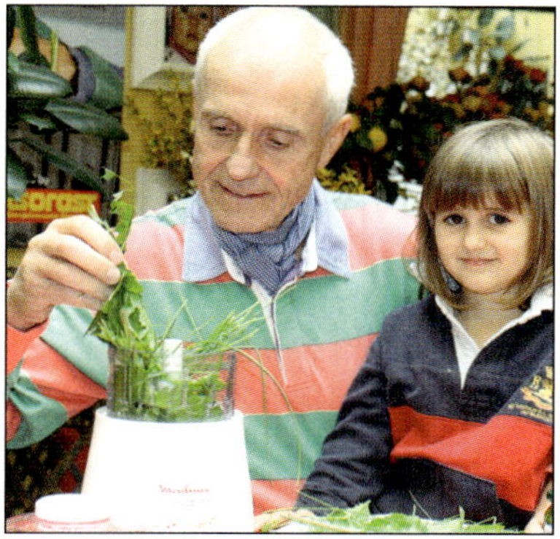

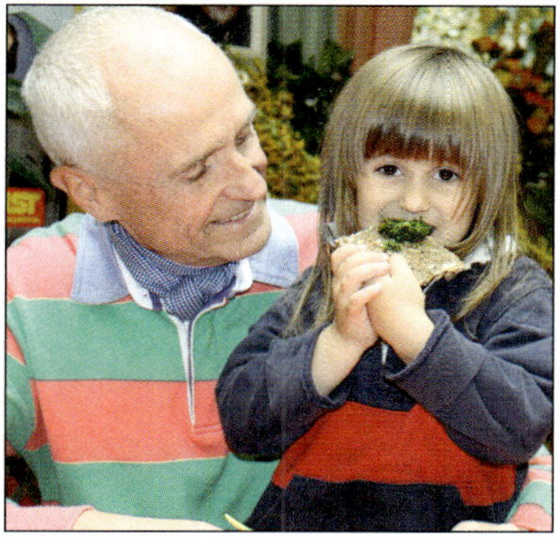

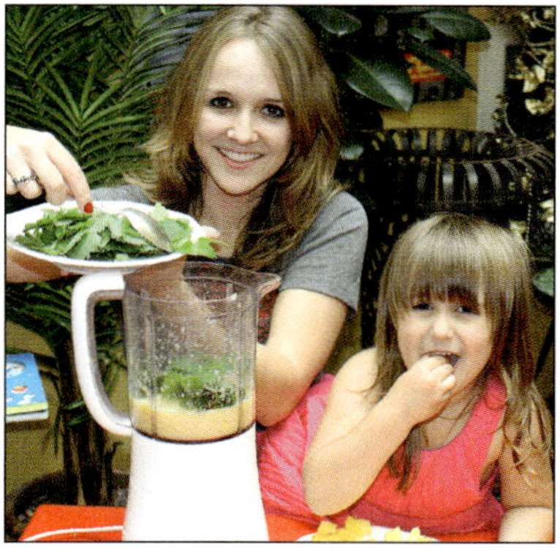

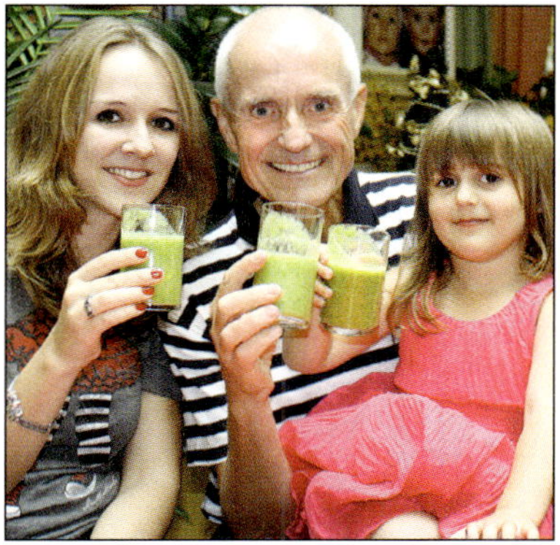

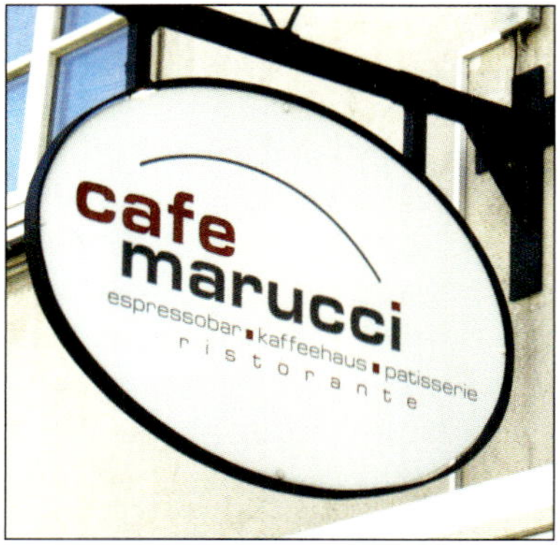

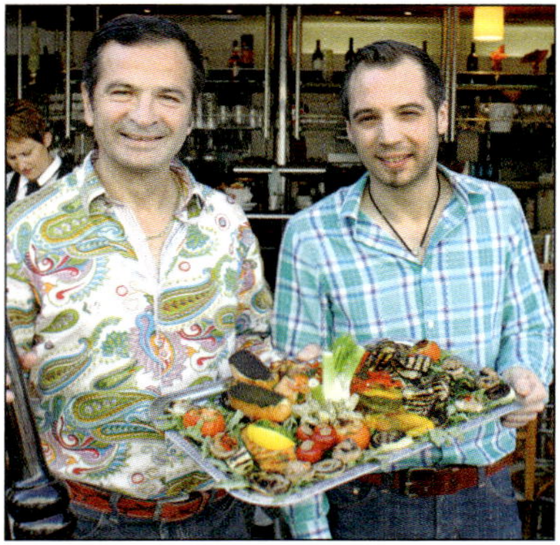

6

6.4 Ernährungsklasse 3: Neutralkost

Positive und negative Wirkungen halten sich die Waage

3.1 Alle Kuhmilchprodukte, außer der ESL-Milch (extra lang haltbare Frischmilch), pasteurisierten Milch, der H-Milch, dem Quark, dem gereiften Käse und dem Schmelzkäse (werden in Klasse 4 behandelt), max. Verzehrmenge 250 g pro Tag

Positiv:
Guter Eiweißlieferant mit allen essentiellen Eiweißbausteinen.
Guter Vitamin-B-12- und Vitamin-B-2-Lieferant.
Milchzucker verbessert Aufnahme von Kalzium, Eisen, Magnesium und Zink.
Negativ:
Osteoporoseauslöser: Der hohe Phosphatanteil führt zur Aktivierung des Parathormons aus der Nebenschilddrüse und löst Kalzium aus den Knochen. Trotz des hohen Kalziumanteils in der Milch ist die Bilanz negativ: Es wird mehr ab- als eingebaut (51). Auch Quark, Schmelz- und Frischkäse haben den hohen Phosphatanteil (52).
Osteoporosestudie 1: 78.000 Frauen wurden in den USA 12 Jahre lang beobachtet. Bei denen, die täglich zwei Glas oder mehr Milch tranken, war das Risiko der Oberschenkelhalsbrüche um 45 % erhöht, im Vergleich zu den Frauen, die nur höchstens ein Glas Milch am Tag tranken (53).
Osteoporosestudie 2: In den USA, Neuseeland und Großbritannien verzehren Frauen i.M. 600 g Milchprodukte am Tag. 100 von 100.000 erleiden Hüftfrakturen. In Hongkong und Singapur wird nur 1/10 der Milchmenge vezehrt und die Hüftfrakturrate ist ebenfalls nur 1/10. In Südafrika verzehren die Frauen nur 1 % der Milchmenge der USA. Die Hüftfrakturrate ist 99 % niedriger als in den USA (54)!
Verschleimung der Atemwege bishin zur chronisch verstopften Nase, chronischem Schnupfen und chronischer Sinusitis (Nasennebenhöhlenentzündung). Die Gründe liegen in der Milch und den Milchprodukten als wichtigem Allergieauslöser: Das Immunsystem bemüht sich, artfremdes tierisches Eiweiß im Körper unschädlich zu machen (52) (55) (56).
Entzündlich: Der überwiegende Anteil von gesättigten Fetten wirkt entzündlich und arteriosklerotisch. Milch als tierisches Lebensmittel erhöht das arteriosklerotisch wirkende Homocystein (52).
Fettsuchtfördernd: Der hohe Fettanteil, insbesondere im Käse, wirkt adipös.
Nierenbelastend: Der hohe Eiweißanteil belastet die Nieren übermäßig mit der Ausscheidung von Harnsäure und Kreatinin (52).
Weitere Krankheiten, für die Milchprodukte auslösend sein sollen: Parkinson (Studie: Je mehr Milch verzehrt wurde, desto höher war der Anteil der Parkinsonerkrankten) (57); Akne (58); Grauer Star (59); Multiple Sklerose (59).

Fruchtbarkeit: Die Spermien des Mannes verlieren bei übertriebenem Milchkonsum die Orientierung und führen zu Unfruchtbarkeit (Affenstudie) (60).
Krebs: In der Publikation der Deutschen Gesellschaft für Ernährung wird der hohe Fettanteil in Milchprodukten für die Erhöhung des Körperfettanteiles und die dort vermehrte Produktion des Hormons Östrogens als krebsfördernder Faktor verantwortlich gemacht (61).
Fazit:
Es fällt schwer, Kuhmilchprodukte bei der Fülle von negativen Informationen noch in die Ernährungsklasse „Neutralkost" einzustufen. Alle Erkenntnisse deuten aber darauf hin, dass bei einer Begrenzung der Verzehrmenge auch die Risiken minimiert sind.

3.2 Roher Fisch, Verzehr von maximal 200 g in der Woche

Positiv:
Omega-3-Fettsäuren sind antioxydativ und gefäßschonend.
Negativ:
Hoher Puringehalt begünstigt Harnsäureablagerungen in den Gelenken mit Gicht und Arthrose.
Roher Fisch führt zu Fäulnisbakterien im Dickdarm mit entzündlichen Reaktionen bishin zur Begünstigung von Dickdarmkrebs. Eine Hitzebehandlung würde jedoch die gefäßschonenden Omega-3-Fettsäuren zerstören. Mit gebackenem oder gegrilltem Fisch bleibt nur noch ein überwiegend schädigendes Lebensmittel als „Verbrennungsrückstand" übrig.
Die Gewässerverschmutzung führt zur zunehmenden Belastung mit Cadmium, Quecksilber, Blei, Dioxin, chlorierten Kohlenwasserstoffen, Hormonen und Pflanzenschutzmitteln. Quecksilber durchdringt die Blut-Hirnschranke und kann das Gehirn dauerhaft schädigen.
Fisch ist, wie alle tierischen Lebensmittel, stark säurebildend (vgl. 4.5.1, S.27).
Fazit 1:
Fisch scheint das Lebensmittel mit den meisten ungerechtfertigten positiven Vorurteilen zu sein. Hat hier eine Marketingagentur besonders „gute" Arbeit geleistet? Niederländische Forscher kamen jedenfalls zu dem Ergebnis (46), dass dezente Hinweise in Studien auf eine Gefäßschonung beim Verzehr von Fisch einer wissenschaftlichen Prüfung nicht stand hielten. Im Gegenteil: In ihrer eigenen Studie mit 5.000 Probanden in Rotterdam über einen Beobachtungszeitraum von 12 Jahren kamen sie zum Ergebnis, dass der vermehrte Verzehr von Fisch keine kardioprotektive Wirkung hat. Die vielgepriesene niedrige Herzinfarktrate bei Eskimos entwickelt sich bei näherer Betrachtung ebenfalls zum Bumerang: Grönland-Eskimos gehören zu den Völkern mit

der kürzesten mittleren Lebenserwartung von nur 60,2 Jahren! (www.cosmig.de, 16.07.2011). Einzig beim extrahierten Fischöl bescheinigen Studien kardioprotekive Eigenschaften. Es wird in Kapseln angeboten - und dies hat seinen guten Grund: Es stinkt penetrant! Nun wurde dem Menschen der Geruchssinn gegeben, dass er sich von übel riechenden Lebensmitteln fern hält, um sich vor unangenehmen Nebenwirkungen zu schützen, deren Untersuchung die fischverarbeitende Industrie logischerweise noch nicht in Auftrag gegeben hat.
Da streut man sich doch lieber den natürlichen Leinsamen über den Salat oder macht diesen mit Leinsamenöl an, nimmt dann noch mehr Omega-3-Fettsäuren auf und dann in natürlicher Form.
Fazit 2:
Wie bei der Milch, so fällt es auch beim rohen Fisch bei der Fülle der negativen Fakten schwer, diesen in die Ernährungsklasse 3 „Neutralkost" einzureihen. Aber auch hier scheint die Reduktion der Verzehrmenge der Schlüssel zu sein, um die negativen Eigenschaften zu begrenzen und die positiven zu nutzen.

3.3 Wildfeisch und/oder Freiland-Geflügelfleisch, max. Verzehr von 200 g in der Woche

Positiv: Eiweißlieferant. Im Gegensatz zur Schlachthoftötung bildet ein ohne Leidenskampf getötetes Tier keine Stresshormone, die beim Verzehr mit aufgenommen werden und aggressionsauslösend wirken.
Negativ:
Der hohe Anteil von Arachidonsäure in rotem Fleisch, insbesondere Schweinefleisch, löst im Körper Entzündungen aus und verstärkt Krankheitsprozesse.
Die Arachidonsäure wird verantwortlich gemacht für jegliche Art von Rheuma, Arteriosklerose, Alzheimer bishin zu Autoimmunerkrankungen und der Förderung von Krebsgeschehen.
Weitere gesättigte Fettsäuren und Cholesterine wirken ebenfalls entzündlich und gefäßschädigend.
Verwendet man Pflanzenöle zur Zubereitung, so werden die darin enthaltenen Fettsäuren durch die Erhitzung gesättigt und zu Gefäßschädigern.
Fäulnisbakterien schädigen den Dickdarm. Studie: Nichtvegetarier haben für Dickdarmkrebs ein um 88 % (!) höheres Risiko als Vegetarier (62).
Ein Zuviel an tierischem Eiweiß führt zur Verdickung der kapillaren Gefäßwände mit Mangelernährung der Zellen und zu rheumatischen Erkrankungen (16) (47) (48) (49).
Starkes Erhitzen von Fleisch bildet sog. AGEs (Advanced Glycated Endproducts), die für eine Reihe von Krankheiten verantwortlich gemacht werden: Grauer Star (Linsentrübung), Alzheimer, Rheuma, Nierenschäden, Arteriosklerose, deutlicher Anstieg des LDL-Cholesterins und des CRPs, des Entzündungsmarkers im Blut,

	wie auch der Lebenszeitverkürzung (63). *Übermäßiger Fleischkonsum, vor allem von Innereien, kann über die zu große Eisenaufnahme zu einer übermäßigen Produktion von roten Blutkörperchen führen mit der damit verbundenen Blutverdickung und arteriellen Thromboseneigung. Ein Hämatokritwert (Anteil der roten Blutkörperchen im Blut) von 45 % gilt naturheilkundlich als zu hoch. Ideal wäre ein Hämatokritwert von 40.* *Rückstände von Pestiziden, Düngemitteln, Tierarzneien, Masthilfsmitteln, Dioxin und Schwermetalle werden vornehmlich im Fettgewebe von Tieren eingelagert (64).*
3.4 Weine: Männer max. 0,4 l/Tag, Frauen max. 0,2 l/Tag, einen Tag in der Woche abstinent	*Positiv: Kleinmengen wirken stimmungsaufhellend.* *Negativ:* *Auch Kleinmengen führen zum Tod von Gehirnzellen, zur Leber- und Bauchspeicheldrüsen-Schädigung, erhöhen das Krebsrisiko und die Suchtbildung.* *Studie mit 480.000 Probanten (50) sowie Auswertung von 54 Studien (65): 15 g Alkohol (0,5 l Bier oder ein Glas Wein) erhöhen das Darmkrebsrisiko um 10 %, zwei Gläser am Tag bereits um 25 % (!).* *Alkohol stimuliert Brust-, Mund-, Rachen- und Speiseröhrenkrebs (70).* *Alkohol in der Schwangerschaft schädigt das ungeborene Kind.* *Alkohol führt zu Bluthochdruck und zur Steigerung der Herzfrequenz. Regelmäßiger Konsum steigert Blutdruck und Frequenz dauerhaft (66).* *Gesellschaften, die nicht trinken (Mormonen), leben i.M. zehn Jahre länger als Gesellschaften, die Alkohol moderat verzehren und haben nur die halbe Herzinfarkt- und Krebsmortalität (67).* *Blutverdünnung durch Alkohol ist nicht nachgewiesen. Im Gegenteil: Die Verstärkung des Gerinnungsfaktors Plasminogen führt zu einer erhöhten arteriellen Thromboseneigung mit Infarktgefährdung (67).* *Auch der normale Alkoholkonsum trägt wesentlich zum metabolischen Syndrom mit Diabetes, Fettsucht und Bluthochdruck bei (67).* *Homozystein steigt sprunghaft an und führt zur Gehirnschrumpfung (69).*
3.5 Trinkmenge Wasser bei Ernährung in dieser Klasse 1-1,5l/Tag	*In dieser Klasse wird, bedingt durch Fleisch- und Fischkost, noch mehr Salz verwendet, daher auch die höhere Trinkmenge (vgl. 6.1.1, S. 35).*
3.6 Dinner-Cancelling 2 x pro Woche	*Führt zur Growth-Hormon-Produktion und zum erholsamen Schlaf (vgl. 6.1.7).*
3.7 Vor jeder Kochkost immer erst Rohkost essen	*Rohkost vor jeder Kochkost, z.B. der Vorspeisen-Salat, führt nicht zur Verdauungsleukozytose (vgl. S.40.*

6

6.5 Ernährungsklasse 4: Schlechtkost

Hat mehr negative als positive Wirkungen.

4.1 Pasteurisierte Milch, homogenisierte Milch, ESL-Milch, H-Milch

Exkurs:
Rohmilch gibt es nur auf Bauernhöfen. Sie kommt direkt von der Kuh und muss innerhalb von 24 Stunden verkauft werden.
Vorzugsmilch: Wie Rohmilch, doch streng kontrolliert und muss innerhalb von 96 Stunden verkauft werden.
Pasteurisierte Milch wurde 30 sec. auf 72-75°C erhitzt und ist 5-6 Tage gekühlt haltbar.
Homogenisierte Milch: Sie wird durch feine Düsen gepresst. Dabei werden die Fettkügelchen zerkleinert und es kann sich kein Rahm mehr auf der Milch bilden.
ESL-Milch: Sie ist pasteurisiert und homogenisiert. Sie wird entweder noch höheren Temperaturen ausgesetzt als die pasteurisierte Milch oder durch andere zusätzliche Verarbeitungsschritte so zubereitet, dass sie rd. 3 Wochen ungeöffnet und gekühlt haltbar ist.
Ultrahocherhitzte Milch wird für einige Sekunden auf 150°C erhitzt und ist 3-6 Monate ungeöffnet bei Zimmertemperatur haltbar.
Pasteurisierte Milch:
Bei der Pasteurisierung werden leider auch die „apathogenen", d.h. gesundheitsfördernden Bakterien vernichtet. Die hitzeempfindlichen Vitamine werden reduziert. Milcheiweiß, das Kasein, wird denaturiert (86), es gerinnt und ist für den meschlichen Körper nur noch eingeschränkt verwertbar. Die degenerative Wirkung wurde in der „Pottenger-Studie" (87) belegt: Über einen Zeitraum von 10 Jahren wurden 900 Versuchskatzen von Dr. Francis Pottenger in zwei Gruppen eingeteilt: Die eine Gruppe wurde mit Rohmilch gefüttert, die andere Gruppe mit pasteurisierter Milch. Während die weiblichen Katzen der Rohmilchgruppe normale Nachkommen zeugten, hatten die Katzenbabies der Pasteurisierungsgruppe bereits in der ersten Generation Gesichts- und Kiefermissbildungen. Katzenbabies der vierten Generation waren i.d.R. Totgeburten oder sie waren nicht mehr überlebensfähig.
Homogenisierte Milch:
Die Homogenisierung bewirkt eine zu schnelle Aufnahme der Milchfette im Dünndarm. Tierstudien belegen eine 20fach höhere Allergieneigung (89).
ESL-Milch (extra lange haltbare Frischmilch):
Sie ist heute die Standardmilch und hat leider die herkömmliche pasteurisierte

Milch vollkommen aus dem Supermarktregal verdrängt. Auch in Bioläden muss man ganz genau hinschauen, um noch die alte, nur pasteurisierte Milch zu entdecken. Das neue Produkt wird irrigerweise als „ESL-Frischmilch" oder als „länger haltbare Frischmilch" bezeichnet. Die gesundheitlichen Nachteile der vorher beschriebenen Pasteurisierung und Homogenisierung werden durch höhere Hitzebehandlung noch potenziert.
H-Milch, ultrahocherhitzte Milch:
Bruker (86) spricht hier von einem totgekochten, denaturierten und devitalisierten Produkt, das auch noch „verbrannt" schmeckt.
Fuhrmann (88) hat Krankheiten zusammengetragen, die bei erhöhtem Milchverzehr auftraten und in Studien belegt wurden:
Allergien mit chronischem Schnupfen, Mandelentzündungen, Asthma, Blinddarmentzündung, Ekzemen, Milchschorf, Pickel, Arterienverkalkung, Nachlassen der Gedächtnisfähigkeit, rheumatische Erkrankungen, Colitis Ulcerosa, akute lymphatische Leukämie, Multiple Sklerose, Hypercholesterinämie, Schizophrenie.

4.2 Gereifter Käse, Schmelzkäse und Quark

Positiv: Eiweißlieferant
Negativ:
Gereifter Käse und Schmelzkäse gehören zu den großen, Quark zu den mittleren Säurebildnern. Die Säure wird neutralisiert durch Basen, d.h. Mineralstoffen, die den Depots „Knochen" und „Zähne" entnommen werden. Somit ist bei Käse und Quark trotz des hohen Kalziuminhalts die Kalziumbilanz negativ: Es wird mehr Kalzium verbraucht als eingebaut. Sie gehören daher zu den Osteoporoseverstärkern (13). Schmelzkäse enthält zusätzlich noch die schädliche Zitronensäure und kalziumraubende Phosphorsäure.
Das Klebereiweiß Kasein wie auch der hohe Salzgehalt wirken blutverdickend, volumenerhöhend und in der Konsequenz blutdruckerhöhend.
Der hohe Anteil von gesättigten Fetten wirkt entzündlich und gefäßschädigend.
Nitrosamine in gereiftem Käse wirken krebserregend, je länger gereift, umso mehr. Nitrosamine werden potenziert bei erhitztem gereiften Käse.
Gereifter Käse enthält krebserregende Schimmelpilze.

4.3 Obst, das unreif verzehrt wird und nicht endgereift ist

Die Idealnahrung Obst wird schädlich, wenn sie in unreifem Zustand verzehrt wird: Nicht nur der hohe Anteil von Fruchtsäure, sondern noch weitere Abwehrstoffe im unreifen Obst begünstigen Karies, Magenschleimhautreizungen, Darmreizungen und Blähungen bishin zu ernsthaften Magen- und Darmerkrankungen (73). Unreifes Obst findet oftmals Verwendung bei fertigen Obstsalaten an Marktständen und in Restaurants.

4.4 Natursalze, wie Meersalz und unbehandelte Mineralsalze, maximal 2 g pro Tag

Positiv:
Unbehandelte Mineralsalze enthalten noch sämtliche Mineralstoffe. Mineralsalze gleichen Natriumverluste nach Sport und Sauna aus.

Negativ:
Salz ist ein Gift und muss im Körper in Lösung gehalten werden, damit Organe nicht geschädigt werden. Daher wird nach Salzaufnahme über mehrere Steuerungssysteme für 1 g Salz 80 g Wasser über das Durstgefühl angefordert. Bis zum Ausgleich der extern zugeführten Flüssigkeit bedient sich das Betriebssystem des Zellwassers, d.h. Zellen trocknen aus und sind vermindert leistungsfähig: Die Muskelzelle reagiert mit Krafteinschränkung, die Nervenzelle mit Reaktionsverzögerung und die Gehirnzelle mit kognitiver Einschränkung. Nach Zuführung von Flüssigkeit erhöht sich das Blutvolumen mit Blutdrucksteigerung und den zusätzlichen Belastungen des Gefäßthels. Arteriosklerose und Infarkte werden begünstigt (78).
Die feinsten glomeroleren Gefäße in den Nieren werden ebenfalls durch den erhöhten Blutdruck belastet.
Salz reizt und verhärtet die empfindlichen Schleimhäute des Körpers und stumpft den Geschmackssinn ab (74).
Salz verursacht eine bestimmte Art von Magenkrebs, das anaplastische Adenokarzinom (74). Das Risiko wird bei Aufnahme von 12-15 g Salz/d verdoppelt (75). Japaner, die weltweit das meiste Salz konsumieren, haben auch weltweit die höchste Rate von Magengeschwüren sowie Magen- und Darmkarzinomen.
Übermäßiger Salzkonsum erhöht die Kalziumausscheidung und begünstigt damit Osteoporose (76).
Bei Salzausscheidung wird auch Magnesium mit ausgeschieden. Salz begünstigt daher die Krampfbildung (79).
Erfahrungsbericht: Jahrelanges Brennen in der Harnröhre und Prostatahyperplasie wurde durch Salzverzicht geheilt (80).

Fazit:
Wer einmal eine Fastenkur mitgemacht hat, wird feststellen, wie empfindsam wieder die Geschmackspapillen auf der Zunge werden. Man ist danach wieder sensibilisiert für den wunderbaren Geschmack des natürlichen Lebensmittels.
Die Bewohner von Campodimele in Italien machen es vor: Sie leben konsequent ohne Salz und würzen nur mit Kräutern (vgl. 3.2, S.18+19).
1,5 g Salz täglich ist nach Angaben der WHO ausreichend, und das Zehnfache wird in Deutschland täglich konsumiert.

4.5	Natürliche Süßungsmittel, wie Vollrohrzucker, Honig und Ahornsirup	*Positiv: Enthalten noch sämtliche Vitamine und Mineralstoffe, sind daher keine Mineralstofffräuber, wie raffinierter, weißer Industriezucker.* *Negativ: Diabetesfördernd und gefäßschädigend: Verhärtungen der Gefäßinnenwände entstehen durch die chemische Verbindung des Zuckers mit dem Endothel-Eiweiß.*
4.6	Weiße Hartweizengrießnudeln	*Säurebildend. Im Vergleich zu Vollkornnudeln (Klasse 3) nur wenig Vitamininhalt. Die konzentrierte Stärke wirkt blutverdickend und kann auch bei größerer Verzehrmenge in Fett umgebaut werden, insbesondere bei Nudeln, die mit Öl oder einer fetten Soße verzehrt werden. Konzentrierte Stärke wirkt diabetesfördernd.*
4.7	Geschälter oder polierter Reis, gekocht	*Säurebildner. Im Vergleich zum Naturreis mit Schale (Klasse 2) nur noch wenig Vitamine und Mineralstoffe: Die meisten Vitamine und Mineralstoffe sitzen in der Schale. Konzentriertes Kohlenhydrat, das blutverdickend und blutdruckerhöhend wirkt. Konzentrierte Stärke wird zu Zucker verstoffwechselt und wirkt diabetesfördernd.*
4.8	Fritierte oder in Fett gebratene Stärkeprodukte, wie Pommes, Bratkartoffeln und in Fett gebratener Reis	*Die gefäßschonenden Pflanzenöle werden durch die Erhitzung zu gefäßschädigenden und entzündungsauslösenden gesättigten Fetten. Die erhebliche Fettexposition kann zu Adipositas führen. Bei der Erhitzung von Stärkeprodukten über 180°C entsteht krebsförderndes Acrylamid.*
4.9	Gebackener Fisch und gebratenes Fleisch	*Erhitzte Fette sind gesättigte Fette und wirken entzündungsauslösend, gefäßschädigend, führen zur Adipositas und potenzieren noch die sowieso schon schädigenden Eigenschaften von Fisch und Fleisch (vgl. 3.2/3, S. 49/50).*
4.10	Eier, gekocht oder als gebackene Spiegeleier oder Rühreier	*Erhebliche Exposition von Fäulnisbakterien kann bei Überverzehr zu Darmerkrankungen führen. Cholesterinerhöhend. Gesättigte Fette wirken gefäßschädigend.*
4.11	Bier und sonstige Hopfen- und Malz-Getränke, Männer maximal 0,8l/Tag, Frauen 0,4l/Tag	*Die Ausführungen in 3.4, S. 51 über Wein und Alkohol treffen auch auf Bier zu: Tod von Gehirnzellen, erhöhtes Risiko für Leber und Bauchspeicheldrüse, Brust-, Mund-, Rachen- und Speiseröhrenkrebs, Thrombosen, Bluthochdruck und Infarkte.* *Bei Bier kommt im Vergleich zu Wein noch ein Nachteil hinzu, der dazu geführt hat, dass Bier eine Ernährungsklasse schlechter eingestuft worden ist als Wein: Hopfen enthält Phytoöstrogene, die dem weiblichen Sexualhormon gleichen. Sie bewirken eine Verdickung von Brust und Bauch beim Mann, reduzieren Testosteron und mindern so die männliche Potenz (68). Phytoöstrogene können bei Frauen Brustkrebs fördern.*
4.12	Trinkmenge Wasser bei Ernährung in dieser Klasse 1,5-2l/Tag	*In dieser Klasse wird, bedingt durch weitere Fleisch-, Fisch- und Stärkekost, noch mehr Salz konsumiert, daher die höhere Trinkmenge (vgl. 6.1.1, S.35).*

6.6 Ernährungsklasse 5: Krankmachkost

Gibt Beschwerden und Krankheiten

5.1 Raffinierter Haushaltszucker (Industriezucker) und alle daraus hergestellten Produkte (81)

Säurebildender Mineralstoffräuber:
Kalziumraub führt zu Osteoporose, Zahnausfall und Haltungsschäden.
Fettsuchtauslöser:
Die dem Zuckergenuss folgende Unterzuckerung führt zu erneuten Heißhungerattacken. Die dem Zuckergenuss folgende Insulinausschüttung öffnet u.a. auch die Fettzellen, so dass verzehrte Fette und Kohlenhydrate erstrangig in die Fettzellen eingebaut werden.
Geschmacksabstumpfer:
Industriezucker stumpft die Geschmacksnerven ab. Zum gleichen Geschmackserlebnis braucht der Konsument mit zunehmender Zeit immer mehr Zucker.
Diabetesauslöser:
Raffinierter Zucker ist, im Gegensatz zu Vollrohrzucker, von allen weiteren Vitaminen und Mineralstoffen befreit. Industriezucker geht als Disaccharid sofort ins Blut und fordert das Altmacher-, Mast- und Diabetes-Hormon Insulin an. Zusammen mit Weißmehl ist Industriezucker der Hauptauslöser von Diabetes mellitus 2.
Immunsystem-, Milz- und Darmfloraschädiger:
Ein Stück Sahnetorte reduziert die gesunde Darmflora um bis zu 75 % für mehrere Tage (18).
Kariesauslöser:
Nicht der Zucker selbst, sondern die Ausscheidungen der kariösen Bakterien schädigen den Zahnschmelz. Eine besondere Gefahr geht von klebrigen Zuckerprodukten aus, die längere Zeit zwischen den Zähnen verweilen: Zuckerguss bei Kuchen, Bonbons, Schokolade, Gebäck usw.
Nervenschädiger:
Zu seiner Verstoffwechselung braucht Zucker das Vitamin B1. Dieses Vitamin ist aber wichtiger Nährstoff für das Nervensystem. Bei Zuckerkonsumenten kann man nach einer Stunde nach Zuckerkonsum Reizbarkeit, schlechte Laune, Unruhe, Aggressionen und u.U. auch Kopfschmerzen beobachten. Hierzu trägt nicht nur die dem Zuckergenuss folgende Unterzuckerung bei, sondern auch das nun fehlende Vitamin B1.
Gefäßschädiger:
Zucker verbindet sich in einer chemischen Reaktion mit dem Protein der Gefäßinnenwände. Es kommt zur Verhärtung des Endothels, zur Arteriosklerose.

Verhärtete Gefäßwände geben dem Blut in der Systole (Auswurfphase) nicht mehr elastisch nach. Somit entsteht ein höherer systolischer (oberer) Blutdruck, der seinerseits wiederum die Gefäße beansprucht und schädigt.
Verhärtete Gefäßwände bilden aber auch Minirupturen, leicht Risse, die dann von LDL-Cholesterin und Kalzium repariert werden, aber auch zu den gefürchteten Plaques führen mit der Möglichkeit von Gefäßverschlüssen, den Infarkten und Schlaganfällen.
Pilzbegünstiger:
Der Pilz Candita Albicans lebt vom Zucker! Er besetzt den gesamten Verdauungsweg und sämtliche Gefäße bishin zu den Harn-Ausscheidungswegen. Auch dieser Pilz führt zu einer Verhärtung aller Gefäße.
Anmerkung 1:
Raffiniertem Zucker wird in einem mehrstufigen Verfahren die Melasse extrahiert. Diese wird dann als wertvolles, vitamin- und mineralstoffreiches Viehfutter angepriesen. Der zurückbleibende Rest ohne jegliche Vitalstoffe wird mit einer farbenfrohen Verpackung versehen und ins Supermarkt-Regal gestellt. Hier hat die industrielle Verarbeitung zu einer kulturellen Degeneration geführt. Wenn es schon Zucker sein muss, dann können nur der erheblich gesündere Vollrohrzucker, der nicht erhitzte Imkerhonig oder der Ahornsirup empfohlen werden, die noch weitgehend die Vitamine und Mineralstoffe enthalten. Aber auch sie sind Disaccharide, die sofort ins Blut gehen und das Altmacher- und Masthormon Insulin mit all seinen Nebenwirkungen anfordern.
Anmerkung 2:
Unverständlich ist, dass raffinierter Zucker und die Produkte daraus nicht mit Warnaufdrucken versehen werden. Die Gesundheitsgefährdung liegt nur geringfügig unter dem des Tabaks, doch Zuckerprodukte werden weitaus mehr und vor allem auch von Kindern konsumiert.

5.2 Raffiniertes Weißmehl und alle daraus hergestellten Produkte

Weißmehl wird als kurzkettiges Kohlenhydrat schnell zu Zucker verstoffwechselt und führt zu allen Symptomen des Zuckerkonsums (siehe Absatz vorher).
Anmerkung:
Im Gegensatz dazu sind Vollkornprodukte langkettige Kohlenhydrate, zu deren Aufspaltung das Verdauungssystem länger arbeiten muss. So kommt es zur langsamen und gesunden Infiltration des Zuckers in das Blut. Zum Zelleinbau dieser geringeren Zuckermengen genügt die basale Insulinausschüttung. Es muss kein zusätzliches Insulin angefordert werden.
Vollkornprodukte sind zudem keine Vitaminräuber: In den Randschalen der Körner sitzen all die Vitalstoffe, die das Korn so wertvoll machen.

5.3 Gehärtete Fette mit sog. Transfettsäuren (Industriemargarine) und alle daraus hergestellten Produkte (Industriepizza, Industriechips, Industriegebäck, Chicken Wings, Industriebrot, Industriebrötchen, Müsliriegel, Fertigsuppen, Soßenpulver, Nuss-Nougat-Cremes, Kekse, Blätterteig, Softeis usw.) (83) (84) (85)

Vor gut 100 Jahren entwickelten Chemiker die moderne Fetthärtung und erschlossen damit eine Möglichkeit, aus den reichlich vorhandenen flüssigen Pflanzenölen hoch begehrte und lange gesuchte streichfähige Fette zu machen: Die Margarine war geboren als neue „Volksbutter". Hierzu werden Pflanzenöle unter hohem Druck mit Nickel als Katalysator bei 120-180°C hydriert mit folgenden Auswirkungen:

- *Aus gefäßschonenden ungesättigten und enzündungshemmenden Fettsäuren werden gefäßschädigende gesättigte und entzündungsauslösende Fettsäuren.*
- *Transfettsäuren erhöhen die Aktivität eines Leberenzyms, das für die Produktion des sog. LDL-Cholesterins sorgt und das „gute" HDL reduziert.*
- *Das gefäßschädigende Lipoprotein a wird im Blut erhöht.*
- *Kalkeinlagerung und Plaquebildung in die Gefäßwände wird gefördert.*
- *Studie: Bereits 5 g Trans-Fettsäuren pro Tag (enthalten in 75 g Kartoffelchips) erhöhen das Risiko von Herzerkrankungen um 25 % (84)!*
- *Transfette führen vornehmlich zum schädlichen Bauchfett.*
- *Einige Untersuchungen weisen auf einen Zusammenhang zwischen Transfetten und Krebserkrankungen, Morbus Chrohn, Multipler Sklerose und Allergien hin.*

Fazit 1: Transfette gelten heute – neben Zucker – als die Hauptschädiger von Gefäßen. Sie dürfen als „cholesterinfrei" bezeichnet werden und erhöhen dennoch das schädliche LDL weitaus stärker, als die cholesterinhaltige Butter. In diesen Gefäßkillern liegt die eigentliche Gefahr aller fröhlich-buntbedruckten Verpackungen des Supermarktregals.

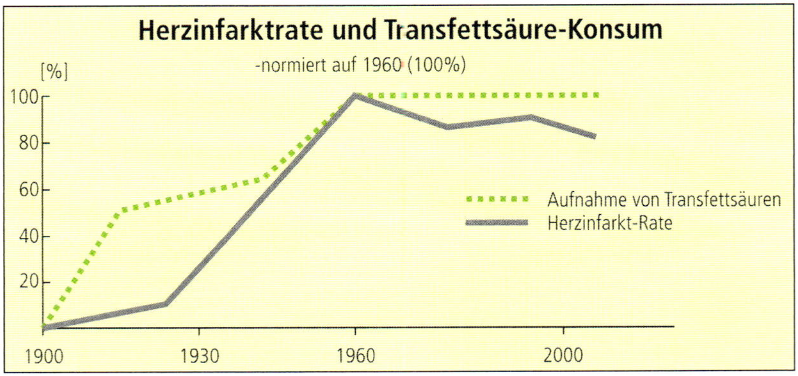

Grafik rechts:
Der Verbrauch von Transfettsäuren in den westlichen Industrieländern korreliert auffällig mit der Rate von Herzinfarkten (85).

5.4 Lebensmittel-Zusatzstoffe, die unter den E-Nummern aufgelistet sind und Krankheiten verursachen können (96).

75 % aller verkauften Lebensmittel enthalten heute chemische Zusatzstoffe! Das Brot oder der Fruchtjoghurt aus dem Supermarkt sind in Wirklichkeit eine bedenkliche Mischung aus Chemikalien:

- *Geschmacksverstärker, Antioxidationsmittel, Verdickungsmittel, Farbstoffe, Enzyme und Bindemittel.*

Der Grund dafür ist der Wunsch nach Perfektion:

- *Das Brot soll heute noch genauso schmecken wie das der letzten Woche.*
- *Der Erdbeerjoghurt soll auch im Winter noch eine Farbe haben, wie die frisch geerntete Erdbeere im Sommer.*
- *Die Wurst, die ohne Geschmacksverstärker tatsächlich auch nach dem schmecken würde, was in ihr ist, nämlich Fleisch einer Tierleiche, wäre wohl unverkäuflich.*

Der gesundheitliche Preis kann hoch sein:

- *Es drohen Allergien, Antibiotikaresistenz, Einschränkung der Denkfähigkeit, Unverträglichkeiten, Asthma, Hautausschläge, Magenkrämpfe, chronische Kopfschmerzen, Bluthochdruck, Herz-Kreislauf-Erkrankungen, Diabetes und Osteoporose.*
  Ein Teil der genannten Krankheiten ist auch auf den Mangel an Vitalstoffen, der durch den Ersatz toter Chemikalien entsteht, zurückzuführen.

Besonders schlimm:

- *Kinder, die den geschmacklichen Versuchungen gerne unterliegen, müssen dann unter den Nebenwirkungen ganz besonders leiden. Kinderärzte berichten von durchschlagenden Erfolgen beim sog. „Zappelphillip-Syndrom ADS", wenn auf eine natürliche Ernährung ohne jegliche Zusatzstoffe umgestellt wurde (96).*

Einteilung der Lebensmittel-Zusatzstoffe:

- *Antioxidationsmittel: Sorgen für längere Haltbarkeit.*
- *Emulgatoren: Verbinden nicht miteinander vermischbare Inhaltsstoffe, wie beispielsweise Öl und Wasser. Man benötigt sie vornehmlich in der Wurst um Wasser einzulagern.*
- *Verdickungsmittel: Speiseeis schmilzt nicht so schnell, Wurst wird schnittfest. Sie können Mineralstoffe binden und das Blut verdicken.*
- *Geschmacksverstärker: Weniger schmeckt nach mehr. Produzenten sparen teure, natürliche Zutaten. Geschmacksverstärker verleiten zum Mehressen und haben eine Reihe von weiteren Nebenwirkungen.*
- *Pack- und Treibgase: Pressen ein Lebensmittel aus der Verpackung wie Sahne aus Sprühdosen.*

E 102: Farbstoff Tartrazin (98)	*Azofarbstoff in Obst- und Fruchtweinen, Likören, Süßweinen, Dessertspeisen, Brause und Speiseeis.* *Mögliche Nebenwirkungen: Bei Allergie auf Acetylsalicylsäure oder Benzoesäure Hautausschlag, Atemwegsbeschwerden und verschwommenes Sehen.*
E 104: Farbstoff Chinolingelb (96)	*Farbstoff in gelb gefärbten Lebensmitteln.* *Mögliche Nebenwirkungen: Unter Krebsverdacht. In den USA verboten.*
E 123: Farbstoff Amaranth (96)	*Roter Farbstoff in Aperitifweinen, Spirituosen, Likör und Fischrogen.* *Mögliche Nebenwirkungen: Auslöser von Asthma und Neurodermitis, allergieauslösend, schädigt Erbgut bereits in niedriger Dosis, unter Krebsverdacht. In den USA verboten. (Anm.: Nicht zu verwechseln mit Hirse-Amaranth).*
E 127: Farbstoff Erythrosin (96)	*Rosaroter Farbstoff in Cocktailkirschen, kandierten Kirschen, Kaiserkirschen und Lippenstiften.* *Mögliche Nebenwirkungen: Auslöser von Unruhe, Konzentrationsschwäche, Stimmungsschwankungen, kann Jod abgeben und die Schilddrüsenfunktion beeinflussen. In Einzelfällen auch allergieauslösend.*
E 210: Benzoesäure (98)	*Konservierungsmittel in Gemüsekonserven, Fertiggerichten und Mayonnaise.* *Mögliche Nebenwirkungen: Allergische Reaktionen, Magenkrämpfe, Verdauungsbeschwerden. Benzoesäure ist im Tierfutter verboten!*
E 220–228: Schwefeldioxid, Sulfide (98)	*Konservierungs- und Antioxidantionsmittel im Fleisch von Hamburgern, im fertigen Kartoffelbrei, in Kartoffelknödeln, Marmelade und besonders in geschwefelten Trockenfrüchten.* *Mögliche Nebenwirkungen: Zerstört Nervenvitamin B1, Übelkeit, Erbrechen, Durchfall, Kopfschmerzen und Darmschädigung. Auslöser von „Sulfid-Asthma" mit lebensbedrohlicher Atemnot bei Asthmatikern.*
E 284-285: Borsäure (98)	*Konservierungsmittel für Kaviar.* *Mögliche Nebenwirkungen: Bei langfristiger Aufnahme innere Organschäden.*
E 310: Antioxidationsmittel Gallat (98)	*Antioxidationsmittel in Margarine, Bratöl, Frittierfett und Kaugummi.* *Mögliche Nebenwirkungen: Allergische Reaktionen, Hautausschläge.*
E 330-333: Zitronensäure (97)	*Antioxidationsmittel in fast allen Limos und Colagetränken (Kohlensäure bleibt länger perlig), Eistee (schmeckt frischer), Schmelzkäse (ist streichfähiger), Rotwein (wirkt roter), Konservenobst (bleibt länger bissfest) und Süßigkeiten (schmecken frischer).* *Mögliche Nebenwirkungen: Antibiotikaresistenz. Zitronensäure wird in großen Farmen vom Schimmelpilz Aspergillus Niger produziert. Damit die Schimmelpilze gesund bleiben, wird dem Nährboden Antibiotika, oft Penicillin, beigefügt. Über die Zitronensäure aufgenommenes Antibiotika kann dann zur Resistenz führen, d.h. zur fehlenden Wirkung bei einer medizinischen Indikation.*

E-338-341, 450-452: Phosphorsäure	*Emulgator, Säuerungs- und Konservierungsmittel in fast allem, was Kindern schmeckt: Back- und Süßwaren, Wurst, Schmelzkäse, Milchpulver, Milchspeisen und vor allem in Limos und Colagetränken.* *Mögliche Nebenwirkungen: Phosphor begünstigt das Zappelphillip-Syndrom ADS. Phosphor entzieht dem Körper Kalzium und begünstigt Osteoporose und Morbus Scheuermann, die Wirbelsäulendegeneration bei Jugendlichen.* *Amerikanische Studie:* *Mädchen, die viel Cola tranken, hatten eine fünffach höhere Knochenbruchrate als Mädchen, die nur Mineralwasser tranken (96).*
E-385: Calciumdinatrium-EDTA (96)	*Antioxidationsmittel für Glas- und Dosenkonserven, Halbfettmargarine und gefrorene Krebstiere.* *Mögliche Nebenwirkungen: Mineralstoffräuber.*
E-407: Carrageen (96)	*Verdickungsmittel und Stabilisator in Cremes, Pudding, Quark und Sahne.* *Mögliche Nebenwirkungen: Verdicken das Blut, Kopfschmerzen, besonders Kopfschmerzen bei Kindern (96).*
E-425: Konjak (96)	*Füllstoff, Gelier- und Verdickungsmittel in Glasnudeln und fernöstlichen Speisen.* *Mögliche Nebenwirkungen: Behindert Nährstoffaufnahme. Bei Geleefrüchten Erstickungsanfälle bei Kindern möglich.* *EU bereitet generelles Verbot vor.*
E-512: Zinn-II-Chlorid (96)	*Antioxidationsmittel und Farbstabilisator für Glas- und Dosenkonserven mit weißen Gemüsesorten, um die Farbe zu erhalten.* *Mögliche Nebenwirkungen: Übelkeit und Erbrechen.*
E-620-625: Glutaminsäure (Glutamat)	*Geschmacksverstärker in Gewürzmischungen (z.B. Fondor), Soßen, Fertiggerichten, Tiefkühlprodukten. Glutaminsäure versteckt sich auch hinter so nichtssagenden Bezeichnungen wie Würze, Aromaverstärker und Hefeextrakt. Glutamat passiert die Blut-Hirn-Schranke. Es verändert den Glutamatspiegel im Gehirn und setzt das Sättigungszentrum außer Kraft (47)(48)(92).* *Belegte Wirkungen:* • *Übergewicht: Versuchstiere verdoppelten ihre Nahrungsaufnahme, wenn sie 5 g Glutamat am Tag bekamen.* • *Überempfindlichkeitsreaktionen, wie Atemnot, Kopfschmerzen, Bluthochdruck, Herzklopfen, Nackensteife und Hyperaktivität.* • *Bei Asthmatikern kann Glutamat eine Asthmaattacke auslösen.* *Vermutete Wirkungen:* • *Alzheimer* • *Parkinson*

E-626: Guanylat, Guanylsäure (98) — *Geschmacksverstärker in Würzmitteln und Fertiggerichten. Mögliche Nebenwirkungen: Die Verbindung wird im Körper zu Harnsäure abgebaut und begünstigt Gichtschübe.*

E-951: Süßstoff Aspartam (100) (101) — *Süßstoff in Light-Getränken, Desserts, Milchzubereitungen, Speiseeis und Brotaufstrichen. Mögliche Nebenwirkungen: Bei der Spaltung von Aspartam entsteht Methanol, das in der Leber in das Zellgift Formaldehyd umgewandelt wird. Aspartam erhöht in Tierversuchen das Risiko für Blutkrebs, Nierenkrebs und Hirntumore. Bei Hirntumoren bildete sich fast ausschließlich das aggressive Glioblastom, das fast immer zum Tode führt. Weiterhin zeigten sich durch die Verstoffwechselung zu Methanol irreversible Schädigungen der Sehnerven. Weiterhin soll Aspartam das Chronische Müdigkeitssyndrom, Epstein-Barr, Borreliose, das Post-Polio-Syndrom, die Meniere-Krankheit, Alzheimer, Parkinson, Multiple Sklerose, die Quecksilber-Empfindlichkeit sowie Fibromyalgie begünstigen. Weiterhin wird von Migräne-Attacken berichtet nach Genuss von nur einem mit Aspartam gesüßten Kaugummi (102).*

E-952: Süßstoff Cyclamat (99) — *Süßstoff in Lightgetränken, Desserts, Gebäck und Süßigkeiten ohne Zucker. Mögliche Nebenwirkungen: Krebserregend in einigen Tierversuchen. Der Süßstoff Cyclamat ist in den USA verboten.*

E-954: Süßstoff Saccarin (99) — *Süßstoff in Light-Produkten und Diabetiker-Lebensmitteln. Mögliche Nebenwirkungen: Krebserregend in einigen Tierversuchen.*

E-999: Süßstoff Quillajaextrakt (96) — *Süßstoff für nicht alkoholische Getränke oder Cidre. Mögliche Nebenwirkungen: Enthält Saponine, die dann schädlich sind, wenn sie in die Blutbahn geraten. Dieser Süßstoff war daher in Deutschland lange Zeit verboten.*

5.5 Glukosesirup, alternativ Maissirup, alternativ Weizensirup, alternativ HFCS (High Fructose Corn Sirup) (95)(96)(273) — *Süßungsmittel in Fertiggerichten, Pralinen (80 %), Fertigmüslies (80 %), Müsli-Karamel-Nuss-Riegeln, Industriegebäck, Industriekonfitüren, gesüßten Fruchtsäften, Desserts, Gummibärchen (99 %) und in 95 % aller Speiseeisprodukten. Verwendungsgrund: Glukosesirup kann aus Mais oder Weizen durch die Behandlung mit Enzymen viel billiger hergestellt werden als andere Zuckersorten. Die so harmlos klingenden Zusätze, wie „Weizensirup" und „Maissirup", werden mit biologisch und gesund identifiziert, gehören aber zu den ungesündesten Nahrungsmittel-Zusatzstoffen mit erheblichem Entzündungspotential.*

Studien:

- *Eine Studie mit 4.500 Probanden hat ergeben, dass bei Verzehr von 75 g Glukosesirup am Tag das Risiko für Bluthochdruck um 87 % zunahm (95). 75 g Glukosesirup – das ist in zwei Gläsern Limonade enthalten!*

- *Ein Arzt, der sich seit Jahren mit der Erforschung der rheumatoiden Arthritis beschäftigt, hat Glukosesirup als Hauptverursacher für diese Krankheit identifiziert. Auch eine Reihe weiterer chronischer Erkrankungen sind nach seiner Meinung auf Glukosesirup zurückzuführen: Allen voran wegen seines darmspezifischen Entzündungspotentials Morbus Crohn und Colitis Ulcerosa, dann Herzrhytmusstörungen, Gastritis, Parodontose und Schuppenflechte.*

Jahrelanger Verzehr von Glukosesirup soll folgende schwere chronische Krankheiten begünstigen oder sogar auslösen:

- *Lupus Erythematodes, Multiple Sklerose und Morbus Bechterew.*

Spektakuläre Behandlungserfolge der vorgenannten Krankheiten wurden berichtet nach Absetzen der Medikamente und Verzicht auf Glukosesirup (96).

Fazit:

Der Satz des großen Naturarztes Max Otto Brucker, dass man nichts kaufen sollte, das fertig abgepackt im Regal steht, hat hier seine volle Bedeutung. Leider sind auch Bioprodukte und sogar Baby-Milchersatz-Nahrungen nicht vom Glukosesirup ausgenommen. Möchte man seine Gesundheit erhalten, so geht es bei abgepackten Produkten nicht ohne den Blick auf die Verpackungsrückseite und dem sorgfältigen Studium der kleingedruckten Inhaltsstoffe.

5.6 Phtalate (Weichmacher)

Weichmacher, die z.B. der PVC-Verpackung beigemischt werden, können sich durch Fett lösen und dann in die Nahrung wandern. Sie wirken wie Hormone und lagern sich in den Fettzellen ab. Sie wirken wie Östrogene und adipös.

5.7 Industrie-Kochsalz, Speisesalz

Die schädlichen Wirkungen von Salz wurden ausführlich im vorherigen Kapitel unter 4.4 beschrieben. Industrie-Kochsalz hat zusätzlich weitere Nachteile: Die in Natursalzen noch vorhandenen Mineralstoffe werden durch die Verarbeitungsschritte zum raffinierten Speisesalz i.d.R. herausgelöst. Raffiniertes Speisesalz enthält i.d.R. noch Rieselhilfen, wie z.B. Aluminiumpulver, das als Begünstiger von Alzheimer gilt.

Fazit:

Wenn es schon unbedingt Salz sein muss, dann das naturbelassene Meersalz oder das grobkörnige Steinsalz verwenden, das man in einer Salzmühle am Tisch mahlt. Besser wäre allerdings das Würzen mit natürlichen Kräutern.

5.8 Sahnetorten und Kuchen aller Art

Industriezucker, massenweise gefäßschädigende Fette, diabetesauslösendes Weißmehl, Backpulver mit Lebensmittel-Zusatzstoffen, atemwegsverschleimende Kuhmilch und hochcholesterinhaltige Eier machen aus diesem gemütlichen Cafehausprodukt eine ernährungsphysiologische Bombe. Sklerose in allen Gefäßen, Herz- und Kreislauferkrankungen, vorzeitige Hautalterung und Rheuma sind bei regelmäßigem Kuchenverzehr unausweichlich.

5.9 Erhitzte Wurstwaren, erhitzter Schinken und erhitzter gereifter Käse

Erhitzen von gepökelten Fleischprodukten und Erhitzen von gereiftem Käse bildet krebsauslösende Nitrosamine.

Exkurs (94):

Nitrosamine gehören zu den stärksten krebserzeugenden Stoffen. Im Tierversuch induzierten Nitrosamine schon bei niedriger Dosierung Tumore im Gehirn und Nervensystem, Mund, Speiseröhre, Magen, Darm, Leber, Niere, Harnblase, Bauchspeicheldrüse, Haut und im blutbildenden System. Nitrosamine sind enthalten in:

- *Fisch: Roher Fisch enthält relativ viel Nitrosamine mit 8 Nanogramm/kg. Bei einer Begrenzung der Verzehrmenge auf 200 g/Woche ist die Nitrosaminmenge unbedenklich.*
- *Gewürze: Pfeffer und andere Gewürze können erhebliche Mengen an Nitrosaminen enthalten, die bei Trocknungsprozessen entstehen. Das schließt auch getrocknete Kräuter, die für Tees verwendet werden, ein. Eine gesundheitsrelevante Gefährdung besteht allerdings nur bei übermäßigem täglichen Konsum.*
- *Die für die krebsauslösende Wirkung bedeutsamen Mengen finden sich allerdings in gepökelten Fleischwaren:*
  Alle Wurstwaren, wobei die mit dem höchsten Anteil an Pökelsalzen die höchsten Nitrosaminmengen enthalten, hier allen voran die Salami.
  Alle rohen und insbesondere geräucherten Schinken, die die höchsten Anteile an Pökelsalzen enthalten.
- *Die Potenzierung erfolgt durch eine Hitzebehandlung von über 180°C, wie die Salami auf der Pizza, der in der Pfanne erhitzte Schinken mit Spiegelei, alle Gerichte, die mit Käse überbacken werden sowie jede gegrillte Wurst.*

5.10 Currywurst mit Tomatenketchup

- *Die erhitzte Wurst bildet massig krebserregende Nitrosamine.*
- *Salz und Purine begünstigen Gicht und Arthrose.*
- *Die Arachidonsäure des Schweinefleisches führt zu entzündlichem Rheuma.*
- *Die tierischen Fette begünstigen Gefäßschäden.*
- *Der reichliche Industriezucker des Ketchups öffnet die Fettzellen, die gleich dankbar das triefende Schweinefett aufnehmen. Das alles kann bereits zwei Stunden später an der Hüfte nachgemessen werden.*
- *Konservierungsstoffe und Geschmacksverstärker in Wurst und Ketchup können Asthma, Organschäden wie auch Veränderung des Sättigungsgefühls mit Adipositas auslösen.*

Currywurst mit Ketchup, Pommes und Cola: Bei täglichem Verzehr sind chronische Krankheiten mit Sicherheit vorprogrammiert.

5.11 Frittierte, gebackene, gebratene, kohlenhydratreiche Lebensmittel, wie z.B. Kartoffelchips, Kräcker, Salzstangen, Knäckebrot, Pommes frites, Erdnussflips, Kekse, Waffeln, Bratkartoffeln usw. (103) (104) (105) (106)

Beim Erhitzen von kohlenhydratreichen Lebensmitteln entsteht das krebsauslösende Acrylamid, und zwar bereits bei Temperaturen ab 120°C. Je höhere Temperaturen verwendet werden, desto mehr Acrylamid entsteht! Die Welt-Gesundheits-Organisation gibt als zulässige Höchstmenge ein Mikrogramm pro Tag und pro Kilo Körpergewicht an (104). Diese Grenze wäre bei einer 60 kg schweren Frau schon mit 100 g Kartoffelchips überschritten!

Die Verwendung des üblichen hitzestabilen Sonnenblumenöls erhöht die Oxidation von LDL-Cholesterin mit gefäßschädigenden Entzündungen mit Blutverdickung und Thrombosebildung.

Bei Verwendung von hitzestabilden Transfetten (Billigfette) wird das LDL-Cholesterin erhöht und das „gute" HDL-Cholesterin gesenkt mit erhöhtem Risiko für Herz-Kreislauf-Erkrankungen. Weiterhin können Transfette eine Insulinresistenz mit Diabetes erzeugen.

Neuere Forschungen (105) (106) haben jedoch einen noch kanzerogeneren Stoff beim Erhitzen von kohlenhydratreichen Lebensmitteln entdeckt: Das Glycidamid. Die Konzentration war dann besonders hoch, wenn Kartoffeln in Ölen mit ungesättigten Fettsäuren, z.B. Sonnenblumenölen, erhitzt wurden. Bei Verwendung von Ölen mit gesättigten Fetten, z.B. Palmöl, waren die Werte hingegen niedrig. Gesättigte Fette wirken jedoch wiederum entzündlich und erhöhen das Risiko für Herz-Kreislauf-Erkrankungen.

Fazit: Wenn es schon Kartoffeln sein sollen, dann diese

- *als Pellkartoffeln im heißen Wasser kochen oder*
- *in Scheiben geschnitten im Backofen unter 120°C ohne Fett backen und anschließend mit unerhitztem Leinöl verzehren.*

6

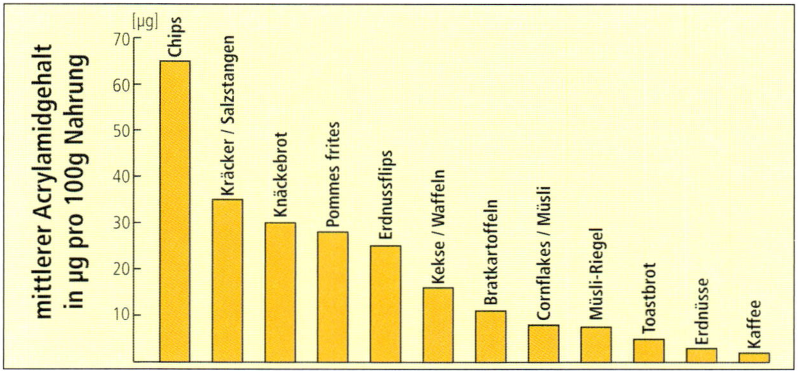

5.12 Bohnenkaffee (107) (108) (109)

Koffein und weitere Inhaltsstoffe im Bohnenkaffee sind Gifte, die der Körper schnell wieder loswerden will. Aus diesem Grunde entsteht die vermehrte Durchblutung und der Stuhl- und Harndrang. Damit die Gifte verdünnt werden, fordert das Betriebssystem über die Durstrezeptoren Wasser an: Eine Tasse Kaffee benötigt eine Tasse Wasser. Nachfolgend die Einflüsse von Bohnenkaffee auf Krankheiten:

- *Cholesterin:*
  Die Inhaltsstoffe Cafestol und Kahweol steigern den Blutcholesterinspiegel bei Verzehr von 5 Tassen Bohnenkaffee um 20-40 mg/dl. Bei Verwendung von Kaffeefiltern ist die Cholesterinwirkung um 80 % reduziert.
- *Blutdruck:*
  2 Tassen Bohnenkaffee erhöhen den Blutdruck für einen Zeitraum von 1-3 Stunden um 10-14 mmHg systolisch und 7-10 mmHg diastolisch.
- *Homocystein:*
  Bei Genuss von Bohnenkaffee erhöht sich der Spiegel des Gefäßgiftes Homocystein im Blut erheblich.
- *Osteoporose:*
  Studien dokumentieren bei regelmäßigem Kaffeegenuss eine signifikant erhöhte Kalziumausscheidung und verringerte Knochendichte, vor allem bei Frauen. Die verstärkte Kalziumausscheidung erfolgt durch die verstärkte Harnbildung und Harnausscheidung.
- *Magenbeschwerden:*
  Die am häufigsten auftretenden Beschwerden sind Reflux von Magensaft in den unteren Teil der Speiseröhre sowie Magenschmerzen.
- *Toxizität:*
  Typische Symptome sind verminderte Konzentrationsfähigkeit, Nervosität, Ängstlichkeit, Schlafstörungen, Zittern sowie Übelkeit und Erbrechen.
- *Suchterzeugung:*
  Koffein wirkt psychoaktiv. Wenn koffeingewöhnte Personen die Zufuhr einstellen, können Entzugssymptome auftreten, wie Müdigkeit, Kopfschmerzen, Angst, Übelkeit und Erbrechen.
- *Embryoschädigend:*
  Das Koffein erreicht über den Blutkreislauf den Mutterkuchen und die Gebärmutter. Untersuchungen deuten darauf hin, dass mehr als 3 Tassen Kaffee am Tag das Wachstum des ungeborenen Kindes verzögern. Eine gewohnheitsmäßige und hohe Koffeineinnahme fördert Fehlentwicklungen. Bei 8 Tassen Kaffee am Tag ist das Risiko einer Totgeburt um 300 % erhöht!

5.13 Colagetränke

Phosphor und Koffein führen zur erhöhten Kalziumausscheidung mit Risiko von Osteoporose und Morbus Scheuermann, der Wirbelsäulendegeneration bei Jugendlichen. Der hohe Zuckergehalt begünstigt Diabetes und Fettsucht. Glukosesirup begünstigt hohen Blutdruck, entzündliche Darmerkrankungen, Neurodermitis, Schuppenflechte, Gastritis, Herzrhytmusstörungen sowie rheumatoide Arthritis und Zitronensäure begünstigt Antibiotikaresistenz.

5.14 Tiefkühlgerichte, die vorher bereits erhitzt worden sind und nach dem Auftauen erneut erhitzt werden

Einer der führenden Krebsspezialisten mit Behandlungserfahrung von 2.000 Krebspatienten berichtet in seinem Buch „Krebs, Leukämie und andere scheinbar unheilbare Krankheiten ."(274) von der erheblich krebsfördernden Wirkung aller erhitzter Speisen, die später noch einmal aufgewärmt verzehrt werden.

5.15 Pizza Salami, frisch oder aus der Tiefkühltruhe

Vorzeigeprodukt für ein gesundheitsschädigendes Lebensmittel:

- *Der Weißmehlboden wird zum schnellen Zucker verstoffwechselt.*
- *Erhitzter Käse und erhitzte Salami bilden massig krebsfördernde Nitrosamine.*
- *Die Arachidonsäure in der Salami ist ein Entzündungs- und Rheumaauslöser.*
- *Die Purine der Salami fällen durch die salzreiche Vorsättigung frühzeitig zu Harnsäurekristallen aus mit Gicht- und Arthrosebegünstigung.*
- *Der hohe Anteil gesättigter Fettsäuren begünstigt Gefäßschäden.*
- *Die Kalorienbombe begünstigt Adipositas.*

Die Ansammlung der krankmachenden und schmerzverursachenden Faktoren kann nur noch geschlagen werden durch „Pizza Salami, tiefgekühlt":

- *Bei der Wiedererwärmung potenziert sich die krebsfördernde Wirkung (274).*

5.16 Hamburger aus dem Schnellrestaurant

- *Die Weißmehlbrötchen werden zu schnellem Zucker verstoffwechselt, der die Gefäße schädigt. Der hohe Weizenanteil wirkt allergieauslösend.*
- *Erhitztes rotes Fleisch bildet krebsfördernde Nitrosamine.*
- *Arachidonsäure im Schweinefleisch ist Entzündungs- und Rheumaauslöser.*
- *Die Purine des Schweinefleisches fällen durch die salzreiche Vorsättigung frühzeitig zu Harnsäurekristallen aus mit Gicht- und Arthrosebegünstigung.*
- *Der hohe Anteil gesättigter Fettsäuren begünstigt Gefäßschäden.*
- *Die Kalorienbombe begünstigt Adipositas.*
- *Die weitere Tragik eines Schnellrestaurant-Hamburgers liegt allerdings noch in der Vorbehandlung: Um die Qualität zu standardisieren, werden die Produkte zentral zubereitet, tiefgefroren zum Restaurant gebracht, dort aufgetaut und in der Friteuse erhitzt, i.d.R. mit gefäßschädigenden Transfetten.*

Die krankmachende Wirkung des singularen Hamburgers kann nur noch gesteigert werden durch die Kombination „Hamburger mit Pommes und Cola". Hier kumulieren sich die Schadstoffe zu einer „ernährungsphysiologischen Bombe", bei der Krankheiten auch schon im jugendlichen Alter vorprogrammiert sind.

5.17 Fertig-Sahneeiscreme

- *Industriezucker begünstigt Adipositas, Diabetes, Karies, Gefäßschädigung und Verpilzung.*
- *Tierische Fette begünstigen Gefäßschädigung und Adipositas.*
- *Kuhmilch begünstigt Allergien und Verschleimung der Atemwege.*
- *Farbstoff Tartrazin kann Hautausschlag, Atemwegsbeschwerden und verschwommenes Sehen bewirken.*
- *Zitronensäure kann Antibiotikaresistenz bewirken.*
- *Phosphorsäure kann ADS, Osteoporose und Morbus Scheuermann bewirken.*
- *Verdickungsmittel können Blutverdickung und Kopfschmerzen verursachen.*
- *Glukosesirup, eines der schädlichsten Süßungsmittel, wird wegen der besseren Durchmischung und des niedrigeren Preises vornehmlich in Speiseeis verwendet. Es verursacht Bluthochdruck, begünstigt rheumatoide Arthritis, entzündliche Darmerkrankungen, Neurodermitis, Hautjucken, Gastritis und Herzrhytmusstörungen (siehe auch 5.5).*

5.18 Trinkmenge Wasser 2-2,5 l/Tag — *bei Ernährung in dieser Klasse (vgl. 6.1.1, S. 35)*

5.19 Medikamenten-Nebenwirkungen (110) (111) (112) (113) (114) (115)

Bei jeder Verabreichung von Medikamenten ist die krankmachende Nebenwirkung und der Vitalstoffraub gegen die Heilwirkung abzuwägen. Kritisch zu hinterfragen ist auch, ob eine Umstellung schädigender Gewohnheiten nicht die Medikamente erspart und dann die bessere Alternative darstellt.

Medikament:	*geraubte Vitalstoffe:*	*mögliche Schäden:*
Abführmittel	*Alle Vitamine und Mineralstoffe, vornehmlich Kalium, Zink und Magnesium*	*Verstopfung, Herzrhytmusstörungen*
Acetylsalyzylsäure, Aspirin	*Vitamin C (111)*	*Magen-Darm-Blutungen, Sodbrennen, Leber- und Nierenschädigung (112)*
Antibiotica	*B-Vitamine, Kalium*	*Durchfall, Infektanfälligkeit, Sehstörungen (113)*
Antidepressiva	*Vitamin B 2, Niacin*	*Durchfall, Depressionen*
Antidiabetica (Metaformin)	*Vitamin B 12, Folsäure*	*Arteriosklerose*
Chemotherapeutica	*Vitamin B, Antioxydantien*	*Diabetes, Arteriosklerose u.v.m.*
Cholesterinsenker (Statine)	*Coenzym Q10*	*Muskelschwäche, Müdigkeit u.v.m.*
Diuretika (Entwässerungsmittel)	*Vitamin B1, Magnesium, Kalium, Zink, Folsäure*	*Hauterkrankungen, Muskelkrämpfe, Arteriosklerose*
Immunhemmer	*Magnesium, Niacin*	*Muskelkrämpfe, Müdigkeit, Durchfall*
Kortison	*Kalzium, Vitamine C, B6, D*	*Osteoporose, Infektanfälligkeit*
Säureblocker (Antazida)	*Eisen, Zink, Vitamine C, B12*	*Arteriosklerose*
Schmerzmittel (115)	*Vitamine C, B1, K und Niacin*	*Bluthochdruck, Infektanfälligkeit, Sehstörungen (113), Leberversagen (114)*

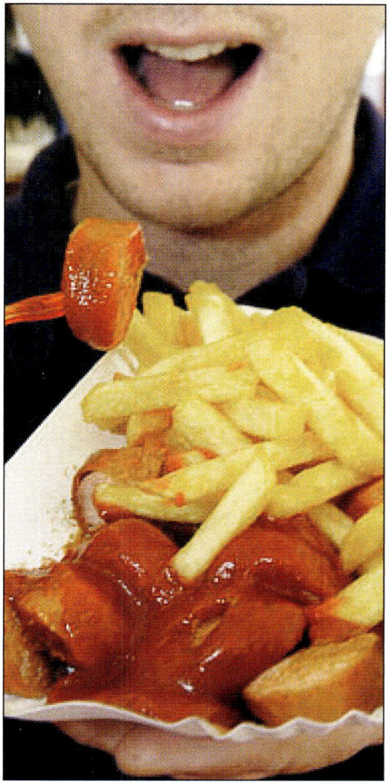

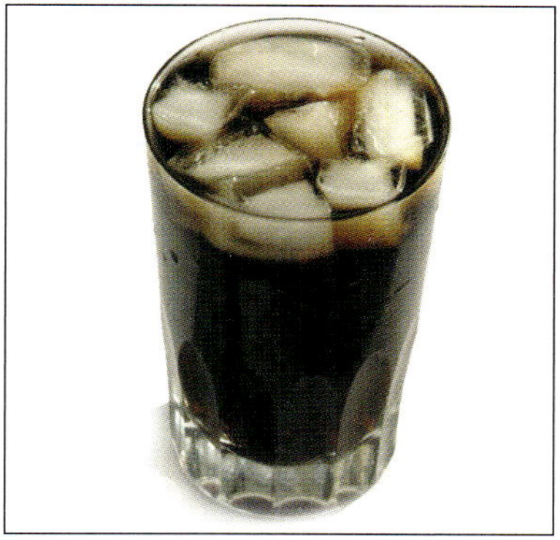

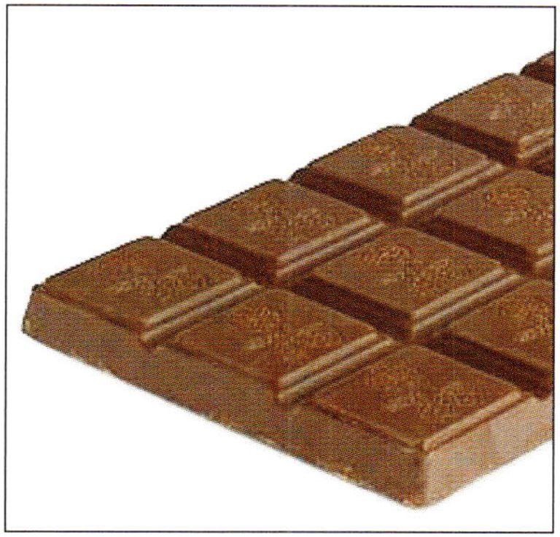

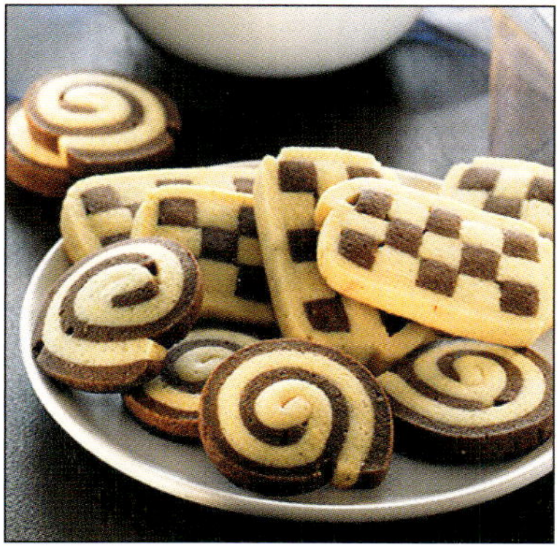

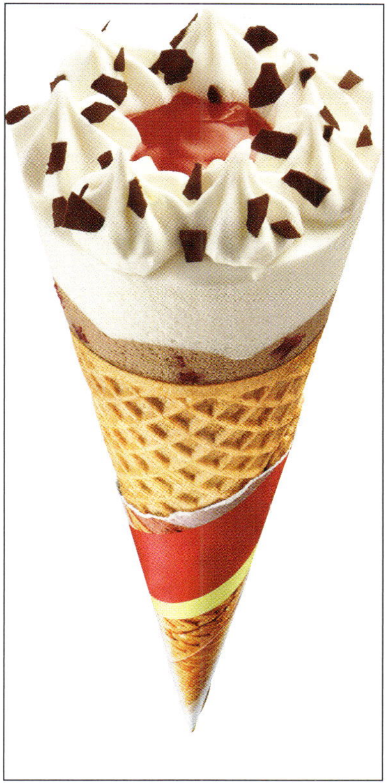

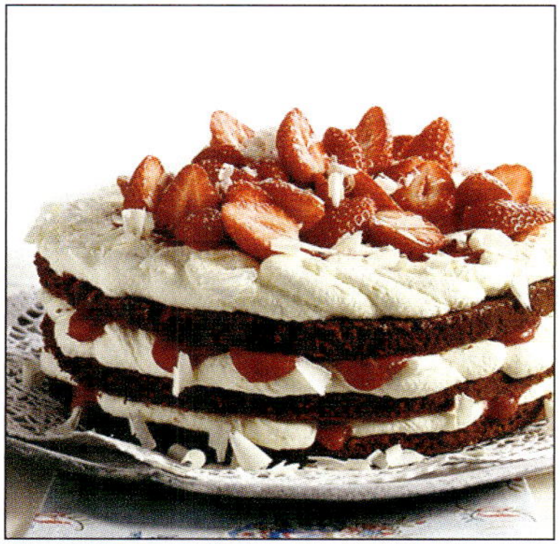

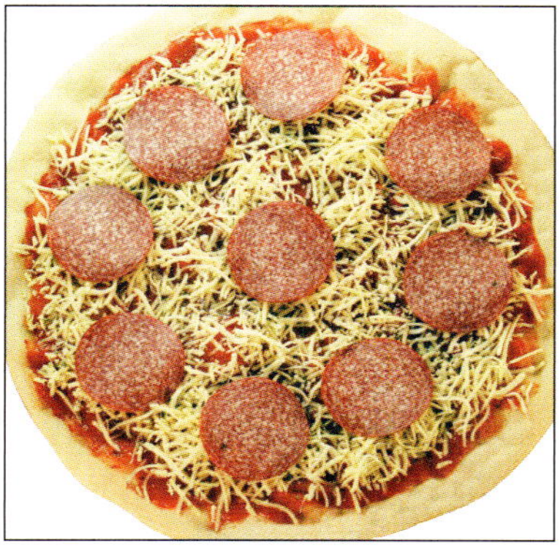

6

6.7 Ernährungsklasse 6: Zerstörkost

Bewirkt Selbstzerstörung mit Leiden.

6.7.1 Konsum von Alkohol über die toxische Grenze von 40 g/Tag bei Männern und 20 g/Tag bei Frauen (116) (117)

Regelmäßiger Genuss von mehr als 40 g Alkohol bei Männern und 20 g bei Frauen am Tag schädigt alle Organe und Gewebe. Je mehr Alkohol stetig konsumiert wird, umso höher sind die Schädigungen:
Leber:
Das erste Stadium ist die Fettleber. Das zweite Stadium zeichnet sich durch Entzündungen aus. Das Endstadium ist dann die unumkehrbare Zerstörung des Funktionsgewebes, die Leberzirrhose. Durch Anreicherung von Ammoniak und anderen toxischen Substanzen wird dann das Gehirn dauerhaft geschädigt. Alkohol ist Hauptverursacher von Leberkrebs.
Mund und Speiseröhre:
Alkohol führt zur Erschlaffung des unteren Speiseröhrenverschlusses mit Reflux von Magensäure und Begünstigung von Speiseröhrenkrebs mit hoher Sterberate. Weiterhin begünstigt Alkohol Kehlkopf-, Mundhöhlen- und Zungenkrebs.
Magen/Darm:
Schleimhautdegenerationen begünstigen alle Magen- und Darmerkrankungen. Schädigung der Dünndarmschleimhaut führen zur Störung der Darmbarriere mit erhöhter Eindringung von pathogenen Bakterien in die Blutbahn sowie Unterversorgung mit Vitalstoffen.
Bauchspeicheldrüse:
Alkohol ist die häufigste Ursache von Entzündungen und Bauchspeicheldrüsenkrebs mit hoher Sterberate. Das Risiko steigt dosisabhängig. Frauen weisen eine höhere Organempfindlichkeit auf als Männer. Die Schädigung der Insulinproduktion und der Insulinresistenz der Zellen führt zum Alkohol-Diabetes. Das Risiko für den diabetischen Fuß mit Amputation steigt dosisabhängig.
Herz-Kreislauf-System:
Gefäßschädigung mit Minirupturen, Plaquebildung, Arteriosklerose und Bluthochdruck begünstigen Schlaganfälle und Herzinfarkte.
Nervensystem:
Schäden entstehen durch die toxische Wirkung des Alkohols und durch die verminderte Aufnahme und vermehrte Ausscheidung von B-Viaminen und Folsäure: Polyneuropathien, Depressionen, Psychosen und Demenz.
Bewegungsapparat:
Durch hohe Mineralstoffbindung bei der Verstoffwechselung von Alkohol erfolgt Kalziumraub mit Begünstigung von Osteoporose.

6.2 Regelmäßiger Konsum von Tabakwaren (118) (119) (120) (121) (122)

Bei der Tabakverbrennung entstehen über 4.800 bekannte chemische Stoffe, von denen 70 hochgradig giftig und krebsfördernd wirken, u.a.: Aceton, Ammoniak, Arsen, Benzol, Benzypren, Blausäure, Blei, Butan, Cadmium, Chrom, Formaldehyd, Kohlenmonoxid, Nitrosamine, Phenol, Schwefelsäure, Teer, radioaktives Thorium, Vinylchlorid und das radioaktive Polonium 210, mit dem der russische Regimekritiker Litwinenko ermordert wurde.

Pathophysiologie:

Der Tabakrauch wird über die Lungenbläschen per Diffusion an das Blut übertragen und gelangt so zu allen Köperzellen. Somit bleibt kein Bereich des Körpers von den Giften verschont und der genetisch schwächste Bereich reagiert mit Krankheit, bei Rauchern oftmals mit der schlimmsten, dem Krebs. Das Blut von Rauchern verfügt über signifikant weniger Krebs-Killerzellen als das Blut von Nichrauchern. Die Verdauungswege und -organe werden doppelt geschädigt: Einmal über das vergiftete Blut und zum Anderen über den mit Tabakrauch versetzten und heruntergeschluckten Schleim.

Lunge:

Direkt geschädigtes Organ. Es beginnt mit dem morgendlichen Reizhusten, der als sog. „Präkanzerose" gilt, als Vorstufe eines Lungenkrebses. Die wieteren Stationen sind Kurzatmigkeit, Asthma und COPD, die chronische verengten Atemwege mit Verkrampfung der Atemmuskulatur und verstärkter Schleimproduktion. Das Endstadium ist dann der Lungenkrebs.

Studie 1: Die Hälfte der Raucher sterben an ihrer Sucht!

Studie 2: 95 % der Lungenkrebstoten sind Raucher!

Studie 3: Die Chance, bei Diagnose Lungenkrebs zu überleben, liegt bei 10 %!

Studie 4: Die mittlere Lebenserwartung bei einer Lungentransplantation liegt bei zwei Jahren!

Herz-Kreislauf:

Die Toxine führen zu Gefäßendothel-Schäden mit Arteriosklerose. Zudem greifen die Toxine im Zigarettenrauch das Stickstoffmonoxid an, das für die Erweiterung der Gefäße und die Verhinderung der Verklumpung zuständig ist (119). Das Blut eines Rauchers ist dickflüssiger, enthält mehr LDL-Cholesterin und weniger „gutes" HDL-Cholesterin und der Blutdruck ist höher.

Studie: Bereits 1-4 Zigaretten am Tag verdreifachen das Risiko, an einem Herzinfarkt oder Schlaganfall zu sterben (120) (Norwegische Langzeitstudie mit 45.000 Probanden).

Studie: In der Altersklasse zwischen 30 und 39 Jahren ist das Infarktrisiko eines Rauchers mehr als sechsmal so hoch wie das eines Nichtrauchers (121).

Raucherbein:
Arteriosklerose führt zu Verengungen der Beinarterien mit Gehbeschwerden, der pAVK, der peripheren Verschlusskrankheit, auch Schaufensterkrankheit genannt. Bei 10 % der Erkrankten kommt es zu Amputationen.
Haut:
Zwillingsstudien haben ergeben, dass eine 30jährige Raucherin die gleiche Hautqualität mit gleicher Faltentiefe hat, wie eine 45jährige Nichtraucherin.
Alzheimer:
Studie: Degenerationen der Gehirngefäße führt bei Rauchern früher zu Alzheimer als bei Nichtrauchern (121).
Fortpflanzungsfähigkeit:
Die Erektion wird reduziert durch Arteriosklerose, die Beweglichkeit der Spermien durch Toxine.
Nieren:
Nierenfunktionsverlust mit Dialyse droht durch Raucher-Bluthochdruck.
Mund und Zähne:
Zahnverluste drohen verstärkt durch Zahnbettentzündungen bei Rauchern. Erhöhte Rate von Lippen-, Zungen-, Mundhöhlen- und Kehlkopfkrebs.
Verdauungsorgane:
Erhöhte Rate von Speiseröhren-, Magen-, Bauchspeicheldrüsen-, Leber- und Darmkrebs.
Augen:
Studie: Beim Rauchen von durchschnittlich einer Schachtel Zigaretten am Tag ist das Erblindungsrisiko mehr als verdoppelt (122).
Osteoporose:
Tabakrauch ist ein Östrogen-, Kalzium- und Vitamin-D-Räuber und erhöht das Osteoporoserisiko mit Knochenfrakturen signifikant (122).
Rheumatoide Arthritis:
Studie: An dieser Krankheit, die zum Funktionsverlust einzelner Gelenke führen kann, erkranken doppelt so viele Raucher/innen wie Nichtraucher/innen (122).
Depressionen:
Studie: Jugendliche, die rauchen, haben ein höheres Risiko, im Erwachsenenalter an Depressionen zu leiden (122).
Fazit:
Die bewusste Selbstzerstörung und Lebenszeitverkürzung von rd. 10 Jahren ist nur noch zu steigern durch zusätzlichen Konsum von Alkohol, Kaffee, Cola, Zucker, Frittierprodukten, Weißbrot, Wurst und Schweinefleisch.

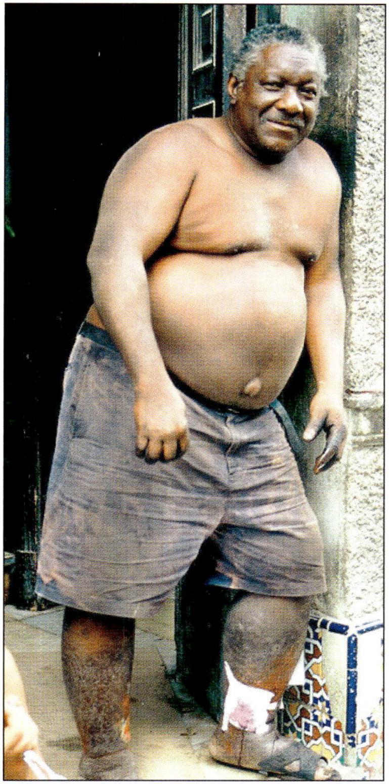

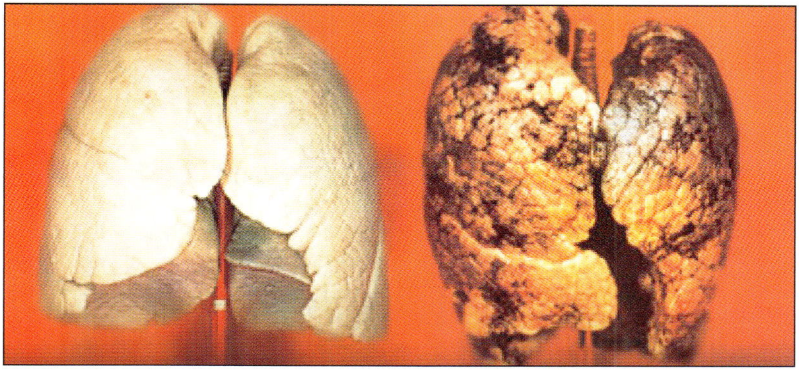

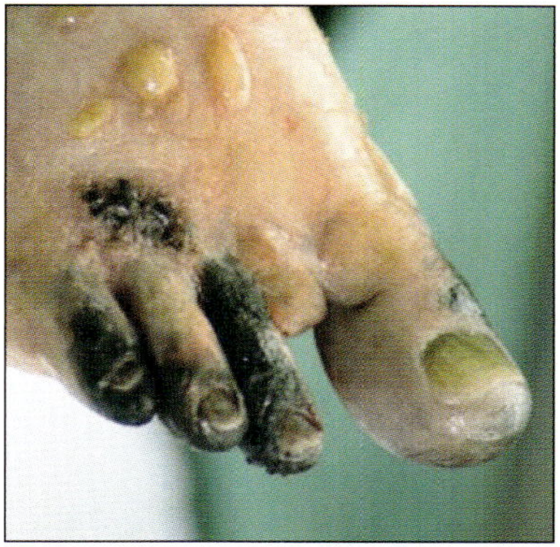

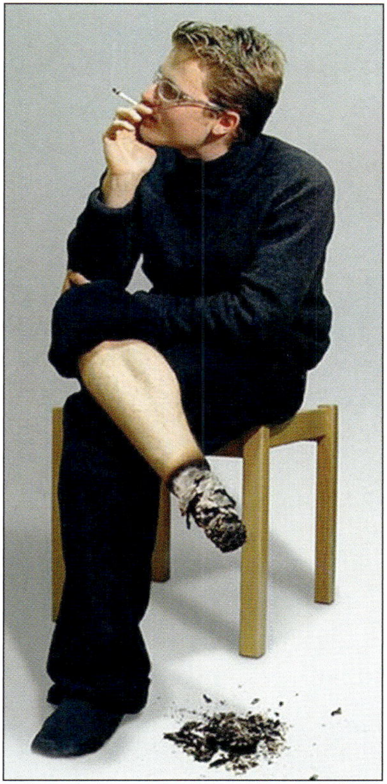

6

Abbildung oben rechts:
Links gesunde Lunge eines Nicht-rauchers.
Rechts Lunge eines Rauchers.

Abbildungen links, Mitte und unten rechts:
Gefäßschädigungen durch Rauchen, die an den Endgefäßen der Fußzehen beginnen und mit der Amputation des gesamten Fußes enden.

Berühmte Raucher, die viel zu früh verstorben sind, von links nach rechts:
Humphrey Bogart (57), Speiseröhrenkrebs
Yul Brynner (65), Lungenkrebs
Steve McQueen (50), Lungenkrebs
Michael Landon (54), Pankreaskrebs
Jackie Onassis (64), Non-Hodgin-Lymphom
Melina Mercouri (68), Lungenkrebs
George Harrison (58), Lungenkrebs
Dieter Krebs (52), Lungenkrebs

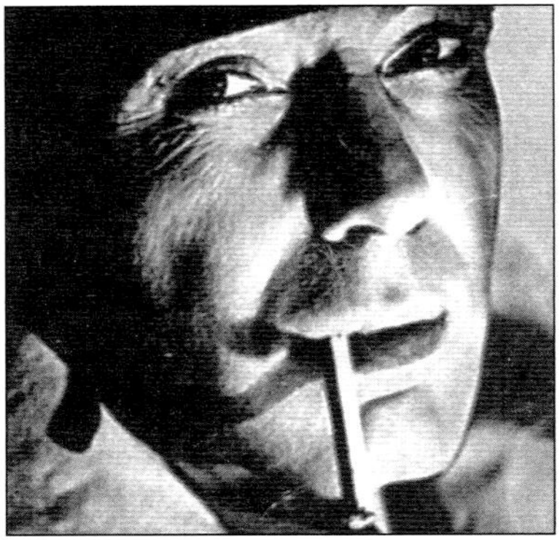
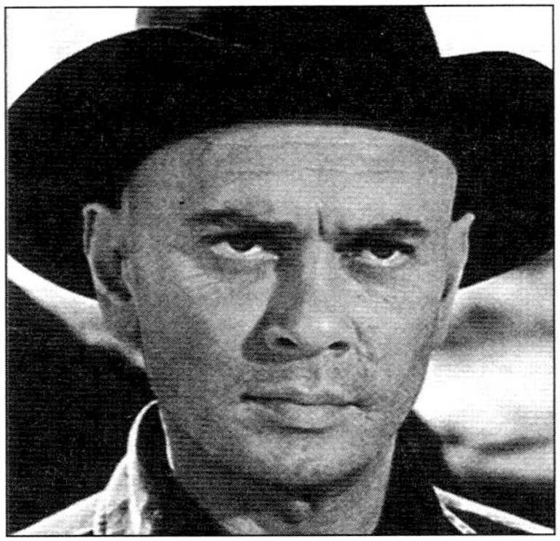
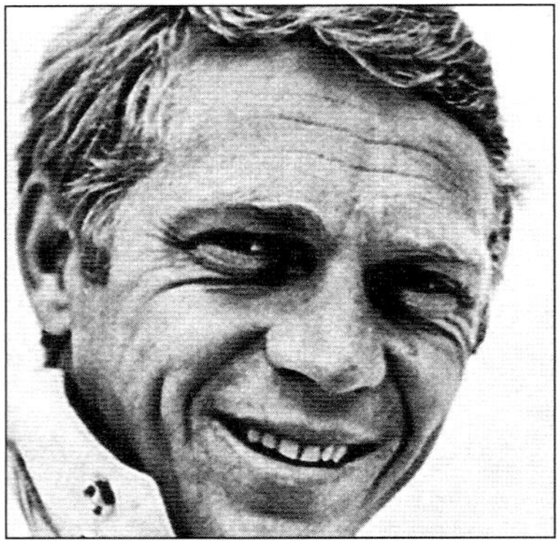
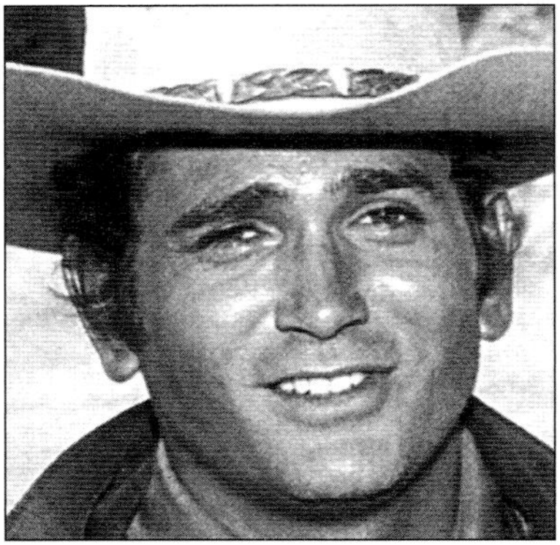
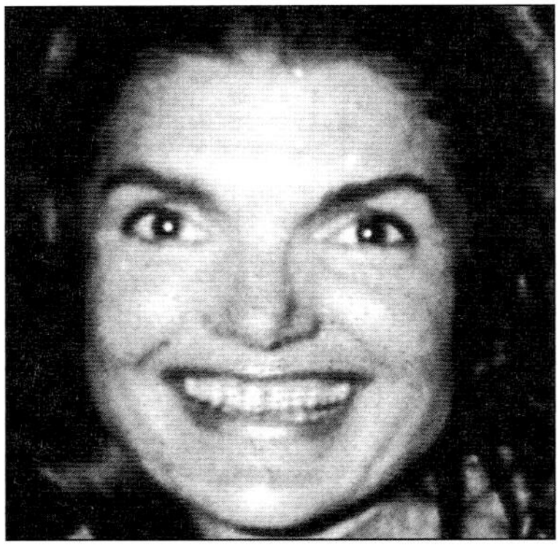
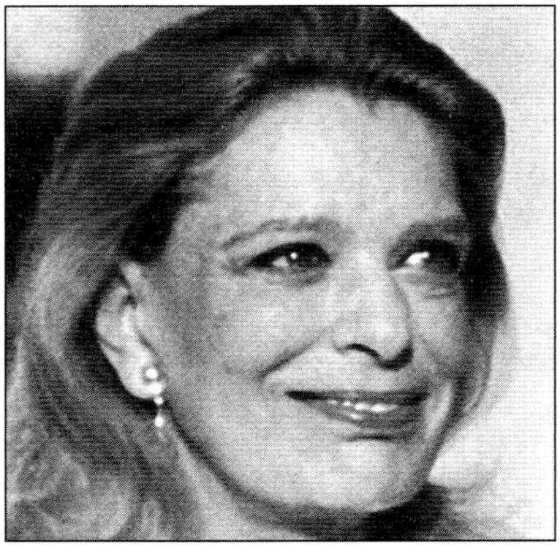

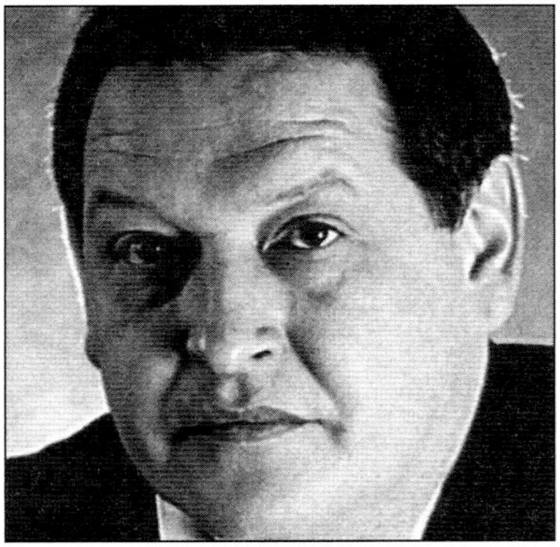

Noch ein anderer berühmter Raucher mit 60 Zigaretten am Tag: Rudi Carell. Zu allem Übel war sein weiteres Hobby fast genauso lungenschädlich: Den ganzen Tage brannte bei ihm im Zentrum seines Hauses „wegen der behaglichen Atmosphäre" ein offener Kamin mit ständiger lungentoxischer Feinstaubbelastung:
Als ich im März 2006 von seinem Lungenkrebs las, schrieb ich ihm, dass ich einen Therapeuten der Natürlichen Gesundheitslehre kenne, der für Lungen- und Brusttumore wirkungsvolle Antworten kennt: Neben der Therapie von Breuß (vgl. S. 150 - 157) noch die hochwirksame Atemtherapie, die wie kein anderes Selbsttraining das Lungen- und Brustgewebe effektiv entsäuert und so dem Tumor die Lebensgrundlage nimmt.
Seine Antwort kam selbst in dieser Situation postwendend und zwar so, wie ihn das Publikum kannte: Höflich, freundlich und uneigennützig. Leider kam sein Tod viel zu früh drei Monate später.
Bei einem malignen Lungentumor wirkt das schulmedizinische Instrumentarium nur eingeschränkt:
Die Chemotherapie hat bei diesem Tumor mehr Neben- als Hauptwirkungen. Selbst ein Organersatz nach „gelungener" Operation führt nur zu einer mittleren Lebenserwartung von zwei Jahren.

RUDI CARRELL

Herrn
Manfred Bruer
Isorast-Wohnpark 30
65232 Taunusstein-Hambach

Wachendorf, 3.April 2006

Ihr Schreiben vom 27. März 2006

Sehr geehrter Herr Bruer,

herzlichen Dank für Ihren o.g. Brief und den damit verbundenen Besserungswünschen.
Bzgl. Ihres Hilfeangebotes danke ich Ihnen, jedoch werde ich weiterhin durch Herrn [redacted] behandelt, und ich fühle mich dort sehr gut aufgehoben.
Sofern ich mich zu einer anderen Therapieform entscheiden sollte, werde ich mich gerne an Sie wenden.
Ich wünsche Ihnen für die Zukunft alles Gute und verbleibe
mit freundlichen Grüßen

Rudi Carrell

Dienstag, 11. Juli 2006 / Nr. 158

Trauer um Rudi Carrell

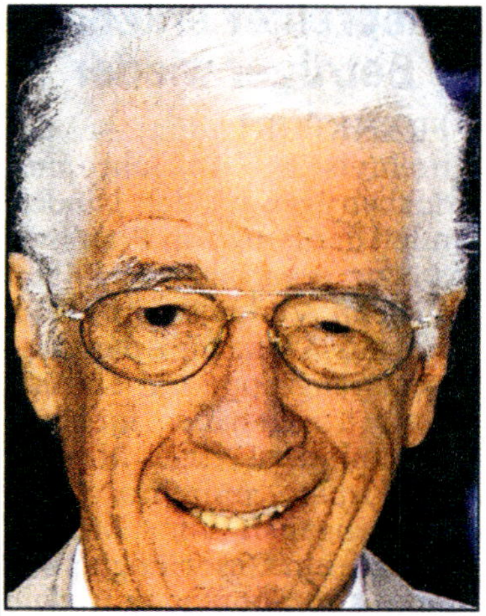

Erlag einem Krebsleiden: Entertainer Rudi Carrell. Foto: dpa

7 Umstellungsempfehlungen

Wie kann man seine Ernährung umstellen, ohne dass die Lebensqualität leidet? Wie kann man seine Ernährung so umstellen, dass Gesundheit und Lebensqualität noch zunehmen?
Das sind die entscheidenden Fragen, auf die dieses Kapitel eine Antwort geben will.
Millionen Fettsüchtige suchen bisher vergebens nach einem Weg, ihre Pfunde loszuwerden. In ihrer Not lassen sie sich in einer risikobehafteten Operation den Magen verkleinern.
Gibt es denn keine natürlichen Wege?
Das Ergebnis vorweggenommen:

- Eine Umstellung kann dauerhaft nur über das Wissen der Schädlichkeit bestimmter Wirkungen erfolgen.
- Erst wenn man darüber informiert ist, was im Körper nach Aufnahme eines Lebens- bzw. Genussmittels passiert, denkt man über seine Lebensweise nach.
- Erst wenn man dann im nächsten Schritt die schädigenden Reaktionen am eigenen Körper beobachtet und der Leidensdruck beginnt, beginnt man auch endgültig mit der Korrektur.

Aus diesem Grunde wurden die Ursachen und Wirkungen in den vorangegangenen Kapiteln so ausführlich dargestellt.

7.1 Nichts mit Gewalt

Solange kein akuter Anlass einer Krankheit vorliegt, ist überstürztes Handeln nicht angesagt:

- Fordert der Körper durch Heißhunger ein bestimmtes Lebensmittel an, so hat er in diesem Moment auch den größten Mangel an den Inhaltsstoffen dieses Lebensmittels. In diesem Falle müssen die Empfehlungen der Ernährungsklassen zurückstehen. Beachtet werden sollte, ob eine höhere Ernährungsklasse eine Alternative zu bieten hat, die das augenblickliche Bedürfnis genauso befriedigt, aber weniger schädigende Nebenwirkungen hat: Z.B. Studentenfutter statt Schokolade.
- Mehr sollte in diesem Moment nicht getan werden. Jeder verbissene schlagartige Wechsel in die obersten Ernährungsklassen würde Einbuße und Verzicht bedeuten.
  Eine Änderung soll aber mit Zugewinn an Lebensqualität und Gesundheit verbunden werden.

Diese Methode der Umstellung wird am vehementesten von Leitzmann (14), Burzler (18) , Diamond (19) und abgeschwächt auch von Wandmaker (16) vertreten. Einzig Konz (17) vertritt die Meinung des sofortigen und radikalen Umstiegs nach Erdfasten in die Ernährungsklasse eins.
Dieser radikale Umstieg ist nach meiner Meinung aber nur bei schwersten Krankheiten angesagt. Insofern ist Franz Konz auch wiederum zu verstehen: Er hat durch die radikale Umstellung mit Erdfasten seinen hoffnungslosen und fortgeschrittenen Magenkrebs selbst geheilt.

7.2 Die Kühlschrankorganisation

Sinn einer gekonnten Umstellung sollte also sein, dass der Körper keinen Verzicht wahrnimmt. Das entscheidende Geheimnis ist die Kühlschrankorganisation:

- Im Kühlschrank stehen keine ungesunden Lebensmittel mehr. Diese stehen weiter entfernt, z.B. im Keller, so dass der Aufwand, diese zu holen, größer wird.
- Im Kühlschrank stehen nun vorbereitete gesunde Lebensmittel:
  Der Obstsalat, der Gemüsesalat, die Kräuterpesto.
- Bei einem akuten Heißhunger wird man dann eher zu dem schnell verfügbaren Gemüsesalat greifen als zu dem ungesünderen Lebensmittel im Keller.

Das ist das ganze Geheimnis! Man wird überrascht sein, wie

- die Pfunde purzeln und
- sich Gesundheit und Aussehen ändern.

Der Automatismus ist in Gang:

- Von Jahr zu Jahr steigert man sich unbemerkt in der Ernährungsklasse und im Geschmacksempfinden hin zum frischen Lebensmittel.

Abbildung:
Kühlschrank mit gesundem Inhalt.

Im Tiefkühlfach:
- Das gesunde Eis, bestehend aus gefrorenem, frisch ausgepresstem Orangensaft ohne weitere Zusätze. Auch Maracujasaft eignet sich gut.

Mittleres Fach:
- Oliven im Glas
- Gemüsesalat im Glasbehälter mit Glasdeckel nur für den kurzfristigen Heißhunger; ansonsten Salate immer frisch zubereiten.
- Obstsalat im Glasbehälter mit Glasdeckel für den kurzfristigen Heißhunger am Morgen; ansonsten Obstsalat immer frisch zubereiten.

Zweitunteres Fach:
- Verschiedene Kräuterpestos mit Wildkräutern, Blattpetersilie, Knoblauch bzw. Schnittlauch bzw. Bärlauch, Basilikum, im Backofen bei unterster Hitze von 50°C ca. 20 min. erwärmten Pinienkernen und einem guten Bio Olivenöl, alles ohne Salz und möglichst auch ohne Parmesankäse.

Unteres Fach:
- Obst und Gemüse aus biologischem Anbau. Zitrus- und exotische Früchte sollten jedoch nicht im Kühlschrank, sondern bei Zimmertemperatur gelagert werden.

In der Türe, mittleres Fach:
- Wasser mit wenig erdigen Stoffen, möglichst ohne Kohlensäure.
- Fruchtsaft zum Mischen der 1:10 Saftschorle, hier ein Apfel-Johannisbeersaft ohne Zuckerzusatz, der im Vergleich zu einem reinen Apfelsaft weniger Süße enthält.
- Bio-Rapsöl
- Bio-Olivenöl

In der Türe, unteres Fach:
- Bio-Kefir, fettarm (0-1,5 % Fett), alternativ Bio-Joghurt als Zusatz zum Obst- oder Gemüsesalat.
- Bio-Leinöl, geschmacksneutral. Leinöl, das Pflanzenöl mit dem höchsten Anteil der antientzündlichen und gefäßschützenden Omega-3-Fettsäuren ist in der geschmacksneutralen Qualität auch ideal für Salate geeignet.

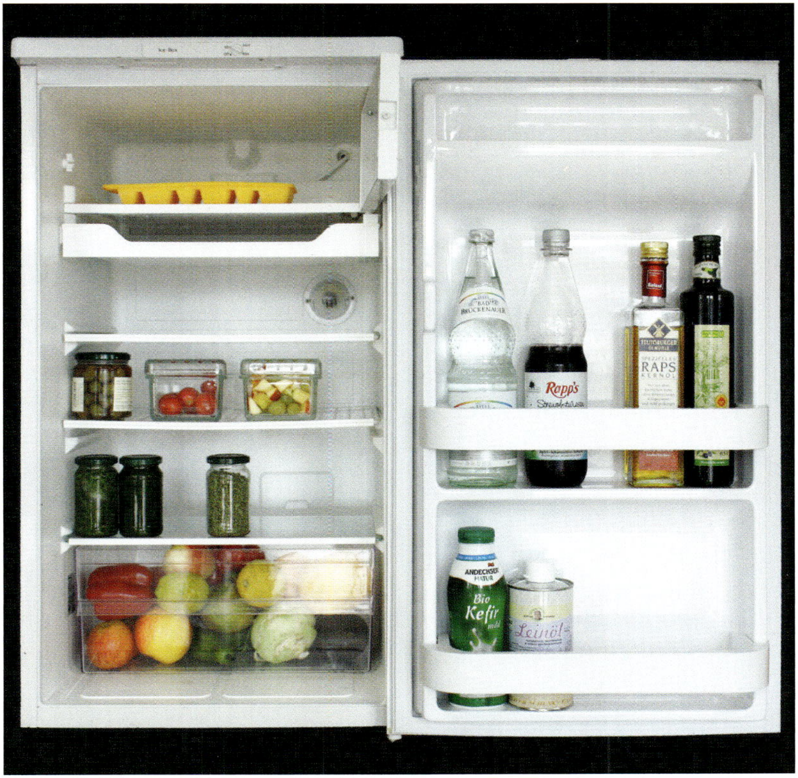

7.3 Das Frühstück

Wir erinnern uns:
Das Betriebssystem des menschlichen Körpers ist bis 12.00 Uhr mittags mit Reinigungs- und Ausscheidungsvorgängen beschäftigt: Die Zellausscheidungen wurden über Lymphe, venöses Blut und letztlich über den Harn ent sorgt. Auch Haut und Darm haben ihre Reinigungs- und Ausscheidungsaufgaben bis 12.00 Uhr erfüllt.
Das Blut ist um 12.00 Uhr mittags am saubersten, wenn man dem Betriebssystem die Energie zur Reinigung gelassen und es nicht vorher durch Nahrungsaufnahme belastet hat:

- Das reichhaltige Frühstück, das im Reinigungsprozess die Zellen erneut überfrachtet und noch zusätzlich dem Betriebssystem die Energie für die Reinigung nimmt, ist kontraproduktiv.
- Das erste Frühstück um 7.00 Uhr vormittags besteht idealerweise aus nichts, noch nicht einmal aus einem Getränk; denn dann werden die Verdauungsorgane in Gang gesetzt und verlangen nach mehr.
- Beim zweiten Frühstück um 10.00 Uhr oder später ist die Situation bereits anders: Die Ausscheidungsarbeit geht dem Ende zu.
  Ein leichtes Frühstück - je später, desto besser - ist obligat.
- Frisches Obst der Jahreszeit, sonnengereift ist angesagt.
- Ideal ist auch der gemischte Obstsalat, der immer im Kühlschrank für alle Heißhungerattacken zur Verfügung stehen sollte.
- Gibt man dem Obstsalat noch kleingehackte Kräuter und dunkelgrüne Salatblätter hinzu (z.B. Spinat, Rucola, Petersilie, Schnittlauch usw.), so hat dieser Frühstückssalat noch mehr Eiweiße und Mineralstoffe, verdaut langsamer und hält viel länger satt als ein reiner Obstsalat.

Abbildung rechts:
Franz Konz bei seinem Idealfrühstück, bestehend aus Obst und den beim morgendlichen Spaziergang gesammelten Wildkräutern. Franz Konz hat mit dieser Kost seinen eigenen Magenkrebs geheilt, hat danach sein Standardwerk „Der große Gesundheits-Konz" (17) geschrieben und inzwischen einige Ordner voll mit Heilberichten sammeln können.
Franz Konz ist zum Zeitpunkt der Herausgabe dieses Buches 85 Jahre alt. Seine Seminare beginnen morgens mit Gesang und Frühgymnastik. Seiner Bitte, doch soviel Liegestütze auszuführen wie man Jahre alt ist, kommt i.d.R. nur ein Seminarteilnehmer nach, nämlich er selbst.

- Nimmt man statt der Küchenkräuter und der Salatblätter Wildkräuter, so hat man das Frühstücksoptimum erreicht. Wildkräuter enthalten i.d.R. viel mehr Vitalstoffe als Kulturkräuter. Dabei ist es nach Franz Konz (17) nicht so wichtig, Wildkräuter auszuwählen: Alles, was in näherer Umgebung wächst und was man sicher kennt, ist gerade richtig: Von der Brennnessel über den Löwenzahn bis hin zur Distel.

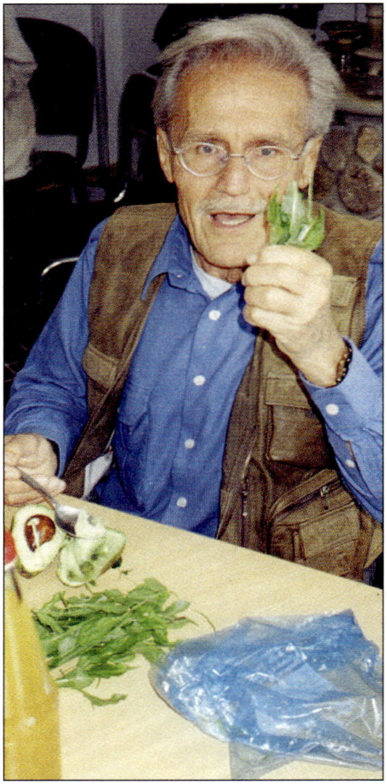

Jedes Wildkraut hat seine spezielle Heilwirkung, daher auch die Empfehlung von Franz Konz, verschiedene Sorten zu sammeln, aber doch nur das, was man auch sicher kennt und massenweise herumsteht:

Die Brennnessel
mit ihrem hohen Chlorophyll- und Vitamingehalt, die Giftstoffe ausleitet und als Heilkraut bei Prostatabeschwerden einschließich der Prostatavergrößerung eingesetzt wird. Warum aber dieses wunderbare Heilkraut erst mahlen, trocknen und dann in degenerierter Form in einem Tee oder einem Medikament zu sich nehmen, wenn man die frische Pflanze direkt essen kann. Man findet sie das ganze Jahr über als junge Pflanze immer dort, wo gelegentlich gemäht worden ist. Wie alle Wildkräuter, so gibt man auch die Brennnesselblätter in den Mixer und hackt sie klein. Damit werden zudem die Brennhaare gebrochen und die Brennnessel brennt nicht mehr.

Der Löwenzahn
steht, wie kein anderes wertvolles Wildkraut, zahlreich unter Obstbäumen und im Rasen. Er hat ebenfalls wieder massenweise Vitamine, Eiweiße und Mineralstoffe und gehört zu den wirkungsvollsten Lebermedikamenten. Er schmeckt bitter, daher sollte man nicht zu viel beimischen.

Die Distel
hat ebenfalls wieder viele Vitamine, Eiweiße und Mineralstoffe. Die stechenden Spitzen werden beim Zerkleinern gebrochen. Disteln sind mit ihren Heilwirkungen noch gar nicht umfassend untersucht. Man wird sich aber wundern, wie gut sie zum Obstsalat passen und wie vitalisierend sie wirken.

Die Auflistung könnte man noch weiter führen über das Gänseblümchen, die Kamille, die Schafgarbe, den Spitz- und Breitwegerich usw. usw.

7.3.1 Der Shake

Ich sehe den Leser ungläubig mit dem Kopf schütteln: So ging es mir seit 15 Jahren: Jeder akzeptierte die Heilwirkungen. Schließlich waren diese ja in der Literatur nachzulesen. Aber ich fand keine Nachahmer. Das änderte sich schlagartig als ich alle Zutaten einmal in einem wohlschmeckenden Frühstücks-Shake verarbeitete! Selbst hartgesottenen Skeptikern aus der Familie muss ich seitdem morgens Brennnesseln, Disteln, Löwenzahn und die Blätter der Obst- und Gingkobäume für den Frühstücksshake sammeln. Die bisher reichlichen Bestände an „Un"-kräutern gingen zwangsweise dramatisch zur Neige und ich musste bereits auf Fremdgrundstücke ausweichen. Die Nachbarn sahen dies mit Wohlgefallen. Sie können sich allerdings bis zum heutigen Tage nicht mit der These anfreunden, dass nicht ihr Rasen wertvoll ist, sondern das „Un"kraut.

Das Rezept.
Man nehme für zwei Personen:

- 1/3 gut gereifte, saftige und süße Ananas und schneidet sie in Stücke.
- 1 Bio-Saftorange, die ebenfalls in Stücke geschnitten wird.
- 1 Bio-Banane, gut gereift, Schale sollte schon dunkel werden, in kleine Stücke schneiden.
- 1 Bio-Apfel, mit Schale ebenfalls in kleine Stücke schneiden.
- 2 Hände voll Wildkräuter/Obstbaum-/Gingko-Blätter.

Orangen-, Ananasstücke und Blätter in den Mixer geben und pürieren. Danach werden der kleingeschnittene Apfel und die kleingeschnittene Banane hinzu gegeben, aber nicht mehr gemixt, sondern nur noch mit dem Löffel gerührt - fertig.

Ananas und Orange machen alles mit ihrem hohen Wasseranteil flüssig. Damit man noch etwas zu kauen hat und den Shake nicht zu schnell herunter schluckt, werden Apfel und Banane in Stücken hinzugegeben. Die Banane führt zur lang anhaltenden Sättigung. In diesem gemixten Shake sind noch alle Ballaststoffe enthalten. Stuhlgang und Darmpassage sind damit ideal. Um Überlastungen der Verdauungsorgane zu vermeiden, sollte man nicht mehr als ein Glas zum Frühstück trinken. Fühlt man sich wider Erwarten noch hungrig, so kann man den Shake mit etwas Studentenfutter zusammen löffelweise essen.

Markus Rothkranz, wichtigster Initiator der Idee mit dem Obst/Wildkräuter-Shake, hat bewegende Stationen in seinem Leben zu verzeichnen:

Geboren 1962 in Köln.
Im 10. Lebensjahr ausgewandert nach Kalifornien.
Filmschauspieler, später selbst Produzent von großen Millionenprojekten, Disney- und Actionfilmen, wie z.B. „Der Terminator" mit Arnold Schwarzenegger.
Vor dem 30. Lebensjahr wurde er ständig von Krankheiten heimgesucht und stellte dann seine Ernährung um zur vegetarischen und später veganen Kost.
Ein Schlüsselerlebnis war die Krankheit seines Vaters: Prostatakrebs. Der Vater heilte sich selbst durch Fasten und die Kombination von Obst/Wildkräutern.
Im Alter von 40 Jahren hatte Markus Rothkranz alles erreicht, was nach landläufiger Meinung als Lebensziel betrachtet wird:
Große Villa in Hollywood, 2 Ferraris neben weiteren Luxusfahrzeugen und eine attraktive Frau.
Diesen Lebensstil des materiellen Überflusses beendete Markus Rothkranz von heute auf morgen. Er wollte auf die Suche gehen nach dem tieferen Sinn des Lebens:

- *Er trennte sich von der Ehefrau und überließ ihr Villa und Ferraris.*
- *Dann ging Markus Rothkranz in die Wüste Nevada ohne Kleidung und ohne Nahrung, fastete 40 Tage und beobachtete die Überlebenskunst der Pflanzen und Tiere, die mit geringsten Mengen von Wasser und Nährstoffen auskamen und sich trozdem wohl fühlten.*

Heute lebt Markus Rothkranz in einem energieautarken Haus und ernährt sich ausschließlich von Rohkost mit hohem Wildkräuteranteil. Er schreibt Bücher und hält Vorträge. 1-2 Gläser Obst/Wildkräuter-Shakes genügen ihm oftmals als komplette Tagesnahrung.

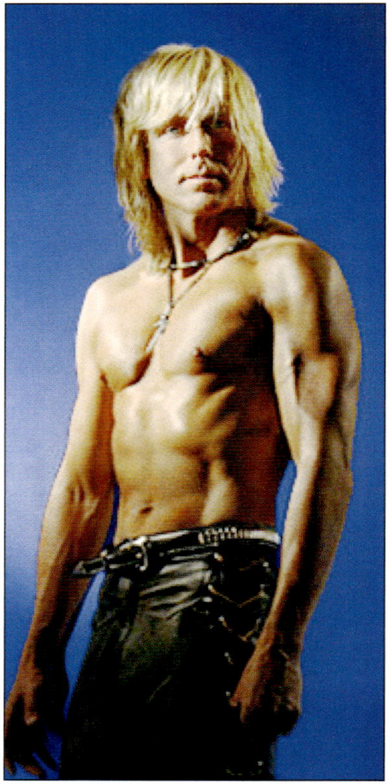

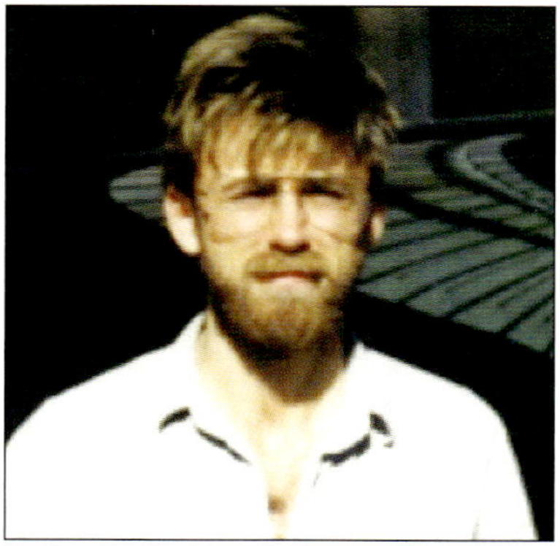

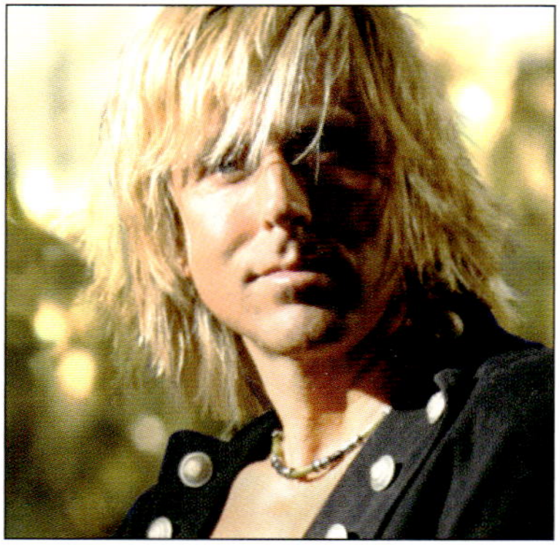

Bild in der Mitte:
Markus Rothkranz mit 27 Jahren und von vielen Krankheiten geplagt.
Bilder rechts:
Markus Rothkranz im 50. Lebensjahr.

7.4 Das Mittagessen, die Vesper

Hat man um 11.00 Uhr den Obst-Kräuter-Shake zu sich genommen, so wird man um 12.00 Uhr noch keinen Appetit verspüren. Dann ist als nächste Mahlzeit die Vesper zwischen 15 und 16.00 Uhr angesagt.
Hat man um 10,oo Uhr nur einen Obstsalat gegessen, so bietet sich das Mittagessen um 12.00 oder 13.00 Uhr an.
Was wird als Mittagessen empfohlen? „Instinkt" heißt hier das Zauberwort eines Ernährungsexperten namens Burger, der seine Thesen als Therapie deklariert und damit sogar chronisch Kranke heilt:

- Burger bietet ein riesiges Buffet mit allen möglichen frischen Lebensmitteln an. Er führt nun seine Patienten mit verbundenen Augen an dem Buffet vorbei und lässt sie ausschließlich nach den Gerüchen entscheiden, was sie gerne essen möchten.

Warum sollen wir seine Erfahrung nicht in unsere tägliche Praxis mit übernehmen?
Idealfall ist z.B. das Maredo-Buffet: In verschiedenen gekühlten Glasschüsseln stehen Gemüse und Salate aller Art zur Verfügung:
Mais, Rote Bete, Blumenkohl, Brokkoli, Feldsalat, Rucola, 3-4 verschiedene Nüsse und Samen, schwarze und grüne Oliven, Mais, Kartoffelsalat, Schafskäse, Petersilie, Sprossen, Paprika, Tomaten usw. und last but not least noch fünf verschiedene Soßen.
Lernen wir von Burger und Maredo: Auch zu Hause kann man mit fünf oder sechs Glasschüsseln ein Maredo-ähnliches Buffet im Kühlschrank bevorraten und dann auf den Tisch stellen. So kann sich jeder nach seinem augenblicklichen Bedürfnis seinen Salat- und sein Gemüsemenue selbst zusammenstellen.

Die traditionelle Restaurantbestellung ist unphysiologisch:

- Man ordert im Zustand des Hungers i.d.R. zu viel.
- Es werden nicht alle Sinne angesprochen: Man ordert, ohne zu sehen.
- Fällt die Vorspeise reichlich aus, ist man i.d.R. schon gesättigt.
- Nun wurde allerdings im Zustand Hungers ein mehrgängiges Menue geordert.
- Aus Höflichkeit wird alles aufgegessen.
- Der erste Schritt zur Überernährung und zur Magenerweiterung ist getan.

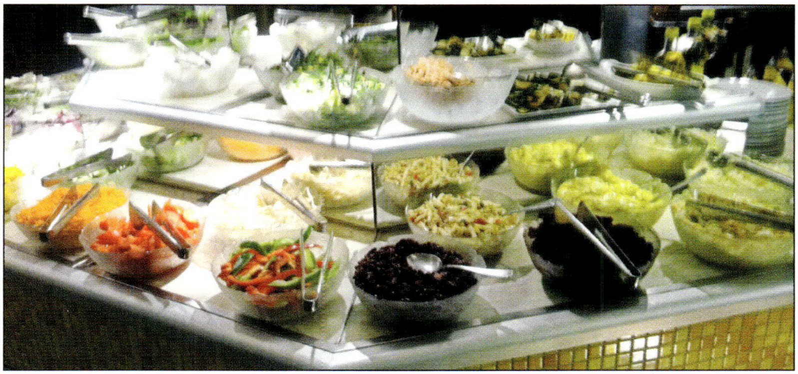

Bild rechts:
Das ideale Maredo-Salatbuffet.

7

7.5 Das Abendessen

7.5.1 Johannes Heesters

Wie sah sein Tagesablauf aus?

- Aufgrund der abendlichen Theatervorstellungen ging er spät ins Bett und kam am nächsten Morgen auch nur spät aus dem Bett.
- Das Frühstück wurde nicht vor 11.00 Uhr eingenommen. Physiologisch ideal, denn das Betriebssystem konnte alle Reinigungs- und Ausscheidungsaufgaben ungestört ausführen.
- Mittagessen fiel bei Johannes Heesters aus, da er spät gefrühstückt hatte. Zur Vesperzeit nahm er dann erst sein Mittagessen ein: Nicht zu schwer, da er ja noch Theater spielen wollte.
- Das Abendessen fiel aus, da er nun seinen Auftritt hatte.

Dies ist das ganze Geheimnis des mit zur Zeit 106 Jahren ältesten noch aktiven Bühnenschauspielers. Er hat zwar nie besonders auf seine Ernährung geachtet, aber unbewusst richtig gehandelt:

- Spät gefrühstückt
- Kein Abendessen
- Immer wenig und leicht gegessen, da er ja bei seinen Auftritten auch tanzte und kein Essen gebrauchen konnte, das ihn träge und müde machte.

7.5.2 Abendessen in der Familie

Leider sieht der übliche bundesdeutsche Alltag anders aus als der Tagesablauf von Johannes Heesters. Der Normalbürger ist tagsüber im beruflichen Stress:

- Im Tagesstress wird das sog. „symphatische Nervensystem" aktiviert einschließlich aller Vorbereitungen für „Kampf und Flucht": Der Puls beschleunigt sich und die Bronchien erweitern sich. Alle Funktionen, die für den Tageskampf nicht notwendig sind, werden drastisch reduziert: Der Mundspeichel, die Sekretion von Verdauungssäften im Magen und im Zwölffingerdarm.

Daher ist es allzu verständlich, dass der bundesdeutsche Berufstätige in der täglichen Stressphase keinen Appetit entwickelt und sich auf das Abendessen freut. Wie reagiert das Betriebssystem abends?

- Zum Feierabend wird dann das sog. „parasymphatische Nervensystem" aktiviert: Der Puls wird langsamer, die Atemfrequenz sinkt und die Sekretion der Verdauungssäfte erhöht sich. In dieser „Postsysmphatikus-Phase" freut sich das Betriebssystem auf Ruhe, Entspannung und Nahrungsaufnahme.

In dieser Situation ist es allzu verständlich, dass man mit der Empfehlung des Dinner-Cancellings nicht auf offene Ohren trifft. Wie kann man dennoch das Abendessen so gestalten, dass es nicht schädigt?

Antwort:

- Das Abendessen muss leicht verdaulich sein. Es sollte eine Stunde vor dem Zubettgehen den Magen verlassen haben, da ansonsten bei Obst und Gemüse Gärung und bei Eiweißen Fäulnis entsteht.
- Ideal wäre auch hier wieder das zum Mittagessen vorgeschlagene Salat/Gemüse-Buffet:
  Die Sinne werden angeregt, das Auge isst mit, man nimmt sich nur so viel, wie man mag und nimmt gleichzeitig eine Fülle von Antioxydantien auf.

Die These, dass man abends nichts Rohes essen soll, da sonst Gärung und bei Obst sogar Fuselalkohol entstünde, hat zum Teil auch ihre Berechtigung:

- Isst man vor der Rohkost schwerverdauliche Kochkost, so ist die Verweildauer der Rohkost im Verdauungstrakt so lange, dass Gärung entsteht.

Gärung entsteht aber nicht, wenn man vor der Rohkost keine Kochkost gegessen hat, sondern mit Rohkost begonnen hat. Die Verweildauer im Verdauungstrakt ist dann so kurz, dass keine Gärung entstehen kann. Ausnahme: Verzehr von unreifem Obst.

7.5.3 Dinner-Cancelling

Die Vorteile des Dinner-Cancellings mit der inneren Körperreinigung, der Regeneration aller inneren Organe, dem tieferen Schlaf und der verstärkten Produktion der Jungendlichkeitshormone Melatonin und GH wurden in Kapitel 6.1.7, Seite 37, ausführlich beschrieben. Wie lässt sich aber so etwas ohne Verlust der Lebensqualität in der Praxis umsetzen?

Johannes Heesters zeigt den Weg:
Er hat sich eine andere Abendbeschäftigung ausgesucht als das gesundheitlich ungünstige Kochen und Essen.
Der selbstständig Tätige hat es leichter: Er kann seine Arbeits- und Ruhezeiten selbst bestimmen.
Dem an verbindliche Arbeitszeiten Gebundenen bleiben aber immerhin noch die Wochenenden, die Feiertage und die Urlaubstage, wo er seinen Tagesablauf selbst bestimmen kann.

Auch bieten sich einige Tricks an, um das Abendessen einfach zu vergessen:

- Der abends gebuchte Sport mit Freunden: Das Tennisabonnement, das Squashspiel, der Tanzkurs, die Bowlingbahn usw. usw.

Bild unten:
Johannes Heesters, 106 Jahre alt, Vorbild für Dinner-Cancelling.

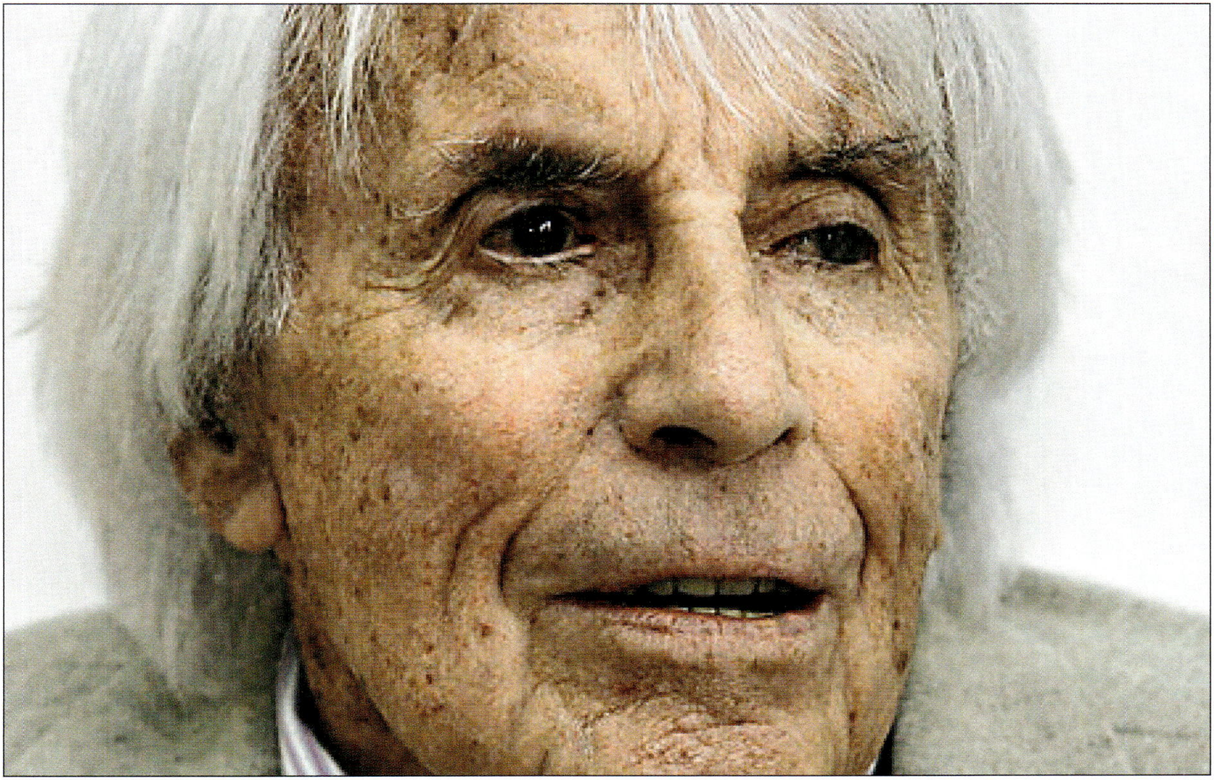

7

7.6 Zwischengerichte

Zwischengerichte bringen oftmals die gesamte Bilanz der gesunden Ernährung durcheinander. Da ernährt man sich wunderbar zu den Hauptmahlzeiten, bekommt aber zwischendurch Heißhunger auf

- Snacks
- Schokolade und
- Eis.

Was kann man tun, dass mit den Zwischendurch-Gelüsten nicht der gesamte Plan der gesunden Ernährung durcheinander gerät?

Antwort: Auch die drohenden Heißhungerattacken auf Snacks und Eis kann man mit gesunden Alternativen vorplanen:

- Statt Snacks und Schokolade die gesunde Alternative aus dem Bioladen „Studentenfutter" bereit halten.
  Bitte aber berücksichtigen: Studentenfutter ist hochkalorisch! Nur wenige Nüsse und wenige Rosinen essen.

Statt Speiseeis mit allergiereicher Kuhmilch, Diabetes, Arthritis und Bluthochdruck auslösendem Glukosesirup, gefäßschädigender und Fettsucht auslösender Sahne und blutverdickenden Emulgatoren bietet sich an:

- Orangeneis:
  Einfach frisch ausgepressten Orangensaft in die Eisschalen und ins Gefrierfach geben.
- Bananeneis:
  Ein Rezept von Urs Hochstrasser, dem früheren schweizer Sternekoch, der heute ausschließlich Rohkostgerichte zubereitet:
  Sehr reife Bananen in Stücke schneiden und einfrieren. Die gefrorenen . Bananen-Eisstücke zusammen mit etwas Honig im Mixer pürieren - fertig ist das Bananeneis.

Urs Hochstrasser selbst lebt ausschließlich aus der Ernährungsklasse 1, hat nach Aufgabe seiner Kochkarriere Medizin studiert, ist heute Dr. med. und betreibt eine Schule mit dem Namen „Urs und Rita Hochstrasser, Die Hohe Schule der Rohkost". Seine wunderbaren Rohkostrezepte können eingesehen werden unter www.urshochstrasser.ch.

Abbildung unten: Rohkostzubereitungen von Urs Hochstrasser.

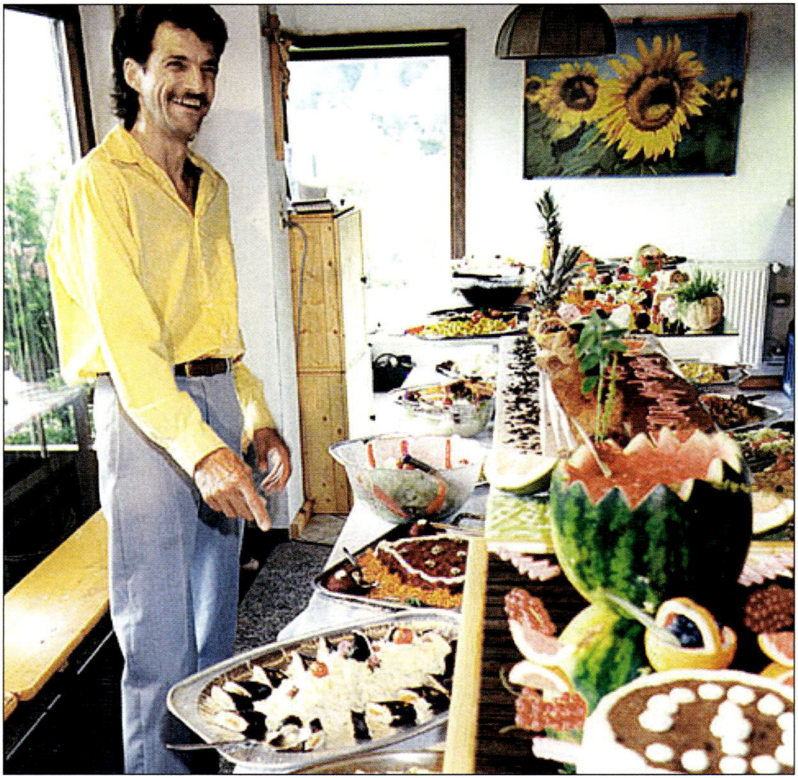

8 Weitere Voraussetzungen für Gesundheit im Alter

8.1 Der WHtR-Wert (123) (124) (125)

WHtR heißt „Waist to High Ratio", also „Verhältnis von Bauchumfang und Körpergröße". Das Verhältnis sollte unter 0,5 liegen. Bei einer Körpergröße von 180 cm sollte also der Taillenumfang nicht größer sein als 90 cm! Der Taillenumfang ist nach Erkenntnis aller neueren Studien eine entscheidende Größe für das Herz-Kreislauf-Risiko. Bauchfett ist nämlich besonders stoffwechselaktiv, allerdings im negativen Sinne. Dort werden gebildet:

- Östrogene, die bei Frauen Brustkrebs und bei Männern Impotenz begünstigen.
- Adipokine (Leptin, Interleukin-6, Interleukin-8, Angiotensin-II, PAI-1, TNF-Alpha), die chronische Entzündungen bewirken und Bluthochdruck, Arteriosklerose, Schlaganfälle, Herzinfarkte, Diabetes-2 und Demenz begünstigen.

Weniger gebildet wird

- Adiponektin, ein „gutes" Hormon, wirkt antidiabetisch und schützt vor Arteriosklerose.

Weiterhin erfolgt die

- Lipolyse: Freie Fettsäuren werden ins Blut abgegeben, erhöhen die Blutfette mit Risiko für Arteriosklerose und Gallensteine.

Studie 1 (126):
Daten von 177.000 Probanden aus 63 Ländern ergaben: Eine Taillenzunahme von 14 cm erhöhen das Risiko für Herzinfarkt und Schlaganfall um 40 %!
Studie 2 (127):
Daten von 48.000 Männern und 56.000 Frauen in den USA über einen Beobachtungszeitraum von 9 Jahren ergaben: Bei Männern mit einem Bauchumfang von mehr als 120 cm und Frauen mit mehr als 110 cm lag die Gesamtsterblichkeit doppelt so hoch wie bei 90 bzw. 75 cm.
Fazit 1:
Auch ein geringer Bauchansatz und geringer Taillenspeck ist bereits ein krankhafter Zustand, eine gesundheitsschädliche Degeneration.
Fazit 2:
Aus Sicht der Evolution wollte man den Fettleibigen am Überleben und an der Fortpflanzung hindern und machte ihn anfällig für allerlei lebensverkürzende Krankheiten.

Wand-Bauch-Test bei Männern: Bei gerader Haltung Fußspitzen und Brustkorb fest an die Wand drücken: Der Bauch sollte die Wand nicht berühren!

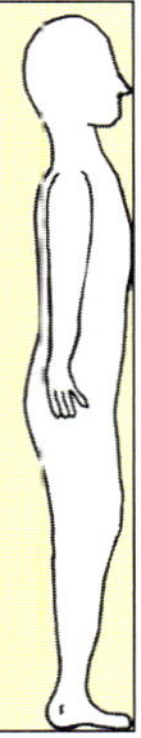

8.2 Ideale Körpergewichte

Wie ermittele ich mein Normalgewicht? Wie ermittele ich mein Idealgewicht?
Früher bestimmte man das ideale Körpergewicht nach Broca: Von der Körpergröße wurden 100 abgezogen. Das Ergebnis war das Normalgewicht in Kilogramm. Normalgewicht abzüglich 10 % bezeichnete man als Idealgewicht. Die Methode war einfach, aber ungenau: Für kleine Personen wurden zu niedrige und für große Personen wurden zu hohe Gewichte angegeben.
Genauere Angaben lieferte der BMI, der Body-Mass-Index. Hier lautet die Formel (128):

- Körpergewicht in Kilogramm geteilt durch (Körpergröße in m) ²

Bisher galten folgende Richtwerte:

BMI Männer	BMI Frauen	
unter 20	unter 19	Untergewicht
20-25	19-24	Normalgewicht
25-30	24-30	Fettsucht 1
30-35	30-35	Fettsucht 2
35-40	35-40	Fettsucht 2b
über 40	über 40	Fettsucht 3

Nach den Erkenntnissen der Ratten- und Menschenaffenstudien sowie der Auswertung der Körpergewichte der ältesten Menschen der Erde wurde Untergewicht neu definiert (129).

8

BMI Männer	BMI Frauen	
unter 18	unter 17,5	Untergewicht
18-20	17,5-19	Idealgewicht

Berücksichtigt werden sollten noch die verschiedenen Körperbautypen, die genetisch vorgegeben sind:

- Der Athlet
  Breitschultrige Menschen mit vermehrter Anzahl von Muskelfasern
- Der Pykniker
  Der Untersetzte, der Dickliche.
  Er muss zweifellos mehr tun, um die WH-Vorgabe zu erfüllen. Aber auch für ihn ist die gertenschlanke Figur machbar.
- Der Leptosom:
  Der Hagere, der dünne Lange.

Für Athleten und Pykniker sind eher die Normalwerte der nachfolgenden Tabelle ideal, für Leptosome eher die Idealwerte.

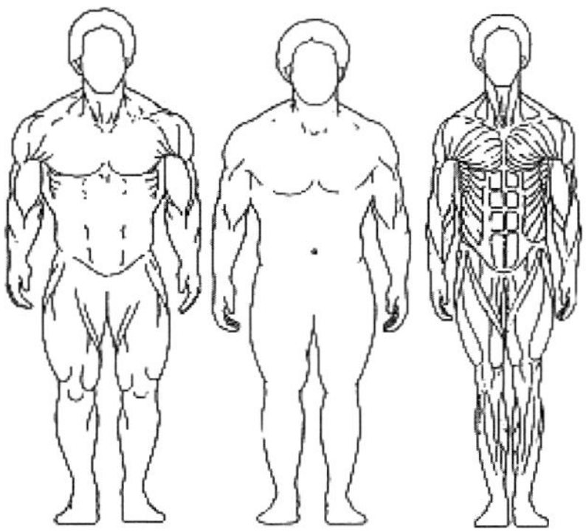

Athlet *Pykniker* *Leptosom*

Körpergröße in cm	Körpergewicht			
	Männer		Frauen	
	Ideal kg	Normal kg	Ideal kg	Normal kg
	BMI 18-20	BMI 20-25	BMI 17,5-19	BMI 19-24
	-	-	39,0 - 42,5	42,5 - 54,0
	-	-	40,0 - 44,0	44,0 - 54,5
,	42,5 - 47,5	47,5 - 59,5	41,5 - 45,0	45,0 - 57,0
	44,0 - 48,5	48,5 - 61,0	43,0 - 46,0	46,0 - 58,5
	45,0 - 50,0	50,0 - 62,5	44,0 - 47,5	47,5 - 60,0
160	46,0 - 51,0	51,0 - 64,0	45,0 - 48,5	48,5 - 61,5
162	47,0 - 52,5	52,5 - 65,5	46,0 - 50,0	50,0 - 63,0
164	48,5 - 54,0	54,0 - 67,0	47,0 - 51,0	51,0 - 64,5
166	50,0 - 55,0	55,0 - 68,0	48,5 - 52,5	52,5 - 66,0
168	51,0 - 56,5	56,5 - 70,5	49,5 - 53,5	53,5 - 67,5
170	52,0 - 58,0	58,0 - 72,5	50,5 - 55,0	55,0 - 69,5
172	53,0 - 59,0	59,0 - 74,0	52,0 - 56,0	56,0 - 71,0
174	54,5 - 60,5	60,5 - 75,5	53,0 - 57,5	57,5 - 72,5
176	56,0 - 62,0	62,0 - 77,5	54,5 - 59,0	59,0 - 74,5
178	57,0 - 63,5	63,5 - 79,0	56,0 - 60,0	60,0 - 76,0
180	58,0 - 65,0	65,0 - 81,0	57,0 - 61,5	61,5 - 78,0
182	59,5 - 66,0	66,0 - 83,0	58,0 - 63,0	63,0 - 79,5
184	61,0 - 67,5	67,5 - 84,5	59,0 - 64,5	64,5 - 81,5
186	62,0 - 69,0	69,0 - 86,5	60,0 - 65,5	65,5 - 83,0
188	63,5 - 70,5	70,5 - 88,5	62,0 - 67,0	67,0 - 85,0
190	65,0 - 72,0	72,0 - 90,5	-	-
192	66,5 - 73,5	73,5 - 92,0	-	-
194	67,5 - 75,0	75,0 - 94,0	-	-
196	69,0 - 76,5	76,5 - 96,0	-	-
198	70,5 - 78,0	78,0 - 98,0	-	-

8.3 Sport und Ruhepuls

Gerade beim Sport im Alter ist es wichtig, die Ziele nicht aus den Augen zu verlieren:

- Ruhepulsminimierung bei Gelenkschonung
- Muskeltraining
- Fettverbrennung
- Elastizität
- Zugewinn an Freude

Gerade Kampfsportlern und Rekordbrechern muss man immer wieder diese fünf Ziele des Sports im Alter ins Gedächtnis rufen.
Siege zu erringen ist schön, aber doch bitte nur so lange, wie die Gesundheit nicht darunter leidet.

8.3.1 Ruhepulsminimierung bei Gelenkschonung

Rufen wir uns noch einmal die Aussagen der Langlebigkeitstheorie von der Anzahl der verfügbaren Herzschläge ins Gedächtnis (siehe 4.4, S.25):

- Dem Menschen stehen in seinem Leben rd. 2,7 Mrd. Herzschläge zur Verfügung.

Ergo 1:
Je langsamer das Herz schlägt, desto höher ist die Lebenserwartung.
Ergo 2:
Das Herz kann langsamer schlagen, wenn es gut trainiert ist, die Gefäße frei sind und die Gefäßstrecken minimiert sind.

In diesem Zusammenhang erinnere ich mich an den Vortrag eines Marathonläufers, der bei seinen Berechnungen von einem Ruhepuls von 45 Schlägen pro Minute ausging. Auf die Frage aus dem Publikum, wer denn solch einen Ruhepuls habe, antwortete er: „Ich". Dieser beneidenswerte Wert wird allerdings bei einem solchen Extremsportler mit mehrstündigem täglichen Training erkauft. Geht man von einem Hochpuls während der Trainingsphase aus, so ist die Tagesbilanz der Herzschläge u.U. gar nicht mehr so positiv.
Weiterhin berücksichtigt werden muss bei der Auswahl der Sportart die Gelenkschonung: Was nutzt mir der jetzige niedrige Ruhepuls, wenn man den Ausdauersport in einigen Jahren wegen einer Gelenkschädigung nicht mehr ausüben kann.
Entscheidend ist, mir nur d e n Ausdauersport zuzumuten, der mir Freude macht: Leichtes und langsames Joggen, Powerwalken, Schwimmen oder Radfahren.
Entscheidend ist aber auch, mir nur d i e Menge an Ausdauersport zuzumuten, die mir gut tut und Freude macht. Die Grenze ist dann erreicht, wenn sich Schmerzen einstellen. Das ist ein sicheres Zeichen dafür, dass der Körper nach einer Regenerationszeit verlangt - oder auch nach einer anderen Lebensweise mit weniger entzündlichen Nahrungsbestandteilen (siehe Kapitel 11 „Krankheiten").

Abbildung in der Mitte:
Otto Trompeter, der österreichische Bergmarathon-Meister (39), ernährt sich ausschließlich von veganer Rohkost mit etwas „Creme Budwig", d.h. Magerquark mit etwas Leinsamenöl.

Abbildung unten:
Couch-Potato Otto Trompeter zehn Jahre vorher als Verwerter der Gutbürgerlichen-Kost mit Übergewicht und ohne sportliche Ambitionen.

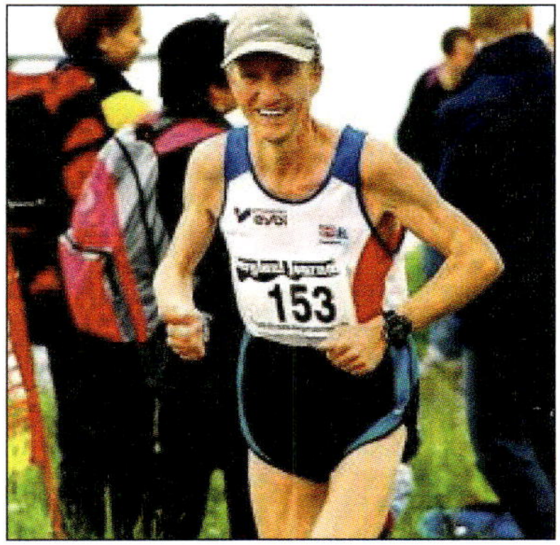

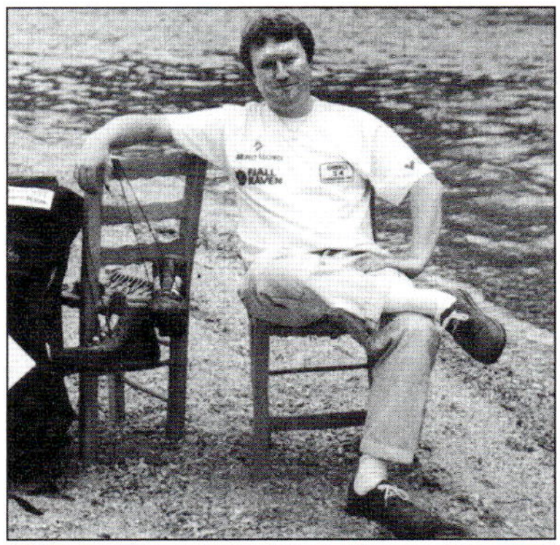

Abbildungen rechts:
Die Ultra-Mehrkampfmeisterin Sanna Almstedt (40) entdeckte die vegane Rohkost als die Ernährungsform, die ihr das Maximum an Ausdauer und Kraft verleiht.
Neben ihrer sportlichen Karriere engagiert sie sich in Seminaren und Vorträgen für die Verbreitung dieser Ernährungsform.

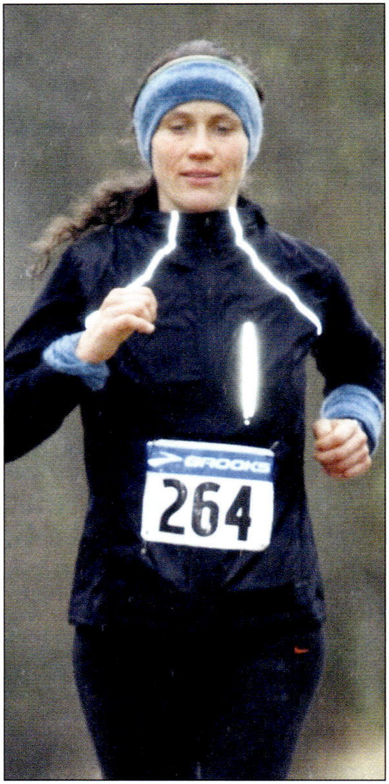

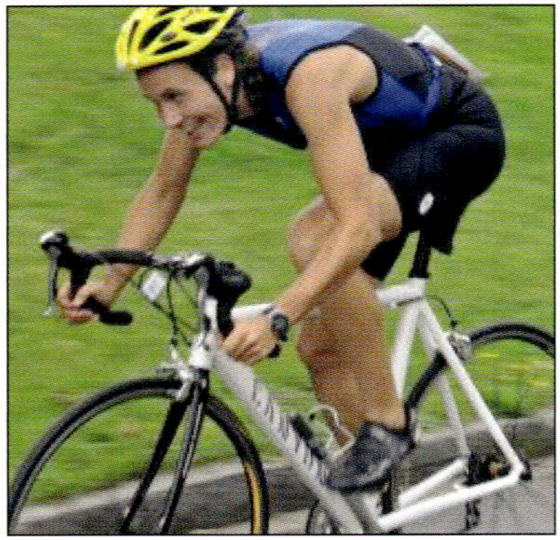

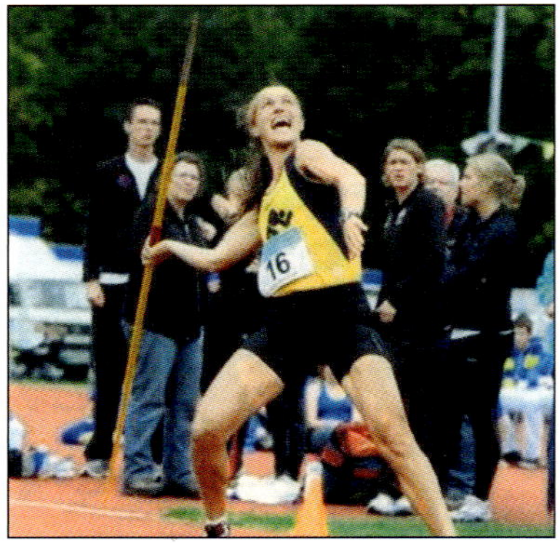

8.3.2 Muskeltraining

Die Erkenntnis der modernen Sportwissenschaft lautet:

- Kraft vor Ausdauer

Die täglichen Arbeiten im hohen Alter kann man nur dann problemlos und schmerzfrei verrichten, wenn die Muskeln sich in einem guten Zustand befinden.

Abbildung rechts:
Der 106jährige Johannes Heesters beim Muskeltraining im häuslichen Fitnessstudio.
Nach eigenem Bekunden fühlte er sich wie neugeboren, als er im Alter von stolzen 100 Jahren mit dem Krafttraining begann.

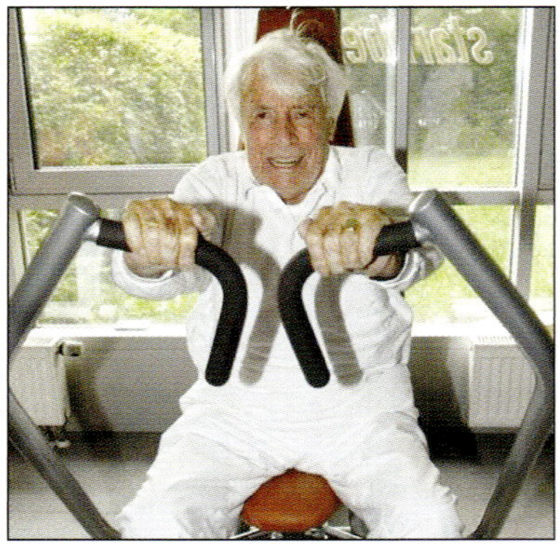

8.3.3 Fettverbrennung

Verharrt der Körper mehr als zwei Tage ohne körperliche Anstrengung und sportliche Betätigung, schaltet der Stoffwechsel um auf Ruhe und Einlagerung. Es kommt zur

- Ausdehnung der Schlafphasen,
- Umwandlung von aufgenommenen Kohlenhydraten zu Fetten und
- Einlagerung von Fetten.

Möchte man diese Änderung des Stoffwechselprozesses vermeiden, sollte man sich nach körperlichen Anstrengungen nicht mehr als einen Tag Pause gönnen.
Wie das problemlos auch für Faule umzusetzen ist, soll im Kapitel 8.3.6 „Basaltraining" angeregt werden.

8.3.4 Elastizität

Dehnungsübungen sind wichtig, damit es nicht zur Sehnen- und Bänderverkürzung mit Krummrücken und dem eingeknickten Trippel- und Schlürfgang kommt.
Wie das mit minimalem täglichen Zeitaufwand umzusetzen ist, soll ebenfalls im Kapitel 8.3.6 näher erläutert werden.

8.3.5 Sport und Freude

Was man eigentlich schon immer wusste, ist inzwischen auch wissenschaftlich belegt:
Sport, der nicht mit Freude ausgeführt wird, ist kontraproduktiv.
Physiologisch ist dies begründet in der Engstellung der Gefäße bei Verkrampfung.
Ein angeblich gelenkschonender Sport kann zum Gelenkverschleißer werden, wenn er aus einem selbst oder fremd auferlegten Zwang ausgeführt wird: „Es ist doch s o o gesund!"
Dagegen kann ein angeblich gelenkbelastender Sport problemfrei bleiben, wenn er mit Begeisterung und Freude betrieben wird.

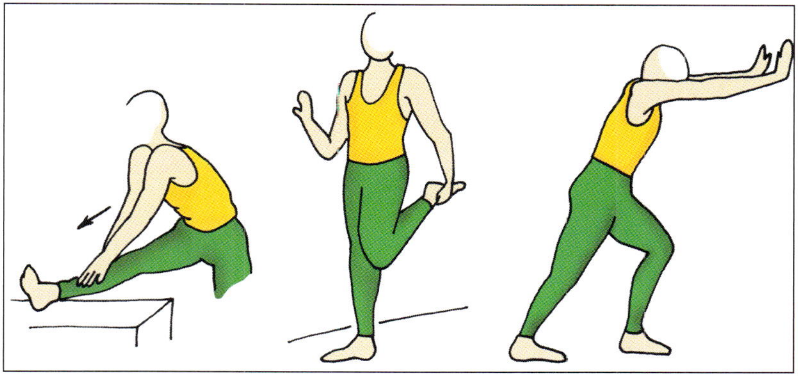

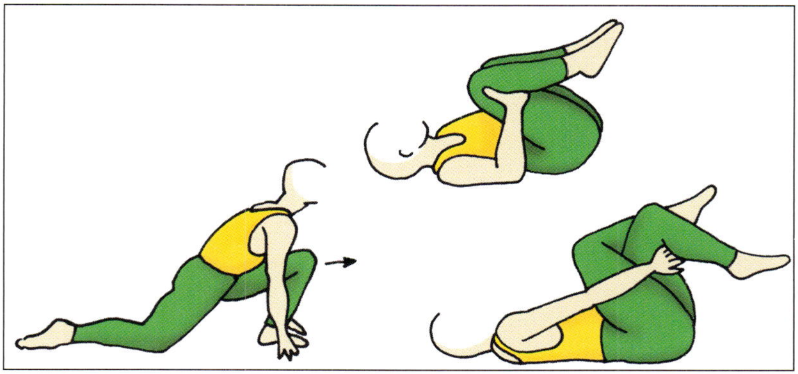

Abbildungen rechts:
Die wichtigsten Dehnübungen.

8.3.6 Das Basaltraining

Ein Muskel, der zwei Tage nicht beansprucht wird, verkleinert sich. Bei einem Körper, der zwei Tage nicht bewegt wird, schaltet der Stoffwechsel um von „Verbrennung" auf „Einlagerung", Einlagerung überwiegend rund um den Unterbauch.
Das nachfolgend ausgetüftelte Training ist von jedem - auch von Über-Hundertjährigen - auszuführen.
Mit einem Zeitbedarf von nur 15 (!) Minuten gehört es zum täglichen Pflichtprogramm. Es bewirkt:

- Training aller vernachlässigten Muskeln
- Dehnung der vernachlässigten Muskeln, Sehnen und Bänder
- Aktivierung des vernachlässigten Lymph- und Venenflusses
- Taille statt Fettbauch

Die acht ausgetüftelten Übungen werden in diesem Kapitel gezeigt.

8.3.6.1 Der Kopfstand

steigert die Gehirndurchblutung, den venösen Blutfluss und den Lymphfluss. Mit dem Yogahocker ist er auch für Ungeübte auf Anhieb auszuführen. Mit wenigen Sekunden beginnen und sich im Laufe der Zeit bis auf 5 min. steigern. Bei einem unangenhmen Druckgefühl im Kopf Übung für zwei Wochen aussetzen.

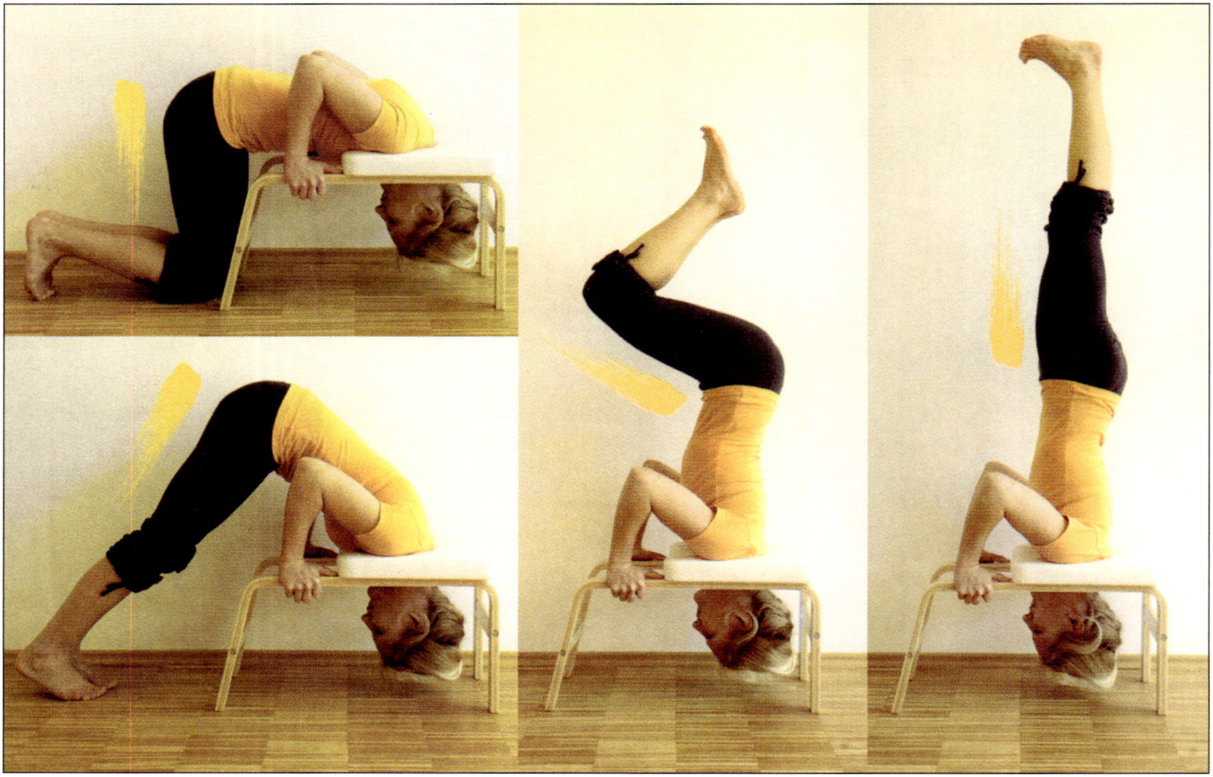

8.3.6.2 Der Bauchmuskelroller

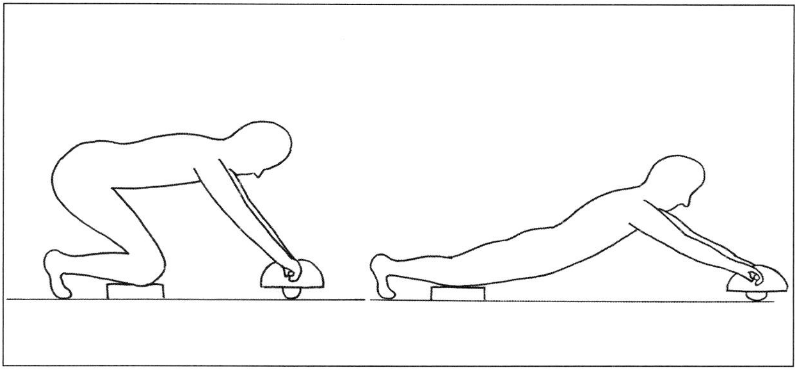

Der Kulturmensch geht, trägt Einkaufstüten und schleppt Getränkekisten. Bemitleidenswert ist jedoch eine Muskelgruppe, die beim sitzenden Computermenschen überhaupt nicht mehr beansprucht wird: Die Bauchmuskulatur. Der Roller trainiert ideal alles Unterbeanspruchte: Bauch, Rücken, Schulter, Oberarm und Oberschenkel. 30mal Strecken und Beugen ist angesagt. Am Anfang mit weniger beginnen und eine Taillenbandage tragen, um einem Hexenschuss vorzubeugen.
Dauer: 2 Minuten

8.3.6.3 Kniebeugen

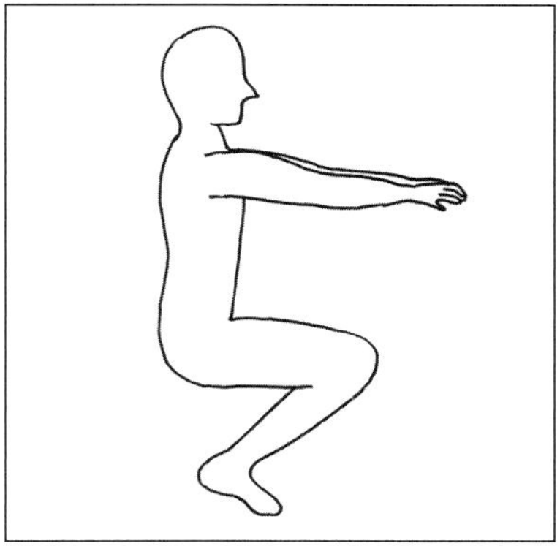

Wer 10 Kniebeugen in 12 Sekunden schafft, ist absolut super. 20 Sekunden wären noch normal für Probanden, die älter als 60 Jahre sind.
Achtung Ungeübte: Am Anfang langsam beginnen.
Dauer: Max. 20 Sekunden

8.3.6.4 Schräge Wand

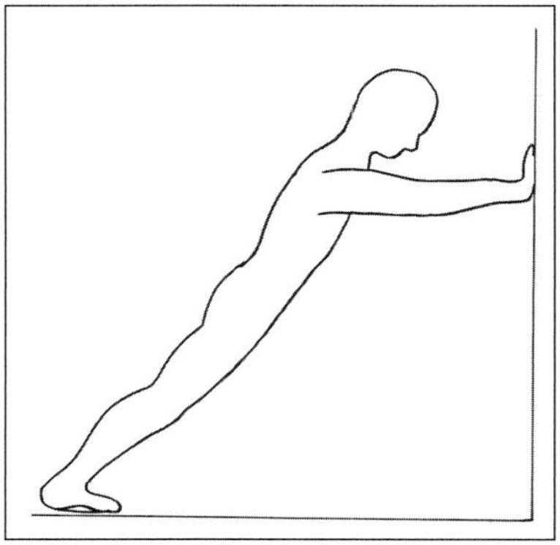

Eine Dehnübung für die Waden-, Knie-, Fuß- und Oberschenkelmuskulatur, die dem versteiften und gebeugten Trippelgang entgegen wirken soll. Eine wirkungsvolle Übung, die man auch mit 105 Jahren noch durchführen kann.
Dauer: 2 Minuten

8.3.6.5 Klimmzüge

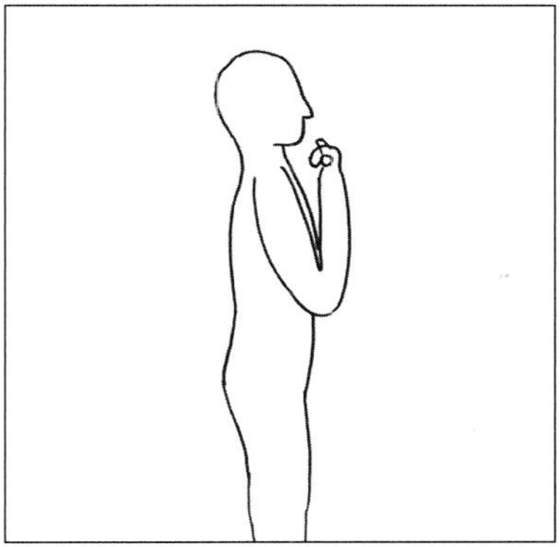

Ein bis zwei Klimmzüge täglich tun der Oberarm- und Brustmuskulatur gut. Athleten mit gut ausgestatteter Oberarmmuskulatur können auch mehr machen.
Dauer: 10 - 30 Sekunden.

8.3.6.6 Das Bauchmuskel-V

Oberkörper und Beine zu einem „V" anheben.
Dauer: 30 Sekunden

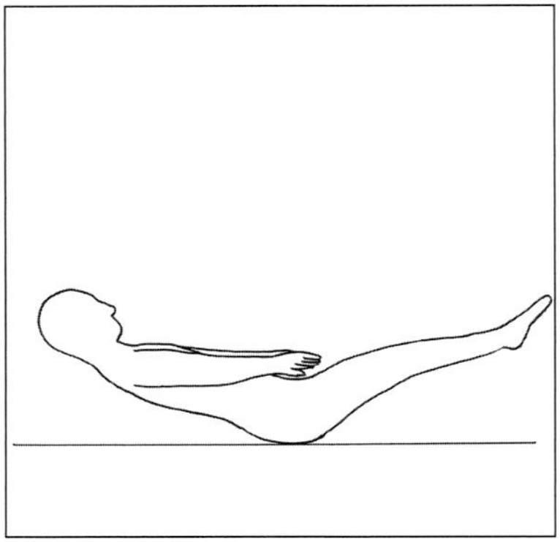

8.3.6.7 Vornüberhängen

zur Dehnung der Rückenmuskulatur und als Dehnungsvorbereitung für die Finger-Fußspitzen-Übung.
Dauer: 2 Minuten

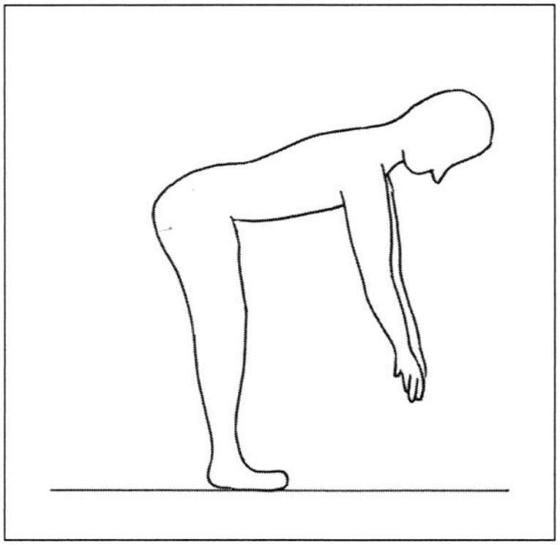

8.3.6.8 Finger-Fußspitzen-Übung

Als Höhepunkt der Dehnung der Rückenmuskulatur und der Bandscheiben nun die Finger von beiden Händen mit durchgestreckten Knien 10 x zu den Fußspitzen bewegen. Füße ruhig am Anfang etwas auseinander stellen.
Dauer: 30 Sekunden

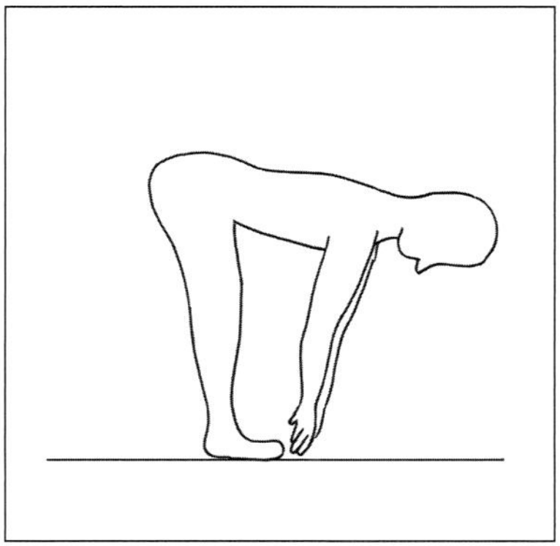

8.3.6.9 Resümee

Wer mitgerechnet hat: Der gesamte tägliche Basalsport dauert nicht länger als 10 – 15 Minuten. Er ist so gestaltet, dass ihn der untrainierte, sich immer in Zeitnot befindliche Manager genauso durchführen kann wie der 105jährige. Dieses Mindesttraining verhindert den Stoffwechselbefehl „Hüftdeponie" und erhöht Elastizität und Kraft.

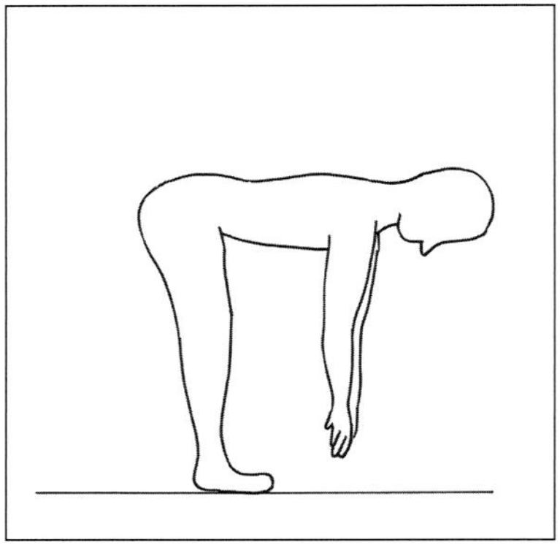

8.3.7 Tagsübertraining

Wenn man es sich einmal angewöhnt hat, fällt es leicht, Körpertraining auch in den Tagesablauf einzubauen:

- Beim Zubinden der Schuhe den Fuß auf dem Boden lassen und die Knies durchdrücken.
- Treppen nehmen statt Lift, wenn möglich, im Laufschritt.
- Zähne manuell putzen, usw. usw.

8.3.8 Ausdauersport

Einmal in der Woche eine Stunde Joggen, Schwimmen, Powerwalken, Radfahren oder Tanzen: Alles im aeroben Bereich, ohne sich zu überanstrengen, aber durchgehend ohne Pause, denn nur dann wird die Ausdauer auch trainiert.

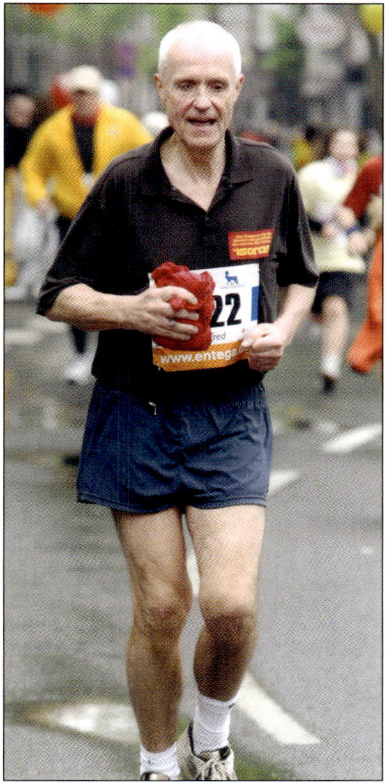

Exkurs:
Aerob:
Die Zellen erhalten den Sauerstoff, den sie verbrauchen.
Anaerob:
Die Zellen erhalten weniger Sauerstoff als sie verbrauchen. Sie degenerieren in diesem Zustand, erholen sich aber i.d.R. wieder in der späteren Ruhephase.
Beispiel Jogging:
Man joggt im aeroben Bereich, wenn man nach drei oder mehr Schritten einatmet und nach drei oder mehr Schritten ausatmet.
Kürzere Atemintervalle sind ein Zeichen der Sauerstoff-Unterversorgung.

Bild links:
Der Autor beim gemütlichen Halbmarathon 2010 in Mainz, Zeit 2.40 Stunden, durchgehend gelaufen im aeroben Bereich.

Weitere Voraussetzungen für Gesundheit im Alter:

8.4 Verdauung

Eine optimale Vitalstoffversorgung der Zellen erfolgt nur dann, wenn die Nahrung nicht nur die Vitalstoffe enthält, sondern diese auch aufgespalten und den Zellen zugeführt werden. Voraussetzungen dafür sind:
- Gutes Einspeicheln und Kauen
- Eiweiße und Kohlenhydrate getrennt verzehren
- Naturbelassene Lebensmittel mit hohem Ballaststoffanteil
- Schnellverdauer vor den Langsamverdauern verzehren (vgl. 6.1.4, S.35)

Optimaler Verlauf:
- Keine Blähungen und Gasabgänge
- Weicher, nicht schmierender Stuhl, der kein Toilettenpapier benötigt!

Die letzte Anforderung ist der Normalfall in der Natur: Kein Reh, kein Eichhörnchen und kein Schimpanse benötigt Toilettenpapier und der Anus ist trotzdem sauber. Jeder verklebte Stuhl verklebt auch langfristig die Dickdarmwand und ist ein Zeichen von degenerierter und ballaststoffarmer Nahrung. Wer einmal die Empfehlungen der Ernährungsklasse 1 mit hohem Grünzeuganteil (Gartenkräuter, Wildkräuter usw) umsetzt, wird feststellen, dass er das Blatt Toilettenpapier nur noch zur Kontrolle benötigt.

8

8.5 Blutdruck

Eine weitere Voraussetzung für Gesundheit im Alter ist der normale Blutdruck um 120/80 oder der geringfügige Unterdruck:
Ein Zeichen, dass die Gefäße frei von Ablagerungen sind und das Herz sich nicht übermäßig anstrengen muss.
Anomal hoher Blutdruck wird extra im Kapitel „Alterskrankheiten" mit Therapieempfehlungen behandelt.

8.6 Körperhaltung

Eine gerade Körperhaltung mit Schultern nach hinten führt zu einer Vergrößerung des Lungenvolumens, der Erweiterung der Bronchien und damit zu einer besseren Atmung und besserer Sauerstoffversorgung der Zellen.
In der chinesischen Medizin ist die kerzengerade Körperhaltung für den ungestörten Fluss der Lebensenergie Qi (gespr. Chi) wichtig.

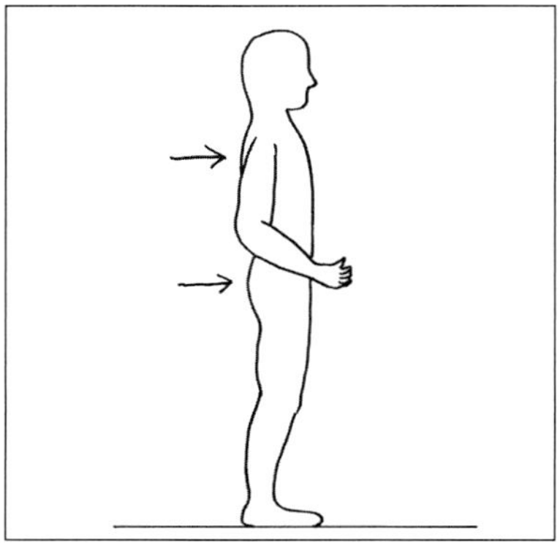

8.7 Frische Luft

Der Mensch braucht zu seiner Gesunderhaltung 10 cbm reine Frischluft in der Stunde, wenn er im Wald spazieren geht.
Beim Aufenthalt in Wohn- und Büroräumen rechnen die Hygieniker mit 30 cbm in der Stunde, bedingt durch Emissionen der umgebenden Baumaterialien, Stoffe und Teppiche.
Wie aber lebt der bundesdeutsche Norm-Kulturmensch?
Morgens fährt er dicht gedrängt im Massen-Verkehrsmittel, das Büro erfüllt nur in den seltensten Fällen die Frischluft-Hygiene und abends sind - zumindest im Winter - die Fenster geschlossen und er atmet sein eigenes Kohlendioxid ein.
Schädlich wird es nachts, wenn im Winter im Schlafzimmer die Fenster wegen der bitteren Kälte geschlossen bleiben:
Ein Schlafzimmer mit einem Volumen 4 x 4 x 2,5 = 40 cbm hat bei einer Belegung mit zwei Personen gerade einmal Frischluft nach den geltenden Hygieneanforderungen für 40 min.
In der restlichen Zeit leben die Bewohner in einer krankmachenden Sauerstoff-Unterversorgung.
Bei Kopfschmerzen, Antriebsschwäche, Immunschwäche und chronischen Beschwerden sollte ein Behandler immer die Frage nach der Frischluftversorgung stellen.

8.8 Weicher Gang

Der menschliche Körper ist für den weichen Gang auf Waldmoos eingerichtet. Das übliche Lederschuhwerk mit den harten Absätzen ist für den Stützapparat ungeeignet. Viele Bandscheibenschäden haben in dieser banalen Tatsache ihre Ursache.
Ideal geeignet sind die gedämpften City-Schuhe der Sportschuhhersteller, die die Waldmoos-Dämpfung bereits eingebaut haben.
Bei harten Absätzen von Lederschuhen sollte man sich von einem qualifizierten Schuhmacher einen sog. „Pufferabsatz" einbauen lassen.

Abbildung unten:
Pufferabsatz in einem Straßenschuh

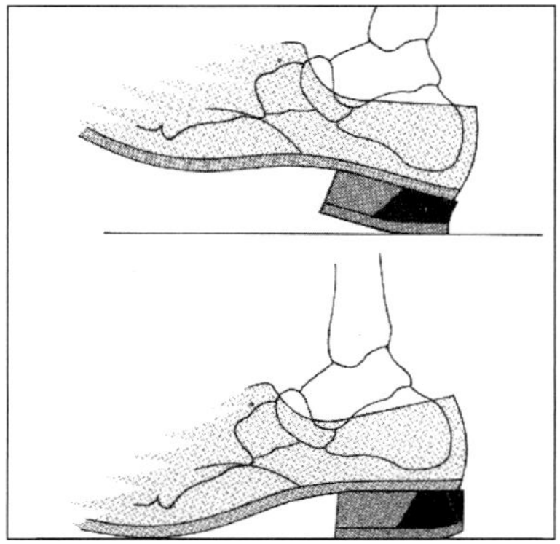

8.9 Tageslicht (130)

Tageslicht entfaltet im menschlichen Körper eine Reihe von positiven Wirkungen:

- Vitamin-D-Produktion wird angeregt. Vitamin-D aktiviert die Immunabwehr, schützt vor Dickdarm- und Brustkrebs, ist notwendig für die Aufnahme von Kalzium aus der Nahrung und für den Einbau des resorbierten Kalziums in die Knochen.
- UV-B-Licht aktiviert die Sexualhormone.
- UV-B-Licht reduziert die Stresshormone.
- Tageslicht erhöht die Nutzung des Sauerstoffs im Blut. Das Blut wird geschmeidiger und das Herz-Kreislaufsystem leistungsfähiger.
- Tageslicht senkt den Cholesterinspiegel (Studie: Um 13 % i.M. bei einer Stunde Tageslicht/d) (130).
- Tageslicht erhöht die Gehirndurchblutung (Studie an Patienten mit zerebraler Arteriosklerose) (130).
- Tageslicht regt Serotoninproduktion an: Serotonin ist das Wohlfühl- und Glückshormon. Niedergeschlagenheit verschwindet.
  Bei Serotoninanregung durch Tageslicht verschwindet die Zuckersucht.
- Bei Tageslicht wird die Produktion des Schlafhormons Melatonin gestoppt. Der Stoffwechsel kommt in Gang. Man wird munter und aktiv.

Eine Stunde Tageslicht ohne direkte Sonne wären das Optimum. Doch wie sieht der Alltag des bundesdeutschen Kulturmenschen aus?
Auto, Büro und bei Dunkelheit nach Hause.
Bei Kopfschmerzen, Antriebsschwäche, Immunschwäche, sexueller Unlust, Gereiztheit, Denkschwäche, Zuckersucht, Osteoporose, chronischer Müdigkeit, Zahnausfall und Verdauungsbeschwerden sollte der Behandler einen Patienten immer nach seiner Tageslichtaufnahme fragen, insbesondere im Winterhalbjahr.

Ein Zuviel an direktem Sonnenlicht kann allerdings auch alle positiven Wirkungen ins Gegenteil wenden und zur Exposition von freien Radikalen, zur Zellzerstörung und zur vorzeitigen Alterung führen.
Direktes Sonnenlicht sollte man daher meiden und Schatten suchen.

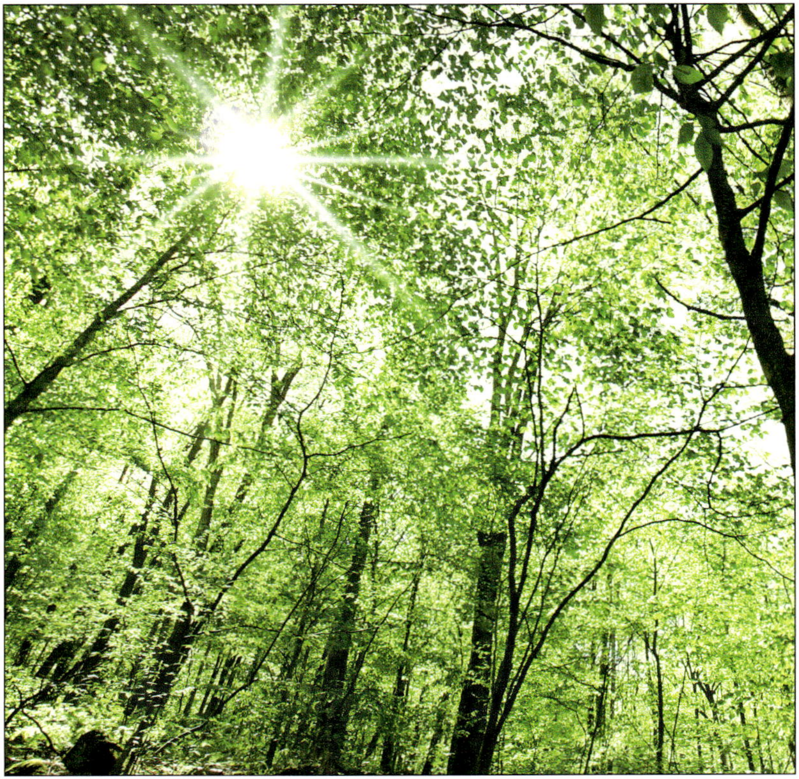

8.10 Der Schlaf

Schlaf ist das einzige (!) Mittel der Regeneration (16)! Alle Stoffwechselprozesse und auch Sport verbrauchen Energie. Schlaf ist der einzige Weg des Energie-Zugewinns.
Ohne ausreichenden Schlaf altern wir schneller. Mit ausreichendem Schlaf wird der Alterungsprozess verlangsamt. Folgende Prozesse laufen während des Schlafes ab (131):

- Reparaturen am Erbgut (DNA).
- Bildung neuer Abwehrzellen und Antikörper im Immunsystem.
- Reinigung aller Organe von Zellausscheidungen.
- Regeneration von Zellen und Geweben.
- Verarbeitung und Speicherung von neuen Gedächtnisinhalten (wichtig für das Lernen).

Welche Faktoren führen zu einem ausreichenden und tiefen Schlaf?

8.10.1 Dinner-Cancelling

Die Haupt-Verdauungsarbeit sollte abgeschlossen sein, wenn man zu Bett geht. Haupt-Verdauungsarbeit heißt: Enzymatische Spaltung im Mund, Magen und Zwölffingerdarm. Rechnet man zu den Verweilzeiten im Magen (siehe 6.1.4, Seite 35) noch einmal die gleichen Verweilzeiten für den Zwölffingerdarm hinzu, so gelangt man zur Dauer der Haupt-Verdauungsarbeit. Bei einem leichten Salat, mit etwas Öl und Essig angemacht, wären das also rd. 4 Stunden. Das heißt:

- Der letzte Bissen eines solchen Abendessens sollte spätestens vier, besser fünf Stunden vor dem Zubettgehen eingenommen werden.

Nur wenn der Stoffwechsel nicht mehr auf Hochtouren arbeitet, kann das Betriebssystem auf Ruhe, Erholung und Schlafbereitschaft umschalten.

8.10.2 Dunkelheit

Das Wunderhormon, das im Schlaf gebildet wird, heißt Melatonin. Dieses Hormon führt zur Regeneration. Wurde des nachts genug davon gebildet, fühlen wir uns am nächsten Morgen ausgeglichen, belastbar und erholt. Was sind die Faktoren, die die Produktionsmenge dieses Hormons beeinflussen?

- Abends nicht mehr den Raum zu hell beleuchten. Nur noch partielles Licht, z.B. eine Leselampe, ist schlaffördernd.
  Probanten hatten einen um 25 % höheren Melatoninspiegel, wenn sie die Stunden vor dem Zubettgehen nicht mehr in hell ausgeleuchteten Räumen verbrachten (132).
- Wenn während des Schlafs eine Lampe brannte, war die Melatoninproduktion um 50 % (!) niedriger. Umgekehrt war die Melatoninproduktion doppelt so hoch, wenn die Probanten in einem völlig abgedunkelten Raum schliefen (132).
- Darauf achten, dass das Licht der Straßenlaterne nicht das Schlafzimmer erhellt. Verdunkelungseinrichtungen schaffen, die aber die Frischluftzufuhr nicht beeinträchtigen.

8.10.3 Abendessen ohne Toxine

Salz, raffinierter Zucker, scharfe Gewürze, Kaffee, schwarzer Tee und Alkohol jeder Art sind Gifte, die das Betriebssystem schnell wieder loswerden will, damit Schäden minimiert werden. Das Entgiftungsorgan Leber arbeitet auf Hochtouren. Doch nur wenn der Stoffwechsel nicht mehr auf Hochtouren arbeitet, kann das Betriebssystem auf Ruhe, Erholung und Schlafbereitschaft umschalten.

8.10.4 Wenig trinken

Die Toxine sollten aber auch aus einem anderen Grund vermieden werden:
Salz, Zucker, scharfe Gewürze, Tee, Kaffee und Alkohol werden sofort im Körper verdünnt, damit sie keinen Schaden verursachen. Diese Verdünnung erfolgt mit Wasser, das

über die Durstrezeptoren angefordert wird:
Ein Gramm Salz fordert 80 g Wasser an, ein Gramm Zucker 10 g Wasser und eine Tasse Kaffee noch einmal eine Tasse Wasser.
Mit dem abendlichen Salz-, Zucker-, Kaffee- und Alkoholverzehr wird die Wachkaskade eingeläutet:

- Man muss zum Wasserlassen aufstehen.
- Damit man auf die Toilette findet, macht man das Licht an.
- Dieses Licht unterbricht jedoch die Melatoninproduktion sofort.
- Nach Unterbrechung kommt die erneute Melatoninproduktion erst nach einer Stunde in Gang.
- Bei mehreren Unterbrechungen wird dann in der Nacht fast überhaupt kein Melatonin mehr gebildet. Man fühlt sich den ganzen Tag unausgeschlafen, gereizt und leistungsschwach.

8.10.5 Elektrosmog reduzieren

Das Spannungsfeld der 220V-Elektroleitungen kann in Kopfnähe zu einem unruhigen Schlaf beitragen.
Ein Netz-Freischalter, der sämtliche Stromleitungen im Schlafzimmer nach Löschen der Lichtes abschaltet, bringt Abhilfe.

8.10.6 Wasseradern

Hinreichend belegt ist auch der Einfluss von sich kreuzenden Wasseradern unter der Schlafstelle. Wenn Probanden entsprechend sensibilisiert waren, konnte ein Wechsel des Schlafplatzes Schlafstörungen beheben.
Unseriösen Geschäftsmachern unter den Wünschelrutengängern kann man mit der Frage nach der Mitgliedschaft in einem seriösen geopathischen Verband begegnen.

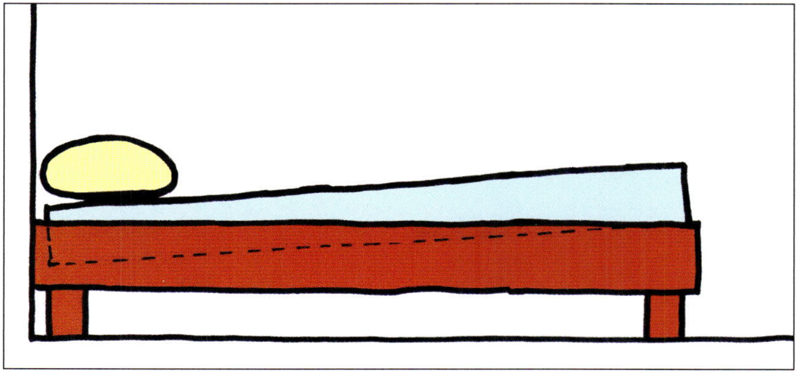

8.10.7 Kreuzworträtsel

Wer Einschlafprobleme hat, sollte es einmal mit einem ermüdenden, schwierigen Kreuzworträtsel vor dem Einschlafen versuchen.

8.10.8 Leichter Sport

Auch ein leichter Ausdauersport am Abend, der ermüdet, aber nicht aufputscht (schwimmen, joggen, walken), kann beim Einschlafen helfen.

8.10.9 Rückenlage

Die Rückenlage auf einer härteren Matratze ist anzustreben, weil

- Muskeln, Sehnen und Bänder gedehnt werden,
- die Lunge gedehnt wird und die Vitalkapazität sich erhöht.

8.10.10 Fußende erhöht

Wenn man den Lattenrost am Fußende durch Unterlegen von Holzklötzen um 10 – 15 cm erhöht, verbessert sich der venöse Blutrückfluss sowie der Lymphfluss und wirkt der Krampfader- und venösen Thrombosebildung entgegen.

Abbildung links:
Bett mit erhöhtem Fußende.

8.11 Soziales Umfeld

Hier kann man von den ältesten Menschen dieser Welt lernen:

- Alle lebten in einem sozialen Verbund, der den Älteren mit zunehmenden Jahren immer mehr achtete.
- Auch Johannes Heesters bekannte am 107. Geburtstag, dass seine Frau Simone Rethel ihm jeden Tag aufs Neue die Freude am weiteren Leben bringt.

Die folgenden drei Fragen sollte man sich stellen und beantworten:

- Liebe ich die Arbeit, die ich mache?
- Liebe ich die Menschen, mit denen ich lebe?
- Liebe ich den Ort, an dem ich wohne?

Wenn man nicht alle drei Fragen mit ja beantworten kann, sollte man das Problem im Auge behalten und zu gegebener Zeit auch angehen. Irgendwann könnte es sonst zu spät sein.

8.12 Interessante Aufgaben

Auch hier kann man von den ältesten Menschen dieser Welt lernen: Sie kennen das Wort „Ruhestand" nicht. Angesagt ist, sich frühzeitig Aufgaben für das Alter zu suchen, die

- das Gehirn beanspruchen,
- interessant sind,

und/oder

- die Erfahrung des Alters benötigen.

Vorzeigebeispiel Picasso: Er hat bis zum letzten Tag seines Lebens gemalt. Zur Ergänzung noch eine Studie zu diesem Thema (133):

- 1985 wurden 7.500 amerikanische Verwaltungsangestellte über ihre Lebenszufriedenheit interviewt.
- 25 Jahre später konnte festgestellt werden, dass diejenigen, die in der ursprünglichen Erhebung angegeben hatten, dass sie sich langweilten, eine um 40 % (!) höhere Sterblichkeit aufwiesen, gegenüber jenen Personen, die ihr Leben als interessant empfanden.
- Ebenso konnte nachgewiesen werden, dass gelangweilte Menschen eine um das zweieinhalbfache höhere Wahrscheinlichkeit hatten, an einer Herz-Kreislauf-Erkrankung zu sterben.

Abbildung unten:
Picasso, der Lebenskünstler.

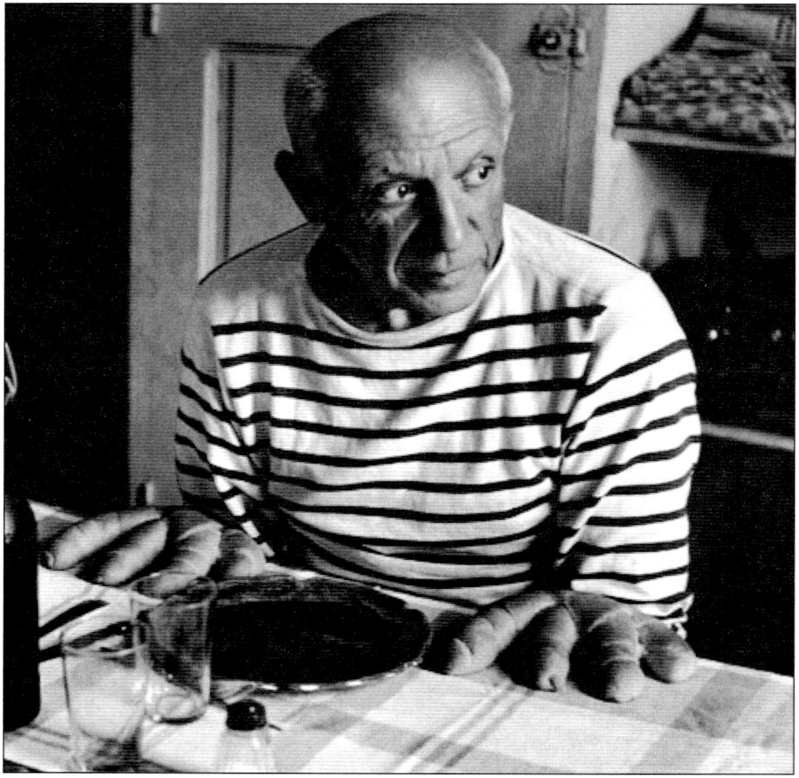

8.13 Zufriedenheit

Nach allen Erkenntnissen der Wissenschaft ist die Lebenseinstellung, neben der Ernährung und der Bewegung, der dritte wichtige Faktor für Alter und Gesundheit.
Ein Teil der Lebenseinstellung übernehmen wir von unseren Eltern. Auch die Erlebnisse während der Schwangerschaft, der Geburt selbst und der ersten sechs Lebensjahre sind entscheidend. All das ist zwar prägend, aber im späteren Leben kommen noch weitere Faktoren hinzu.

8.13.1 Geld und Vermögen

„Geld macht nicht glücklich, aber beruhigt", sagt eine Volksweisheit. Die erweiterte Erkenntnis lautet:

- Jedes private Vermögen, das über die Schwelle der Beruhigung hinaus geht, bringt eher Nachteile.

Der Konsumzwang der modernen Gesellschaft, herbeigeführt durch geschickte Werbung und die Erwartungshaltung der sogenannten Freunde und Bekannten, führt nur kurzfristig zu einer Zufriedenheit. Mittel- und langfristig folgt die Depression.
Die Lebensfreude ist eher in der Bescheidenheit und der Sparsamkeit beheimatet. Die Statistiken belegen das: Die Suizidrate ist in den ärmsten Ländern am niedrigsten, in den reichsten Ländern am höchsten.

8.13.2 Vorplanung

So banal es klingt: Je besser ich die Zukunft voraus plane, desto weniger habe ich mit unüberwindbaren Überraschungen zu rechnen.
Eine schlechte Planung ist immer noch besser als gar keine.

8.13.3 Bewusstsein

Dem Unzufriedenen ist bewusst, dass die Flasche halb leer ist.
Dem Zufriedenen ist bewusst, dass die Flasche noch halb voll ist.
Beide sehen dasselbe, aber jeder hat ein anderes Bewusstsein.
Wie kann man nun durch Änderung des Bewusstseins dazu kommen, zu der Gruppe der Zufriedenen zu gehören?
Einschub:
Ein bekannter deutscher Unternehmer hatte mit seinem USA-Engagement alles auf eine Karte gesetzt. Aber er wurde von einem Partner, dem er voll vertraute, hintergangen und verlor sein ganzes Vermögen.
Jahrelang hatte er nun auf dieses USA-Engagement hingearbeitet, seine ganze Kreativität und auch sein ganzes privates Vermögen investiert. Nun war alles umsonst.
Er plante seinen Suizid verbindlich, wollte aber noch einmal seine Familie in Deutschland sehen und sich von ihr verabschieden.
Auf dem Flughafen kam es dann allerdings zu einer schicksalhaften Begegnung:
In der Abflughalle traf er auf eine Gruppe von 15 jungen Männern in Rollstühlen, die auf dem Rückweg von den Paraolympics waren. Sie lachten und scherzten und zeigten Lebensfreude.
In den nächsten Sekunden entschuldigte sich unser Unternehmer bei seinem Schöpfer. Er hatte erkannt, über welch unendlich großes Vermögen er noch verfügte und welche Unwesentlichkeit ihm abhanden gekommen war.
Übrigens: Dieser Unternehmer war nach einem Jahr in Deutschland wieder Marktführer auf seinem Gebiet.
Muss es erst ein Schicksalsschlag sein, der dem Menschen sein Glück bewusst macht? Kann ich mir nicht bereits vorher des unendlich großen Vermögens bewusst werden, das ich besitze?

- Ich kann die wunderbare Natur mit all ihren Farben sehen.
- Ich kann die wunderbaren Melodien der großen Komponisten hören.
- Ich kann die wunderbaren Düfte der Blumen riechen.
- Ich kann das wunderbare Aroma eines Apfels schmecken.
- Ich kann mich noch bewegen, laufen oder gar rennen.

- Ich lebe in einem Land, in dem Freiheit, Recht und Ordnung Bedeutung haben..
- Millionen anderer Menschen setzen ihr Leben aufs Spiel, um in d e m Land leben zu dürfen, in dem ich lebe.

Diese Auflistung lässt sich sicherlich noch weiterführen. Sie soll auch nur als Anregung verstanden werden, dass jeder Einzelne einmal seine eigenen Argumente zusammenstellt.

8.13.4 Humanität

Mit dem Grundsatz: „Kein Lebewesen auf dieser Welt soll unter meinem Dasein leiden" betritt man eine andere Bewusstseinsebene und eine andere Stufe des Daseins.
Exkurs:
Von Fleischessern wird angeführt, dass das Töten von Tieren in der Natur vorgesehen und normal sei.
Da haben sie recht:

- Ein Zebra wird von einem Tiger gejagt. Irgendwann stellt das Zebra fest, dass es zu langsam ist und sein Leben zu Ende geht. Es wird zu Boden gedrückt und von dem Tiger aufgerissen. Überraschend: Das Zebra wehrt sich nicht mehr und schreit auch nicht. Eine übergroße Ausschüttung des Hormons Adrenalin führt zu einer Duldungsstarre und zu einer Betäubung mit Schmerzfreiheit.

In der Natur ist die Zeit des Peinigens, Quälens und Schmerzzufügens auf ein Minimum beschränkt. Was aber macht der Mensch?

- Das Rind, das zum Schlachthof kommen soll, merkt spätestens beim Anblick des Transportfahrzeuges, dass nun seine letzten Stunden gekommen sind. Es brüllt und wehrt sich mit Leibeskräften gegen den Abtransport. Im Schlachthof dann das gleiche Bild: Das Tier kämpft und brüllt um sein Leben. Es ist die Hinrichtung eines Lebewesens. Wer einmal die Verzweiflungsschreie eines Tieres bei der Abschlachtung gehört hat, wird guten Gewissens kein Fleisch mehr essen können.

Wie ist das beim Fisch?

- Im Wasser schnappt der größere Fisch den kleinen. Bevor das Schmerzsystem reagieren kann, ist der kleine Fisch bereits tot.

Was macht der Mensch?

- Er angelt: Er kann zusehen, wie das kleine Tierchen hilflos am Angelhaken zappelt und irgendwann qualvoll erstickt, um dann anschließend das gequälte Tier noch genüsslich zu verspeisen.
- Er fischt mit einem Netz: Die Tierchen werden auf engstem Raum zusammengedrückt und ersticken. Wer einmal diesen qualvollen Todeskampf gesehen hat, kann sich nicht mehr schuldig machen durch Verzehr dieser Lebewesen.

8.13.5 Toleranz

Toleranz gegenüber anders Denkenden und anders Handelnden gehört mit zur Zufriedenheitsfindung.

8.13.6 Glaube

Studien zeigen, dass Gläubige, die bei einer Krankheit zu Gott beten, deutlich bessere Heilungserfolge haben, als die Nichtgläubigen.
Aber auch Atheisten sollten bekennen:

- Das, was wir wissen, gleicht einem Sandkorn. Das, was existiert, gleicht der Sandwüste.
- Kein Chemiker wird je, auch bei noch so exakter Zusammenfügung der Einzelelemente, einen Samen herstellen können, aus dem ein Baum oder ein Lebewesen entsteht.
- Kein Mensch wird je die Unendlichkeit begreifen können, wenn er in den Himmel und in das Universum schaut.

9 Vorzeigebeispiel Wilhelm Fiebiger: Auch mit 94 Jahren kann man noch jung sein

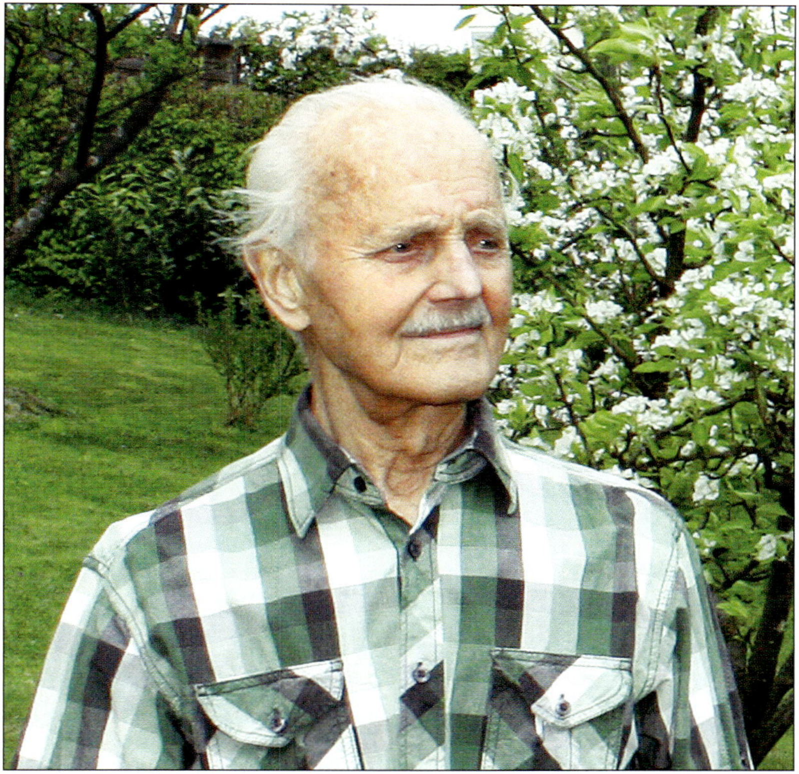

9.1 Sein Lebensbericht

1917
Geboren am 06.04.1917, mitten im ersten Weltkrieg, hatte ich eine schwere Rachitis. Meine Mutter konnte mich nicht stillen. Sie zerkochte das Gemüse mit viel Wasser, drückte es danach aus und schüttete die Brühe in den Ausguss.
1931
Bis zu meinem 14. Lebensjahr war ich immer unterernährt, viel erkältet, hatte meist ein Gerstenkorn unter den Augen und im Winter Frostbeulen an den Füßen.
1936
Mit 19 Jahren lernte ich durch Zufall die Bücher der Naturköstler Ehret, Hof, Dr. Riedlin und Schlickeisen kennen. Ich wusste nun, was mir bisher gefehlt hatte und stellte mich spontan in meiner Lebensweise um. Ab sofort aß ich nur noch Rohkost, überwiegend Obst und Gemüsefrüchte. Hierbei verlor ich enorm an Gewicht und litt unter Wärmeverlust. Nach einem Jahr hatte sich aber mein Gewicht wieder normalisiert.
1938
Einzug zur Wehrmacht.
1943
Bei einem Schusswechsel wurde mein linkes Trommelfell zerstört. Seitdem bin ich auf dem linken Ohr taub.
1945
Oberschenkeldurchschuss und Lazarettaufenthalt.

Foto oben:
Wilhelm Fiebiger mit 94 Jahren, aufgenommen im Mai 2011.

9

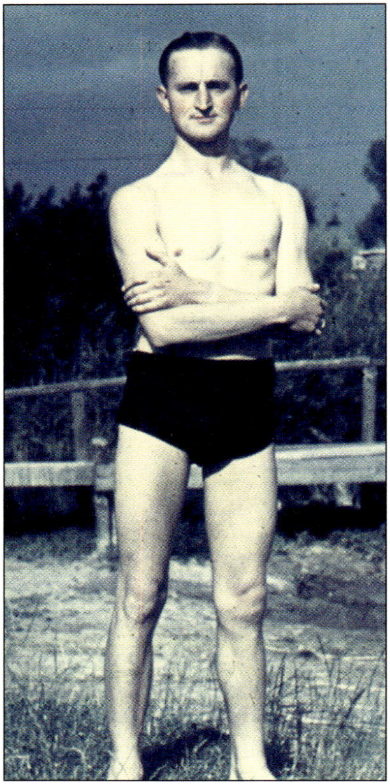

1946
Heimkehr aus dem Krieg zu den Eltern: Da meine Eltern einen großen Obst- und Gemüsegarten hatten, konnte ich wieder da beginnen, wo ich vor sieben Jahren aufhören musste. Es hatte sich bei mir so eingependelt, dass ich zu 70 % Rohkost aß, dazu Kartoffeln und etwas Brot.
1947
Beruflich hielt ich mich über Wasser, indem ich Stoffe an der Haustüre verkaufte.
1951
Ich eröffnete einen Betrieb zur Konfektion von Damen-Oberbekleidung mit später 20 Mitarbeitern.
1962
Ich eröffnete Agenturen, die Privatkunden den Einkauf in Großhandelsmärkten ermöglichte. Innerhalb weniger Jahre hatte ich Agenturen in Berlin, Köln, Frankfurt, Wuppertal, Koblenz und Bonn mit 40 Mitarbeitern.

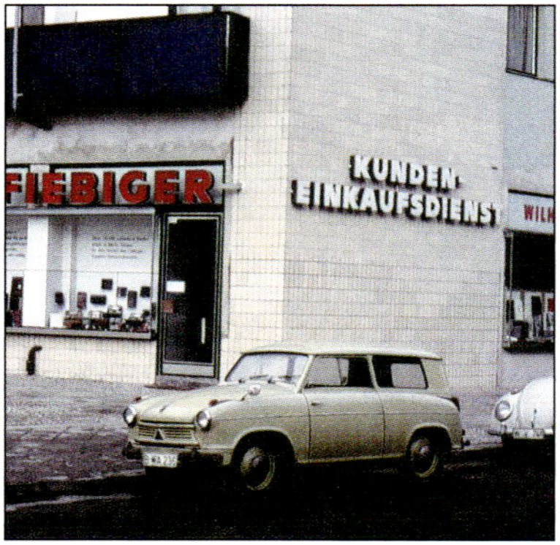

Das Konzept scheiterte am Widerstand der Einzelhändlerverbände, die ein gerichtliches Verbot erwirkten und mich so zur Aufgabe zwangen.
1970
Ich übernahm die Generalvertretung für Mineralöl-Additive.
1979
Ich erwarb einen kleinen Bergbauernhof in Südbayern, der in 1100 m Höhe lag. Die dortigen Anwohner gaben mir zu verstehen, dass hier oben außer Gras und Hafer nichts wächst. Diese abschlägigen Urteile hielten mich aber nicht davon ab, meinen Gartenplan zu realisieren. Da hier oben der Winter sehr früh beginnt und oftmals bis Mai dauert, mussten alle Pflanzen, die draußen wachsen sollten, im Treibhaus vorgezogen werden. Entgegen den Unkenrufen der Einheimischen gedieh aber mein Gemüse auf angelegten Hochbeeten hervorragend. Tomaten, Gurken und Melonen blieben im Gewächshaus. Auch die gepflanzten Beerenobstsorten begannen zu tragen und brachten gute Ernten.

1991
Ein Schicksalsjahr: Meine Frau wollte noch einmal neue Wege gehen und trennte sich von mir. Ich war damals über 70 Jahre alt und musste den geliebten Hof wegen der zu zahlenden Abfindung verkaufen.

Bild oben:
Wilhelm Fiebiger 1944
mit 27 Jahren.

1992
In einem kleinen Dorf in Rheinland-Pfalz fand ich ein Schweden-Holzhaus auf einem verwilderten Grundstück von 3.000 qm. Hier entschloss ich mich, neu zu beginnen.
Ich sah mich vor einer großen Aufgabe, zumal am Haus viel zu ändern war, um es meinen Vorstellungen und Wünschen anzupassen. Mir war auch klar, dass ich all meine Kräfte mobilisieren musste, um der vor mir liegenden Aufgabe gerecht zu werden.
Leider merkte ich aber auch inzwischen die Erscheinungen des Alters:
Die Kräfte schwanden und die Motivation, etwas Neues aufzubauen, war eingeschränkt.

Bild unten:
Schweden-Holzhaus
von Wilhelm Fiebiger.

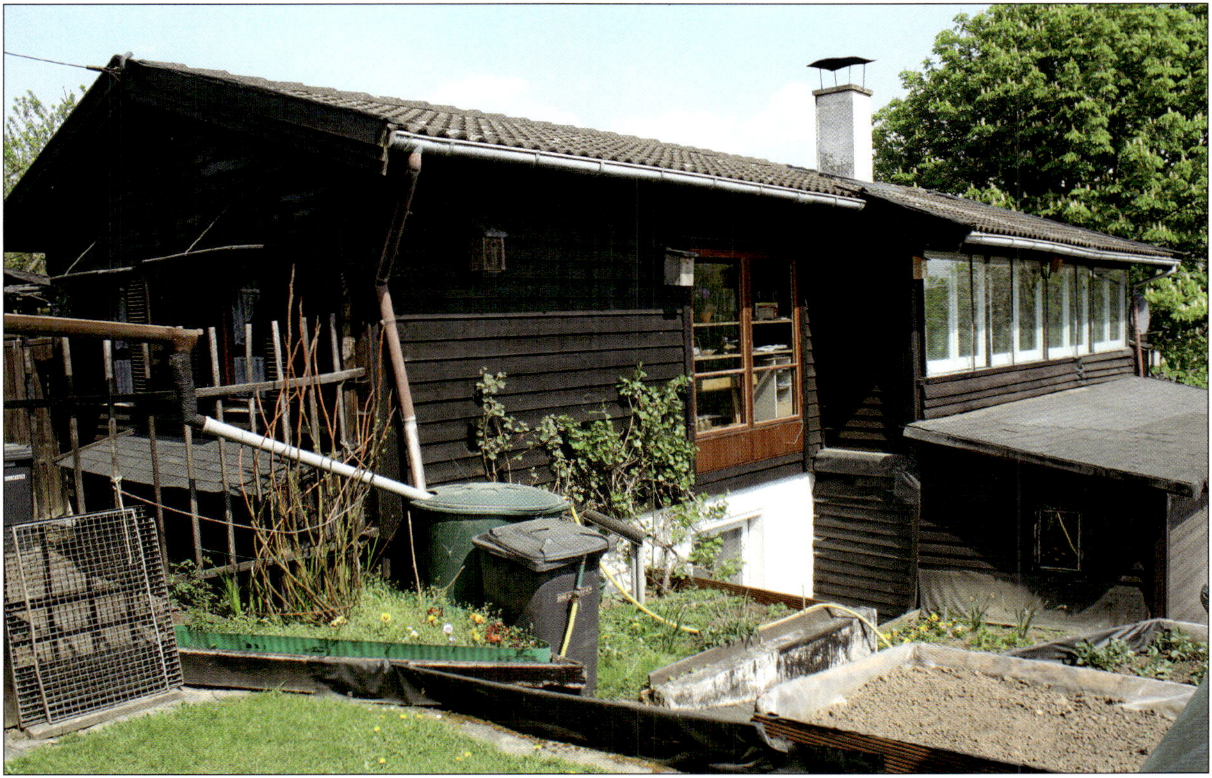

9.2 Die Lebensumstellung im Alter von über 70 Jahren

Zu diesem Zeitpunkt stieß ich auf die beiden Bücher von Helmut Wandmaker „Rohkost statt Feuerkost" (134) und „Willst Du gesund sein, vergiss den Kochtopf" (16). Der Inhalt dieser Bücher gab mir den Impuls, ab sofort konsequent nur noch Rohkost zu essen, um die reduzierte Energie wieder zurückzugewinnen.

Letzte Gewissheit gaben mir auch noch die Bücher von Dr. Norman Walker „Strahlende Gesundheit" (135), „Auch Sie können jünger werden" (136), „Frisch ausgepresste Obst- und Gemüsesäfte" (137), „Täglich frische Salate erhalten Ihre Gesundheit" (138) und „Zurück aufs Land zur Selbstversorgung" (139). Die Geschichte dieses kalifornischen Ernährungswissenschaftlers fasziniert: Mit 100 Jahren fuhr er noch täglich Fahrrad, und sein

Bild unten:
Das Grundstück mit Obstbäumen von Wilhelm Fiebiger.

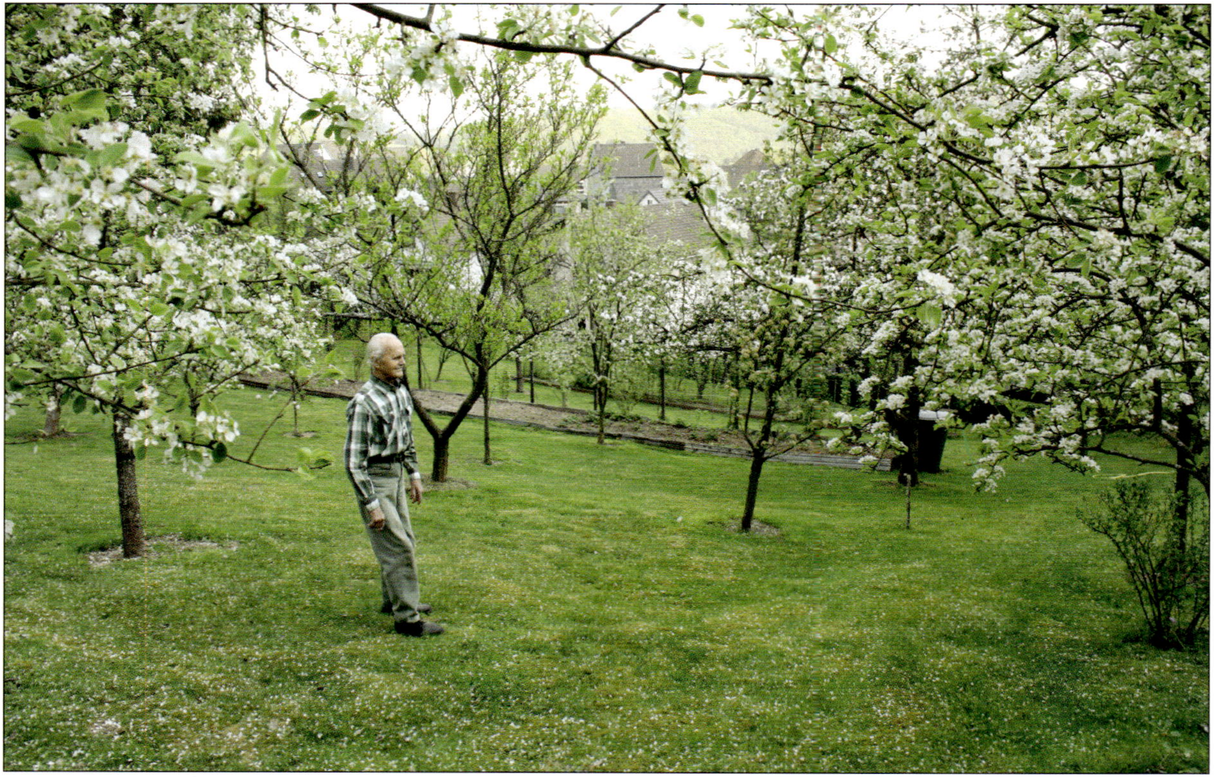

letztes Buch „Einfache Gewichtskontrolle" schrieb er im Alter von 113 Jahren. Im Alter von 116 Jahren schlief er friedlich ein. Er bezeichnete sich selbst als „alterslos".
Nun zu meinen weiteren Aktivitäten: Ich baute mir für Tomaten, Gurken und andere empfindliche Sorten ein Folientreibhaus. Ein weiteres erstellte ich für den Anbau von Feigen.
Weiterhin baute ich eine Pergola für Brombeeren, Himbeeren, Stachelbeeren und Johannisbeeren.
Mehrere Hochbeete legte ich an für Erdbeeren, Sellerie, Rote Bete, Zucchinis, Knoblauch, Zwiebeln und Kräuter aller Art.
An Obst hatte ich letztlich aus eigenem Anbau frühe und späte Apfelsorten, verschiedene Birnensorten, Pfirsiche, Mirabellen, Pflaumen und Melonen.
Außer Feldsalat baute ich keine weiteren Salate mehr an, da mir diesen meist die Schnecken holten.
Im Frühjahr sprießen hier so viele Wildkräuter, so dass ich mit Löwenzahn und Brennnesseln genug Grünkost allerbester Qualität zur Verfügung habe.

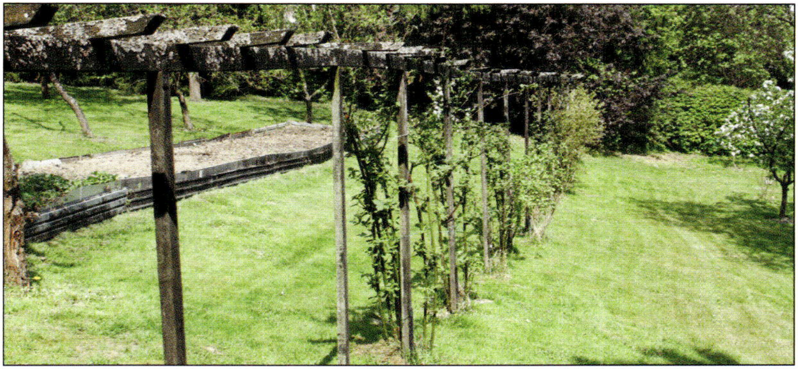

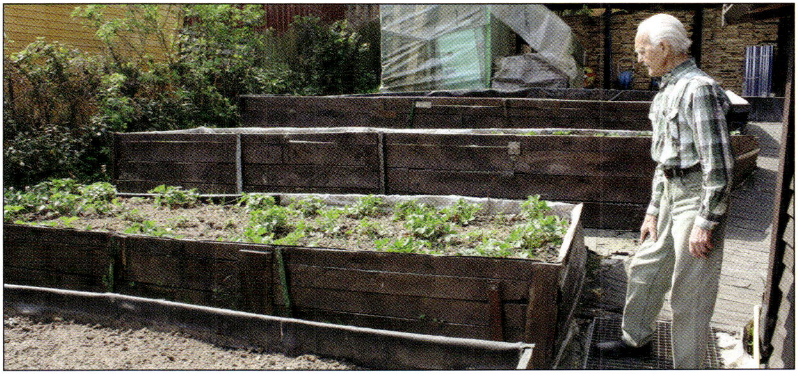

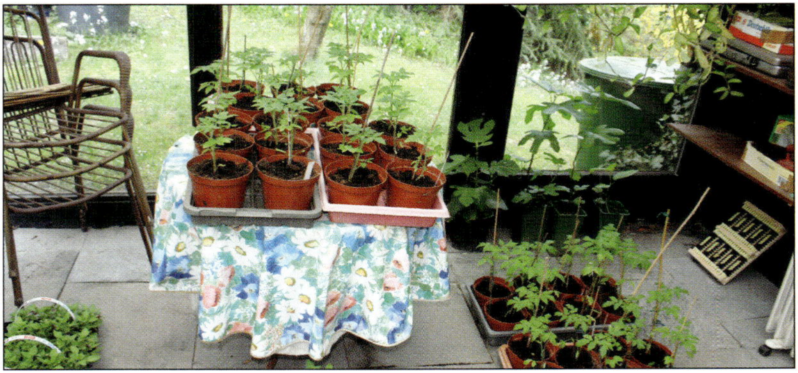

Abbildungen rechts:
Wilhelm Fiebiger und seine Gartenaktivitäten: Pergola, Hochbeete und Treibhäuser.

9.3 Die Ernährung

Mit dem Beschluss, nur noch konsequent Rohkost zu essen, wurden alle Kochtöpfe und Pfannen aus der Küche verbannt. Der Herd wurde mit einer Holzplatte abgedeckt.

Frühstück:
Vormittags nehme ich keine feste Nahrung zu mir.
Es ist bekannt, dass der Körper von Mitternacht bis Mittag ausscheidet. Wenn ich also morgens etwas esse, unterbreche ich diesen Ausscheidungsvorgang und bilde somit langfristig die Ursachen für Krankheiten.
Vormittags trinke ich nur Wasser oder auch Kräutertee, den ich mit einem Teelöffel Honig süße.
In den Sommermonaten trinke ich Saftschorle 1 : 10 (ein Teil Saft, 10 Teile Wasser).
Über den Vormittag kommt so ca.1 l Trinkmenge zusammen.
An Wasser nehme ich Leitungswasser, das ich vorher filtere.

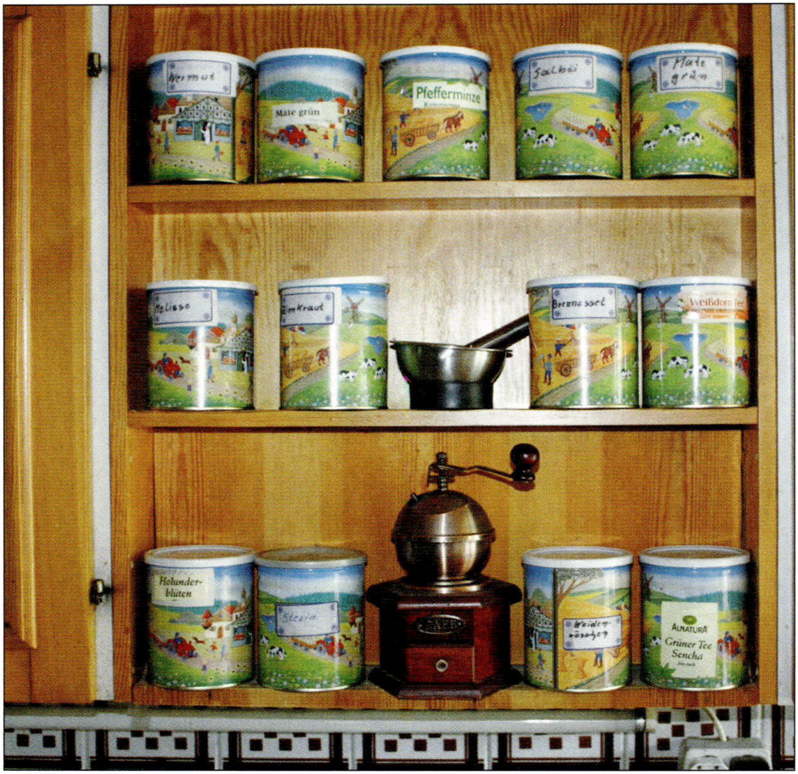

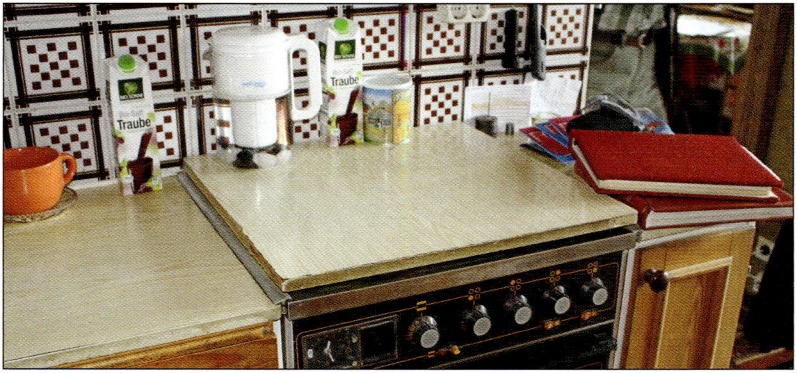

Bilder rechts:
Das Teeregal und der mit einer Holzplatte abgedeckte Herd.

Mittagessen:
Mittags nehme ich die erst feste Nahrung zu mir, und zwar alles aus meinem Garten:
Gemüse jeder Art, Gemüsefrüchte, Obst, Feldsalat und Wildkräuter.
Allerdings esse ich Obst und Gemüse nicht zusammen: Entweder esse ich nur Obst oder nur Salat mit Wildkräutern oder nur Gemüse und Gemüsefrüchte, gelegentlich mit ein paar Nüssen und Samen.
Aber auch beim Rohkostessen gilt die Bescheidenheit:
Weniger ist mehr. Ein Zuviel kann den Verdauungsapparat überlasten. Der zuviel essende Rohköstler ist dann schlechter dran als der karg essende Kochköstler.

Abendessen:
Die zweite Mahlzeit ist das Abendessen, spätestens um 18.00 Uhr. Produkte und Mengen wie Mittagessen, jedoch mit einem Kompromiss: Eine Scheibe Bio-Vollkornbrot, das ich knochenhart werden lasse, um meinen noch überwiegend guten Zähnen harte Arbeit zu geben, damit diese wissen, dass sie auch noch gebraucht werden.

Zwischenmahlzeiten:
Ich esse nichts zwischendurch.

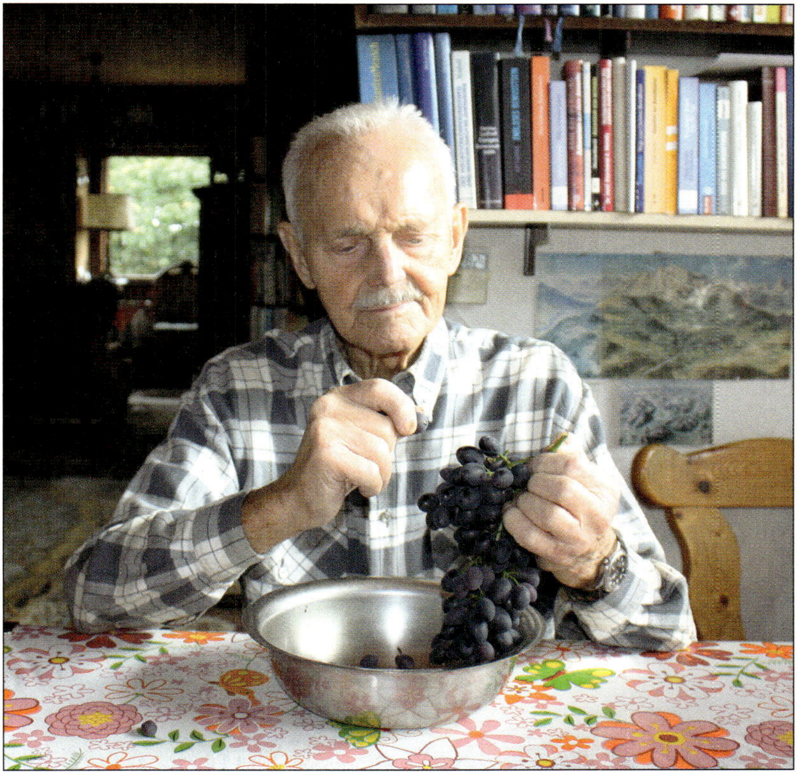

Abbildung oben:
Wilhelm Fiebiger beim meditativen Mittagessen.

9

9.4 Die Bewegung

Ich bin den ganzen Tag in Bewegung: Das 3.000 qm große Grundstück muss in Ordnung gehalten werden. Die Sträucher und Bäume müssen beschnitten und das Gras muss gemäht werden.
Im Haus mache ich auch alles selbst: Von der Reinigung und Pflege bishin zu allen Reparaturen. Hierfür habe ich eine gut ausgestattete Werkstatt im Untergeschoss, um die mich mancher Schlosser und Schreiner beneidet.
Die Hausheizung besteht aus einem zentralen Holzofen. Das gesamte Holz wird von mir zurechtgeschnitten und abgelagert.
Doch alle Bewegungen der Tagesarbeit trainieren den Körper nicht so, dass er geschmeidig bleibt und es zu keinem Kräfteverlust kommt.
Hierfür habe ich mir ein Training ausgesucht, das in den Klöstern von Tibet entwickelt worden ist. Es ist für mich wie zugeschnitten und verbindet ein Muskel- und Dehnungstraining mit Meditation:

9.4.1 Die Fünf Tibeter

Das Körper- und Meditationstraining besteht aus fünf verschiedenen Übungen, die ich jeweils 21 mal wiederhole. Dieses Training mache ich i.d.R. dreimal am Tag.

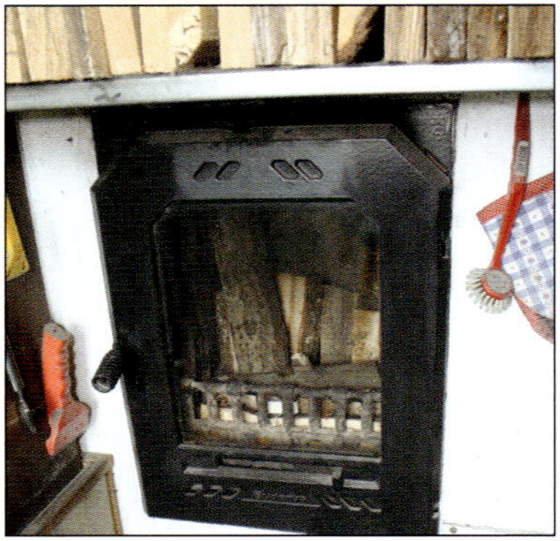

Abbildungen links und unten: Zentraler Holzofen im Haus, das umfangreiche Holzlager außen und die große Werkstatt im Untergeschoss.

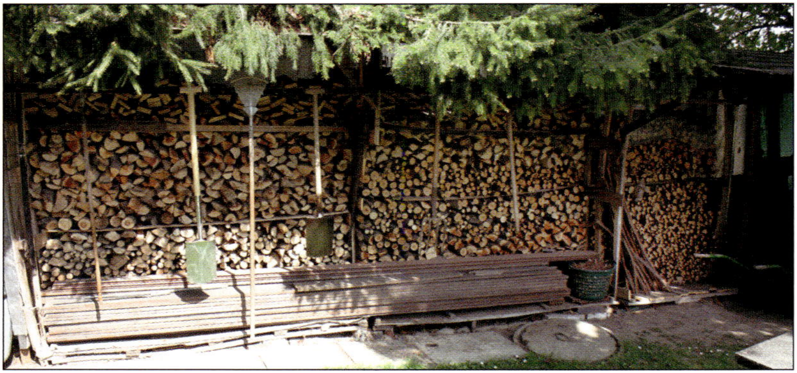

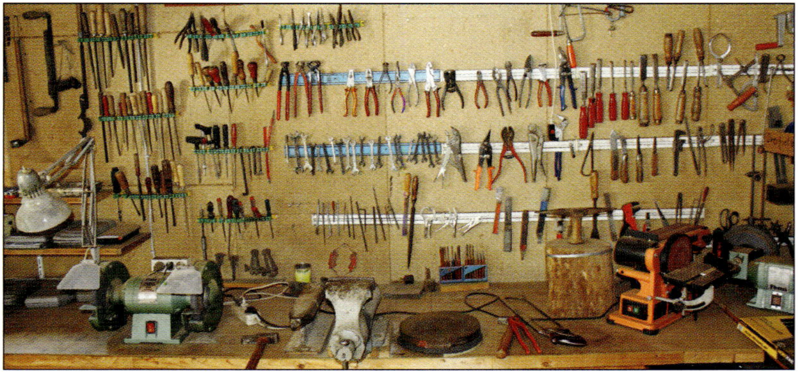

Die erste Übung (140):
Aufrecht stehen, Arme parallel zum Boden ausbreiten, jetzt 21mal im Uhrzeigersinn drehen.
Eine Übung zur Aktivierung der Hormondrüsen und des Gleichgewichtsorgans.

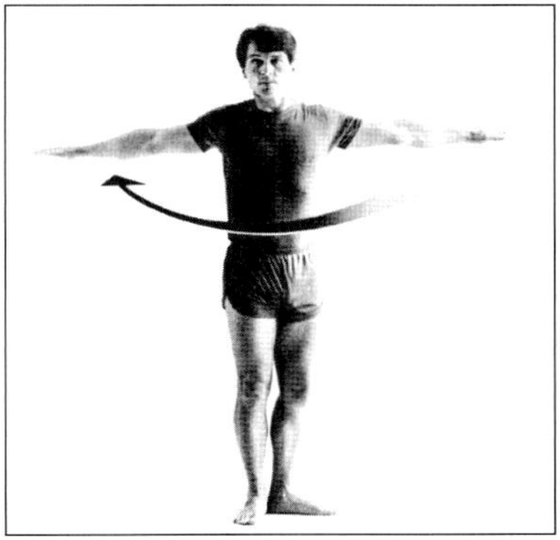

Die zweite Übung (140):
Flach hinlegen, Kopf und Oberkörper leicht anheben. Im zweiten Schritt dann langsam die Beine mit durchgedrückten Knien bis zur Senkrechten anziehen. Ausatmen, wenn man die Beine anzieht, und einatmen, wenn man die Beine absenkt.
Das ist nach meiner Meinung die wichtigste Übung zur Stärkung des Sonnengeflechts und der Bauchmuskulatur.

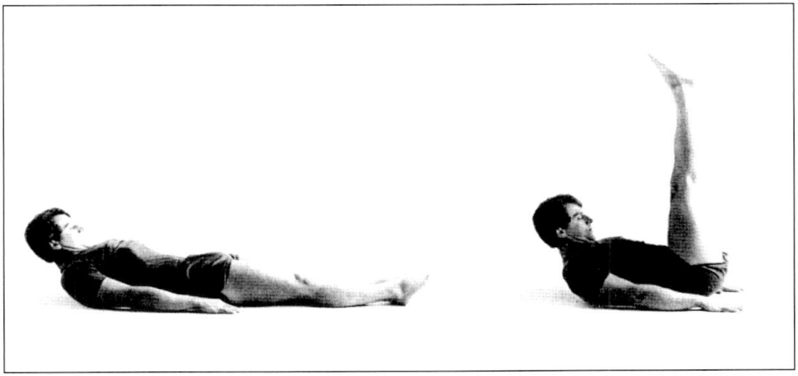

Die dritte Übung (140):
Mit aufrechtem Körper auf dem Boden knien. Im ersten Schritt Kopf und Nacken nach vorn neigen, Kinn an die Brust drücken und ausatmen.
Im zweiten Schritt Kopf und Nacken ganz langsam nach hinten dehnen und dabei tief einatmen.
Eine Übung zur Aktivierung der Brust- und Atemmuskulatur und Dehnung der Alveolen und Bronchien.

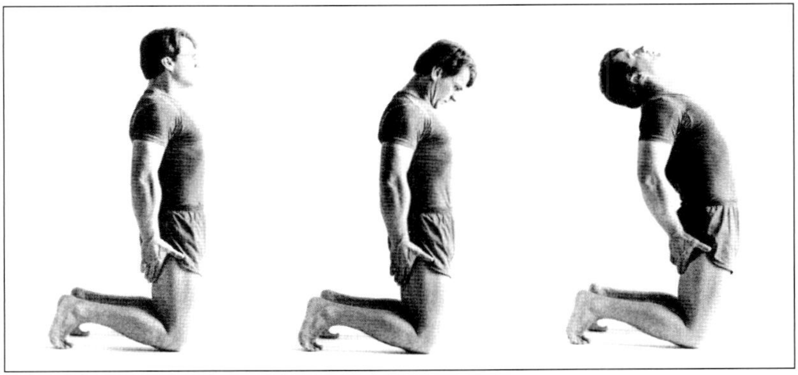

Die vierte Übung:
Auf den Boden setzen, Hände zeigen nach vorne.
Im ersten Schritt Kopf nach vorne beugen und ausatmen.
Im zweiten Schritt Kopf nach hinten legen, Gesäß anheben und einatmen. Rumpf und Oberschenkel sollen eine Gerade bilden.
Wiederum gute Übung für Rücken, Bauch und Oberschenkel.

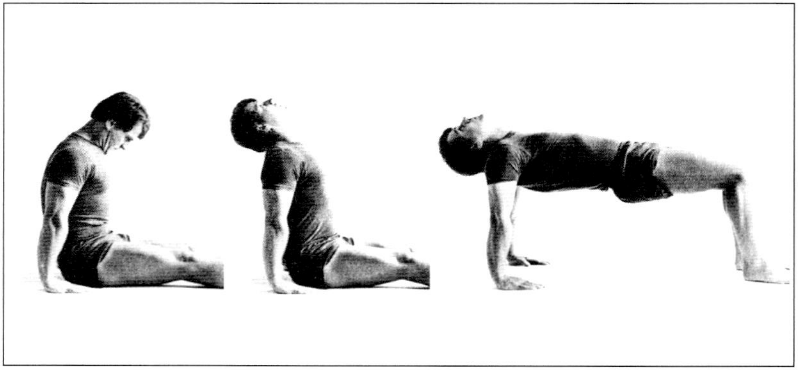

Die fünfte Übung:
Erster Schritt: Wie zu einem Liegestütz auf dem Boden abstützen, Hüfte durchhängen lassen, Kopf so weit wie möglich nach hinten drücken und einatmen.
Zweiter Schritt: Becken in die Höhe heben, Kinn dabei an die Brust drücken und ausatmen.
Wieder eine gute Übung für die Oberarm-, Rücken- und Brustmuskulatur.

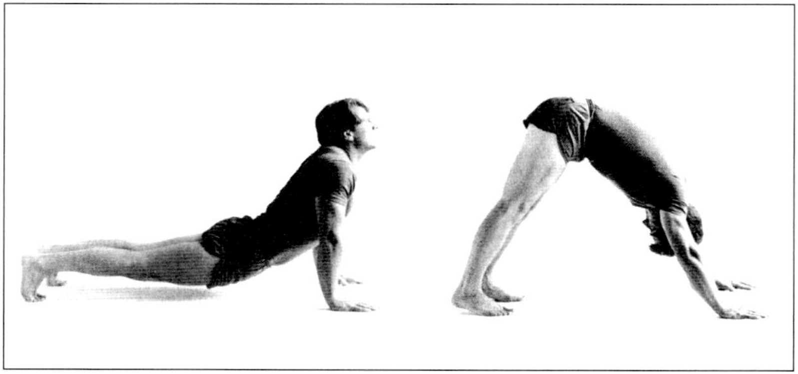

9.4.2 Die Schildkröte

Mit dieser Atem- und Meditationsübung beginne ich den Morgen direkt nach dem Aufstehen.
Erster Schritt:
Scherensitz einnehmen, Kinn gegen das Brustbein drücken, Nacken hochziehen, Schultern dabei fallen lassen, einatmen und dafür danken, dass man den neuen Tag erleben darf.

Zweiter Schritt:
Kopf nach hinten schieben, Kinn und Schultern hochziehen und ausatmen.
Diese Übung wiederhole ich insgesamt zwölf mal.
Mit dem Atem spüre ich die Energie, die in mich hineinfließt. Wenn diese Übung bewusst durchgeführt wird, bedeutet sie einen erheblichen Energie-Zugewinn. Sie ist für mich die wichtigste Körperübung.

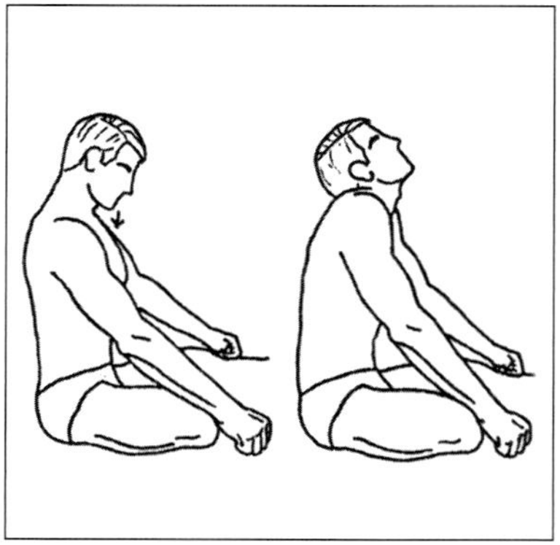

9.4.3 Kopftraining

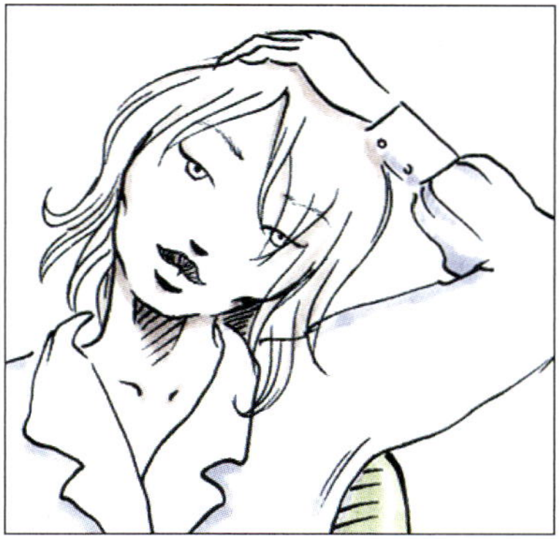

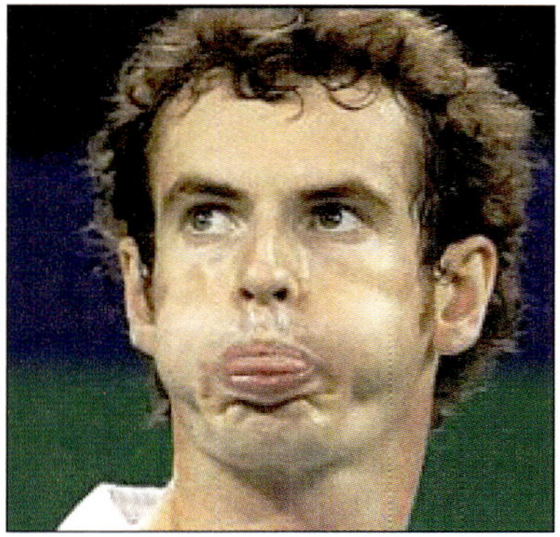

Heißt: Morgens zwei Minuten Grimassen schneiden, Kopf nach vorne, nach hinten, nach rechts und links und Kopf locker im Kreis rollen.
Strafft die Gesichtshaut und lockert die Halswirbelsäule.

9.4.4 Kopfstand

mit dem Yoga-Hocker mache ich i.d.R. dreimal am Tage:
Morgens, vor dem Mittagessen und vor dem Abendessen.
Der Kopfstand dauert normalerweise 10 Minuten. Ich fühle mich danach frisch und erholt.
Übrigens:
Der frühere indische Ministerpräsident Nehru unterbrach Verhandlungen, wenn er sich nicht mehr konzentrieren konnte, sich müde und abgespannt fühlte.
Er ging dann in ein Nebenzimmer, machte einen fünfminütigen Kopfstand und kam zum Erstaunen der restlichen Teilnehmer nach dieser kurzen Zeit völlig regeneriert zur Runde zurück.

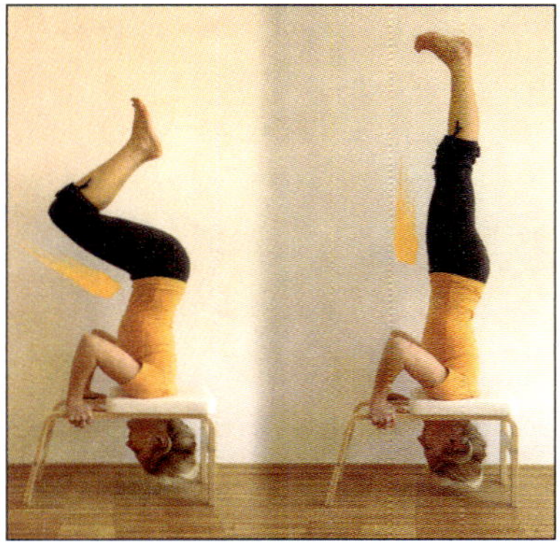

9.4.5 Powerwalking

Dreimal in der Woche marschiere ich im strammen Tempo eine landschaftlich wunderbare Strecke von ca. 6-7 km in 38 Minuten. Früher habe ich 40 Minuten dafür benötigt, in den letzten Jahren habe ich meine Geschwindigkeit erhöht.

Abb. rechts: Wilhelm Fiebiger bei seinem strammen Marsch.

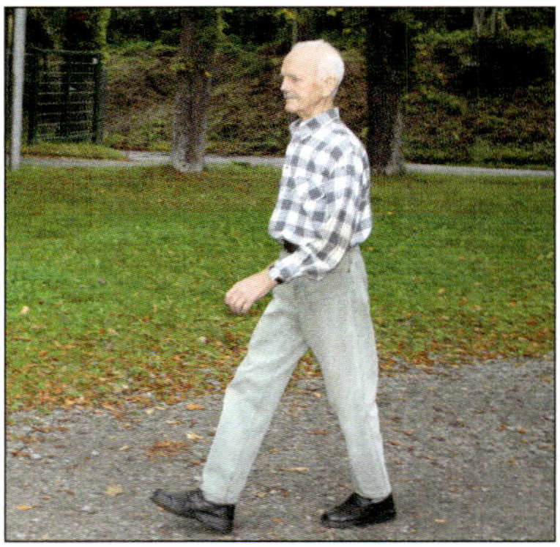

Anmerkung des Autors:
Nach dem letzten Termin im Fotostudio habe ich Wilhelm Fiebiger noch einmal zu einem Rundgang durch Wiesbaden eingeladen: Ich konnte immer nur mit Mühe seinem Tempo folgen. Gelegentlich schaute er auf mich zurück mit der Frage: „Können sie noch oder soll ich etwas langsamer gehen?"

9.4.6 Gerade Körperhaltung

Nur bei einer geraden Körperhaltung kann die Lebensenergie Qi nach der chinesischen Betrachtungsweise frei fließen.
Anm. des Autors: Nach westlicher Betrachtung ist die gerade Körperhaltung wichtig für freie Atemwege und für die Dehnung der Alveolen. Die Vitalkapazität wird erhöht.

9.5 Weitere wichtige Faktoren für Gesundheit im hohen Alter

9.5.1 Schlaf

Spätestens um 6.00 Uhr stehe ich auf und bin um 20.00 Uhr im Bett. Nach den Erkenntnissen von Dr. Stöckmann ist es wichtig, vier Stunden vor Mitternacht einzuschlafen.

9.5.2 Krankheiten, Ärzte und Medikamente

Bei meiner Kriegsverletzung vor 66 Jahren bin das letzte Mal von einem Arzt behandelt worden und es war das letzte Mal, dass ich Medikamente genommen habe.
Wenn es einmal irgendwo zwackt, faste ich einige Tage und nehme dazu die empfohlenen Kräutertees.
Auch habe ich seit Jahren keine Erkältung mehr, da ich zweimal in der Woche die eigene Sauna benutze.

9.5.3 Genetik

Die genetische Disposition ist bei mir eher mitleidenswert:
Mein Bruder lebte von der üblichen Todeskost und starb mit 64 Jahren an einem Herzinfarkt. Sein Sohn starb mit 64 Jahren an Krebs. Mein Vater starb mit 73 Jahren an einem Herzinfarkt.

9.5.4 Lebenseinstellung

Wenn es meine Zeit erlaubt, lese ich. Dazu steht mir eine umfangreiche Bibliothek mit 3.000 Büchern zur Verfügung. Aus dem Bemühen, ein naturnahes Leben zu führen, erschließen sich mir immer neue Erkenntnisse zu den entscheidenden Fragen:

- Woher kommen wir?
- Warum leben wir hier?
- Was ist, wenn wir unseren Körper ablegen?

Je mehr wir den Blick von außen nach innen wenden, umso mehr erkennen wir auch die kosmischen Zusammenhänge.
Wenn Geschehnisse entgegen unseren Wünschen verlaufen, dann müssen wir die Ursachen hierfür in uns und nicht außerhalb sehen. Wir sollten immer bemüht sein, nach den Lehren der Bergpredigt zu leben statt Egoismus zu pflegen.
Bei dieser Einstellung werden sich viele Spannungen in Harmonie auflösen.

Bilder unten und nächste Seite: Bücher, Bücher, Bücher – wo man auch nur in seinem Haus hingeht, sieht man Regale vom Boden bis zur Decke, die Wilhelm Fiebiger auch noch selbst in seiner Schreinerwerkstatt gezimmert hat. Egal, welche Frage man stellt, seine Antwort kann er immer gleich mit mehreren Zitaten aus seiner Bibliothek untermauern.

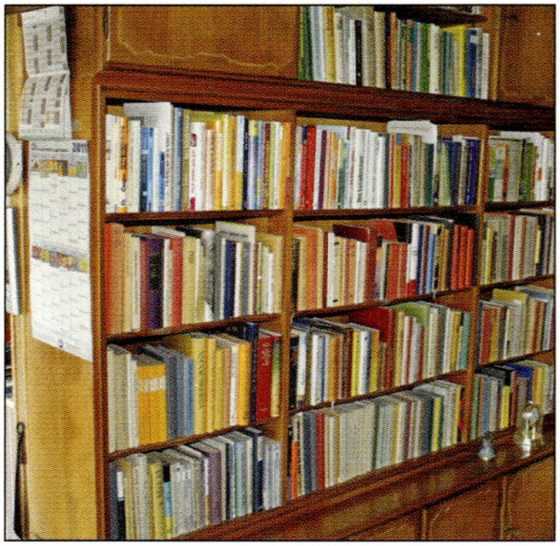

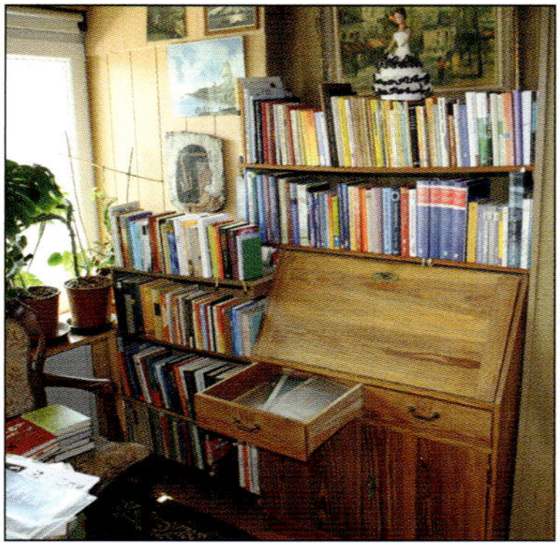

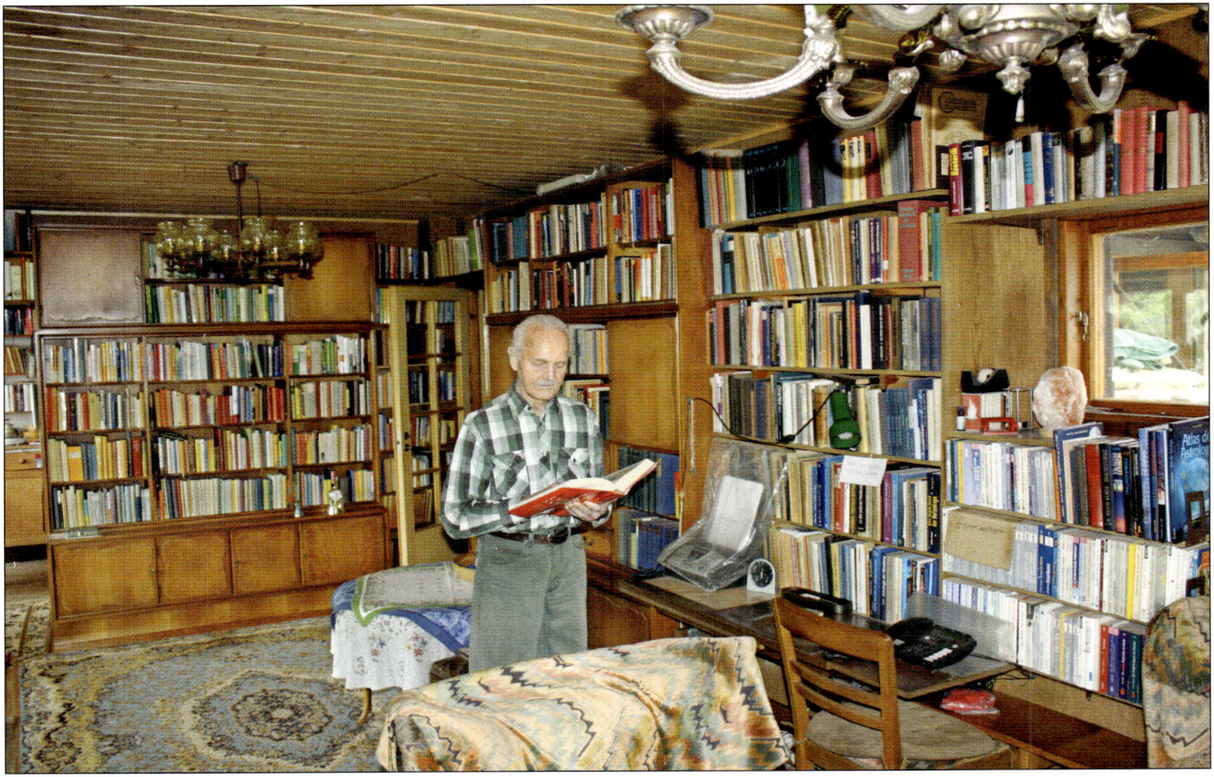

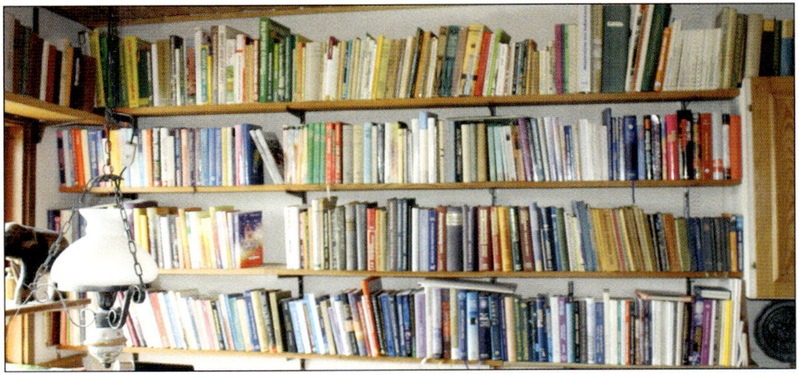

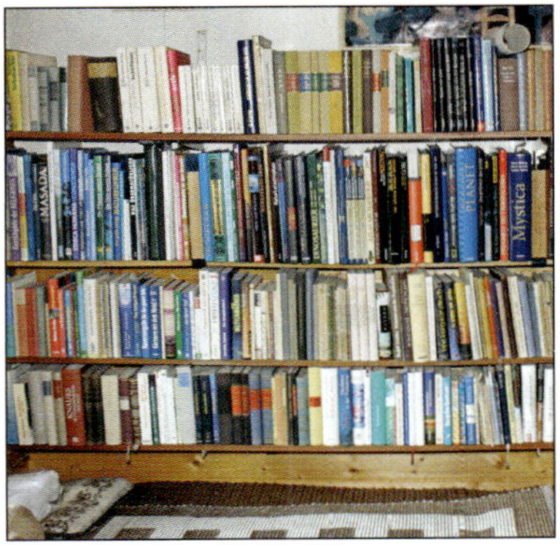

9

9.6 Glaube

„Gott ist in mir – ich bin in Gott" ist mein fester Glaube. Das dankbare Gebet am Morgen, dass ich den neuen Tag erleben darf, das Gebet vor den Mahlzeiten und das Gebet am Abend verleihen mir Kraft.

9.7 Präferenz Ernährung und Bewegung

Frage:
Welchen Stellenwert für die Vitalität hat die Ernährung und die Bewegung?
Antwort:
40 % Anteil an meinem Gesundheitszustand hat die Ernährung und 60 % die Bewegung mit der Atemübung, den Fünf Tibetern, dem Kopfstand und auch der täglichen Bewegung in meinem Garten.

9.8 Vitalitätsgefühl

Ich fühle mich heute mit 94 Jahren vitaler, wacher, frischer, konzentrierter und lebensfreudiger als damals mit 70 Jahren. Seit meiner konsequenten Lebensumstellung vor 25 Jahren bleibt der jährliche Vitalitätsverlust aus.
Ich fühle mich alterslos.

9.9 Daten

Größe 170 cm, Gewicht 48 kg, Ruhepuls 60/min, Blutdruck 130/85 mm/Hg

9.10 Anmerkungen des Autors zum Leben von Wilhelm Fiebiger

Als ich zum ersten Mal einen Artikel in einer Fachzeitschrift über Wilhelm Fiebiger las, war ich begeistert. Die Begeisterung wuchs noch, als ich ihn persönlich traf:

- Ich hatte noch nie einen so belesenen Menschen kennengelernt, der seine Erkenntnisse so konsequent für sein Leben umgesetzt hat.
- Ich hatte noch nie einen Menschen kennengelernt, der in diesem Alter noch so vital und wissbegierig ist.
- Ich hatte noch nie jemanden kennengelernt, der die Thesen der Natürlichen Gesundheitslehre von Shelton und Walker so konsequent umgesetzt und ihre Wirkungen bestätigt hat.

Daher war Wilhelm Fiebiger auch für mein Buch das ideale Vorzeigebeispiel

- Er widerlegt den Mythos, dass man ein Gramm Eiweiß pro Kilo Körpergewicht pro Tag braucht. Nach meiner überschlägigen Rechnung nimmt Wilhelm Fiebiger nur ein Zehntel der empfohlenen Menge auf, hat aber keinerlei Erscheinungen eines Eiweißmangels.
- Der Mythos, dass Kartoffeln und Brot Grundnahrungsmittel sind, brauchte er nicht mehr zu widerlegen. Hier hat sich die Wissenschaft durch die veränderten Ernährungspyramiden selbst korrigiert.
- Er betreibt den Idealsport des Alters: Gelenkschonend, muskelaufbauend und dehnend.

Einzig allein die Trinkmenge von 1 - 1,5 l am Tag entspricht nicht meinen Erkenntnissen:

- Franz Konz (17) hat sich mit dem Verhalten der Primaten beschäftigt, die er als unsere Vorfahren mit noch natürlichem Verhalten ansieht. Ernähren sie sich von Früchten und Grünzeug, so trinken sie überhaupt nichts. Ausnahme: Nach Kampf und Flucht.
- Auch Brucker (82) empfiehlt, nur zu trinken, wenn man Durst hat, da andernfalls die Nieren unnötig belastet werden.
  Er soll auch gesagt haben:
  „Wer trinkt ohne Durst und isst ohne Hunger,
  der stirbt umso junger".

Auch die Ansicht von Wilhelm Fiebiger, Obst und Gemüse immer getrennt zu essen, wird von Franz Konz (17) nicht geteilt. Nach seinen Beobachtungen essen Primaten zum Obst immer noch die Blätter des Obstbaumes. Da die Verdauungsgeschwindigkeiten annähernd gleich sind, spricht auch aus diesem Grunde nichts dagegen.
Aber das sind Marginalien, die wir jedem zugestehen sollten:
Entscheidend ist nicht die dritte Stelle hinter dem Komma, sondern die Zahl vor dem Komma.

10 Fragenkatalog zur tendenziellen Lebenserwartung

10.1 Erbanlagen (Bewertungsanteil 20 %)

10.1.1 Eltern

Beide Eltern sind weniger als 80 Jahre alt geworden .... 0 Punkte
Ein Elternteil ist über 80 Jahre alt geworden .... 5 Punkte
Beide Eltern sind über 80 Jahre alt geworden .... 10 Punkte
Ein Elternteil ist über 85 Jahre alt geworden .... 15 Punkte
Beide Eltern sind über 85 Jahre alt geworden .... 20 Punkte

10.2 Mentale Faktoren (Bewertungsanteil 25 %)

10.2.1 Lebenseinstellung (Griesgramfaktor)

Griesgramfaktor 2: Ich kann mich nicht mehr freuen: Überall Kriege, Arbeitslosigkeit, Katastrophen und unheilbare Krankheiten .... 0 Punkte
Griesgramfaktor 1: Es gibt überall Probleme, aber das war schon immer so. Damit kann ich leben. .... 3 Punkte
Griesgramfaktor 0: Bei allen Problemen: Ich bin der Ansicht, dass es den Menschen in Deutschland noch nie besser ging. Die Frage ist auch nicht, was mir genommen wurde, sondern was mir verbleibt – und das ist unvergleichlich viel ... 5 Punkte

10.2.2 Lachen

Es gibt nichts zu lachen .... 0 Punkte
Ich lache gelegentlich, zeige es aber nicht nach außen .... 3 Punkte
Ich lache gerne und oft, weil es nach meiner Meinung auch etwas zu lachen gibt 5 Punkte

10.2.3 Ehe- bzw. Lebensgemeinschaft

Ich lebe alleine .... 0 Punkte
Meine Lebensgemeinschaft ist eine normale Beziehung .... 3 Punkte
Meine Lebensgemeinschaft ist sehr glücklich .... 5 Punkte
Meine Lebensgemeinschaft ist nicht besonders glücklich. Ich wollte mich schon des öfteren trennen ....0 Punkte

10.2.4 Egoismus

Ich denke vornehmlich an mich selbst: Die Hauptsache ist, dass es mir gut geht . 0 Punkte
Natürlich denke ich auch an die Anderen, insbesondere an die Familie .... 3 Punkte
Ich freue mich, wenn ich anderen Menschen helfen kann und handhabe es auch in meinem täglichen Leben .... 5 Punkte

10.2.5 Freunde

Ich brauche keine Freunde. Letztlich wollen die immer nur etwas von mir .... 0 Punkte
Natürlich habe ich Freunde; aber hundertprozentig verlassen kann ich mich auf diese nicht .... 3 Punkte
Ich habe Freunde, auf die ich mich hundertprozentig verlassen kann. Wir unternehmen des öfteren etwas gemeinsam .... 5 Punkte

10.3 **Körpertraining** (Bewertungsanteil 10 %)

10.3.1 Sport

Ich bewege mich nicht gerne. Sport ist Mord .... 0 Punkte
Ich bewege mich gerne, aber aktiven Sport treibe ich nicht .... 5 Punkte
Ich bewege mich gerne und betreibe d e n Sport, der mir Freude bereitet und auch immer nur so viel, wie es mir Freude macht .... 10 Punkte
Ich bin ein Kämpfer. Ich möchte immer der Erste sein und betreibe auch daher Sport .... 0 Punkte
Ich betreibe Leistungssport .... 0 Punkte

10.4 Ernährung und sonstige gesundheitsrelevante Faktoren
(Bewertungsanteil 45 %)

10.4.1 Gewicht

Ich habe mehr als 10 % Übergewicht .... 0 Punkte
Ich habe mehr als 5 % Übergewicht .... 2 Punkte
Ich habe Normalgewicht .... 5 Punkte
Ich habe Idealgewicht ....10 Punkte

10.4.2 Nahrungsmenge

Ich esse reichlich und über meinen Hunger hinaus .... 0 Punkte
Ich esse normal, gerade so viel, bis ich satt bin .... 3 Punkte
Ich esse sehr wenig. Ab und zu esse ich abends gar nichts .... 5 Punkte

10.4.3 Ernährungsweise

Ich esse überwiegend gutbürgerlich .... 0 Punkte
Ich esse ca. 50 % Frischkost (Obst, Salat, Gemüse, Kräuter, Samen, Nüsse) und ca. 50 % Koch- und Backkost .... 2 Punkte
Ich esse ca. zwei Drittel Frischkost und ein Drittel Koch- und Backkost .... 4 Punkte
Ich ernähre mich zu 98 % von biologisch angebauter Frischkost (Obst, Salat, Gemüse, Kräuter, Samen, Nüsse). Einziger Kompromiss: 1-2 Scheiben dünn geschnittenes Vollkornbrot am Tag. Ich meide strikt Industriezucker und deren Produkte sowie Weißmehl und Produkte aus diesem. Ich esse kein Fleisch und auch keinen Fisch .... 5 Punkte

10.4.4 Frühstück

Ich frühstücke gutbürgerlich, z.B. mit Brötchen, Marmelade und Kaffee .... 0 Punkte
Zum Frühstück gibt es nur Obst oder ein Obst/Salat-Mixgetränk .... 2 Punkte
Bis 12.00 Uhr mittags gibt es entweder gar nichts, alternativ Kräutertee oder eine Saftschorle 1:10 mit Wasser verdünnt (1 Teil Obstsaft, 10 Teile Wasser) .... 3 Punkte

10.4.5 Abendessen

Ich esse gutbürgerlich zu Abend .... 0 Punkte
Das Abendessen wird spätestens bis 18.00 Uhr eingenommen und fällt karg aus. Es besteht i.d.R. nur aus einem Salat .... 2 Punkte

10.4.6 Aufenthalt im Freien

Ich halte mich täglich weniger als 30 Minuten im Freien auf .... 0 Punkte
Ich halte mich täglich mehr als 30 Minuten im Freien auf .... 2 Punkte
Ich halte mich täglich mehr als 60 Minuten im Freien auf .... 3 Punkte
Ich halte mich täglich mehr als 90 Minuten im Freien auf .... 4 Punkte

10.4.7 Eigener Garten

Ich habe keinen eigenen Garten .... 0 Punkte
Ich habe zwar keinen eigenen Garten, kaufe aber nur Bioprodukte und alles frisch .... 1 Punkt
Ich hole mir die Frischkost zum überwiegenden Teil aus dem eigenen Garten .... 2 Punkte

10.4.8 Nikotin

Ich rauche mehr als 10 Zigaretten am Tag .... 10 Punkte abziehen
Ich rauche weniger als 10 Zigaretten am Tag .... 5 Punkte abziehen
Ich rauche maximal eine Zigarette am Tag .... 0 Punkte
Ich bin Nichtraucher .... 2 Punkte

10.4.9 Alkohol

Ich trinke mehr als drei Flaschen Wein oder vergleichbare Spirituosen am Tag . 10 Punkte abziehen
Ich trinke weniger als drei Flaschen Wein oder vergleichbare Spirituosen am Tag 8 Punkte abziehen
Ich trinke weniger als zwei Flachen Wein oder vergleichbare Spirituosen am Tag 3 Punkte abziehen
Ich trinke weniger als eine Flasche Wein am Tag .... 0 Punkte
Ich trinke gelegentlich ein Glas Wein .... 1 Punkte
Ich trinke keinen Alkohol .... 2 Punkte

10.4.10 Medikamente

Ich brauche regelmäßig Medikamente .... 5 Punkte abziehen
Ich nehme Medikamente nur gelegentlich und auch nur, wenn sie mir der Arzt verschreibt .... 0 Punkte
Ich nehme grundsätzlich keine pharmazeutischen Medikamente und brauche auch keinen Arzt, ausgenommen bei einem Unfall .... 2 Punkte

10.4.11 Operationen

Ich wurde in den letzten 10 Jahren mehr als fünfmal mit Vollnarkose operiert .... 5 Punkte abziehen
Ich wurde in den letzten 10 Jahren weniger als fünfmal mit Vollnarkose operiert.. 3 Punkte abziehen
Ich wurde in den letzten 10 Jahren höchstens einmal in Vollnarkose operiert ..... 0 Punkte

10.4.12 Blutdruck

Mein Blutdruck ist ständig über 160/100 mmHg .... 15 Punkte abziehen
Mein Blutdruck ist ständig über 150/100 mmHg .... 10 Punkte abziehen
Mein Blutdruck ist ständig über 140/95 mmHg .... 5 Punkte abziehen
Mein Blutdruck ist ständig über 130/90 mmHg .... 3 Punkte abziehen
Mein Blutdruck ist unter 130/90 mmHg .... 0 Punkte
Mein Blutdruck liegt um 120/80 mmHg oder darunter .... 3 Punkte

10.4.13 Cholesterin

Mein Gesamtcholesterinwert liegt über 250 und/oder der Cholesterinindex (Verhältnis LDL : HDL) ist höher als 3,7 .... 5 Punkte abziehen
Mein Gesamtcholesterinwert liegt unter 250 und/oder der Cholesterinindex liegt unter 3,7 .... 0 Punkte
Mein Gesamtcholesterinwert liegt unter 200 und/oder der Cholesterinindex liegt unter 2,0 .... 4 Punkte

10.5 Bewertung

Die maximale Punktzahl beträgt 100. Das nach statistischer Wahrscheinlichkeit zu erreichende Lebensalter beträgt bei über 95 Punkten 110 Jahre und mehr, bei über 85 Punkten 100 Jahre und mehr und bei über 80 Punkten 90 Jahre und mehr.

10.6 Anmerkung

Der beschriebene Fragenkatalog berücksichtigt eine Reihe von wissenschaftlichen Studien, unzählige veröffentlichte Erfahrungsberichte sowie auch persönliche Erfahrungen des Autors. Zu bedenken ist, dass das statistische Mittel nur selten ohne Veränderungen auf den Einzelfall zutrifft. Die entscheidende Erkenntnis aus dem Fragenkatalog sollte aber folgende sein:

- Gesundheit und hohes Alter setzen sich aus vielen kleinen Bausteinen zusammen.
- Nur die Aneinanderreihung der vielen Bausteine führt zum Ziel von Gesundheit und hoher Lebenserwartung.
- Und noch eine Erkenntnis aus dem Fragenkatalog: Eine oder zwei Verfehlungen wirken sich kaum aus, wenn das restliche Gesamtbild stimmt.

11 Altersbeschwerden und ihre Heilung auf natürlichem Wege

Die Heilung von Krankheiten und Beschwerden kann auf drei unterschiedlichen Wegen beschritten werden:

- Die klassische Medizin
- Die Naturheilkunde
- Die natürliche Gesundheitslehre

11.1 Die klassische Medizin

arbeitet schwerpunktmäßig mit

- Pharmazie
- Chirurgie
- Radiologie

Sie ist unabdingbar bei Unfällen und genetisch bedingten Schwächen, die zu einem frühen Tod führen würden.
Die klassische Medizin hat ihre großen Schwächen im marktwirtschaftlichen System selbst:
Bei der Forschung treten humanitäre Gesichtspunkte in den Hintergrund.
Bei der Entscheidung für ein neues Medikament steht die Patentfähigkeit und der damit verbundene hohe Deckungsbeitrag im Vordergrund.
Preiswerte und effektive Therapien werden unterdrückt.
Dies führt zwangsläufig zu Verwerfungen im Medizinsystem: Immer teurere Verfahren, immer teurere Medikamente und immer höhere Kassenbeiträge führen nicht immer zu mehr Heilerfolg.
Die pharmazeutischen Medikamente verfügen durchweg über z.T. erhebliche Nebenwirkungen, die bei Dauermedikation wieder andere Krankheiten hervorrufen und lebenszeitverkürzend wirken können.
Last but not least führt das Entlohnungssystem dazu, dass der Arzt keine Ursachenforschung mehr betreiben kann. Dies führt zu dem bekannten geflügelten Wort:
„Ärzte wischen das Wasser auf, haben aber keine Zeit, den Wasserhahn zuzudrehen."

11.2 Die Naturheilkunde

arbeitet schwerpunktmäßig mit

- Homöopathie
- Phytotherapie (Pflanzenheilkunde)
- Akupunktur
- Fußreflexzonentherapie
- Osteopathie

Die Therapien sind nebenwirkungsarm und können vornehmlich große Erfolge bei allen chronischen Krankheiten aufweisen.

11.3 Die natürliche Gesundheitslehre

arbeitet schwerpunktmäßig mit

- Ernährungsumstellung
- Fasten
- Darmspülungen
- Tageslicht und Frischluft

Die natürliche Gesundheitslehre geht davon aus, dass allen Lebewesen genügend Mittel und Energien mitgegeben worden sind, um auftretende Krankheiten selbst zu kurieren, wenn man dem Betriebssystem nur die Gelegenheit dazu gibt.
Die natürliche Gesundheitslehre geht davon aus, dass die Heilung einer noch so schweren Krankheit für das Betriebssystem einen unvergleichlich kleineren Aufwand darstellt, als die Entwicklung eines 180 cm großen Menschen aus einem nur wenige Millimeter großen Fötus.
Die natürliche Gesundheitslehre ist der Ansicht, dass man eben dieses Betriebssystem nur in eine Lage versetzen muss, dass es sich ungestört den Reparaturen widmen kann.
Dieses Hofieren des Betriebssystems erfolgt mit der Standardtherapie „Ruhen und Fasten".
Unter diesem Aspekt sollten die nachfolgend beschriebenen Therapieempfehlungen gesehen werden:

- Der Schöpfer hat den Menschen so gestaltet, dass er ohne Krankheiten auskommt.
- Entstehen trotzdem Krankheiten, so sind diese, bis auf wenige Ausnahmen, in einem nicht artgerechten Lebensstil begründet.
- Diesen Lebensstil gilt es gekonnt und strikt nach wissenschaftlichen Grundsätzen zu korrigieren.

11.4 Altersbeschwerden in alphabetischer Reihenfolge *)

*) Viele Beschwerden treten inzwischen auch in jüngeren Jahren auf.

Adipositas

Definition:
Übermäßige Einlagerung von Fett aufgrund von zu hoher Zufuhr und zu geringerem Verbrauch.

Alternativbezeichnungen:
Fettsucht, XXL-Epidemie

Grade:
Fettsucht Stufe 1:
BMI Männer 25-30, Frauen 24-30
Fettsucht Stufe 2:
Body-Mass-Index 30-35
Fettsucht Stufe 2b:
Body-Mass-Index 35-40
Fettsucht Stufe 3:
Body-Mass-Index über 40
Zur ausführlichen Erläuterung des Body-Mass-Indexes BMI und der Gewichtstabelle vgl. S. 85/86.

Ursachen
in der Reihenfolge ihrer Bedeutung:
1. Psychische Probleme
2. Ernährungsfehler
3. Magenerweiterung
4. Bewegungsmangel
5. Stoffwechselverlangsamung im Alter
6. Konstitution und Genetik
7. Tageslichtmangel
8. Schlafmangel
9. Schilddrüsen-Unterfunktion

Die Psyche:
Adipositas ist eine von den vielen „Psychosomatosen", d.h. eine kranke Seele ist die Ursache für eine körperliche Erkrankung. Bei Adipositas ist es die Suggestion von Wohlbefinden über die Geschmacksrezeptoren zum Ausgleich von Dysstress. Dysstress, das ist die belastende Beanspruchung, im Gegensatz zu Eustress, der wohltuenden Beanspruchung. Gründe für Dysstress können sein:
- Mangelnde partnerschaftliche Nähe
- Mangelnde Freude
- Schicksalsschläge

In seinem Buch „Abnehmen ist leichter als Zunehmen" (281) behauptet der Psychochoach Andreas Winter sogar, dass wir nicht nur essen, um unseren Körper zu ernähren, sondern um Stress abzubauen, einen Mangel zu kaschieren und um uns wohlzufühlen. Und indem wir dieses gute Gefühl festhalten wollen, geben wir dem Körper die unbewusste Anweisung, die Nahrung festzuhalten. Dieser produziert dann Botenstoffe, u.a. Cortisol, um sie in Form von Fett zu speichern. Weiterhin schreibt dieser Autor, dass Fett auch eine Schutzfunktion hat und einen Wall gegen die äußeren Angriffe bildet.
Der Autor ist der Meinung, dass, wenn diese Ursachen erkannt werden, die Cortisolproduktion sinkt, die Ursache für den Schutzpanzer entfällt und dann das Fett von selbst wie Schnee im Sommer schmilzt.

Ernährungsfehler:
Hier sind es vor allem die sogenannten „Dickmacher", wie sie die frühere Bundesministerin für Verbraucherschutz, Renate Künast, in ihrem gleichnamigen Buch (282) beschrieben hat:
- Zucker- und Weißmehlprodukte, die hohe Insulinmengen anfordern, um gleich danach zur Unterzuckerung mit einer Heißhungerattacke zu folgen.
- Die Nahrungsmittel-Zusatzstoffe der Industrie: Das marktwirtschaftliche System beruht auf Umsatz- und Gewinnmaximierung. Versetzt man Lebensmittel mit Zusatzstoffen, die dem Produkt einen höheren Umsatz bescheren, so wird dieser Stoff hinzu gegeben. In fast allen abgepackten Supermarkt-Lebensmitteln sind solche „Geschmacksverstärker" enthalten, die die Sucht nach Mehrverzehr bewirken. Eine ausführliche Darstellung der schädlichen Zusatzstoffe ist auf den Seiten 59 - 62 zu lesen.

Auswirkungen (283):

- Arteriosklerose und Bluthochdruck
- Herzversagen
- Schlaganfall
- Diabetes Mellitus II
- Fettleber
- Bauchspeicheldrüsenerkrankungen
- Krebserkrankungen (Speiseröhre, Magen, Darm, Bauchspeicheldrüse, Leber, Niere, Brust, Gebärmutter)
- Lungenerkrankungen (durch Minderbelüftung)
- Arthrose, Osteoporose
- Gicht
- Thrombosen, Gerinnungsstörungen
- Unfruchtbarkeit
- Erektionsstörungen
- Sodbrennen durch Reflux
- Schlaf-Apnoe-Syndrom
- erhöhtes Operationsrisiko
- Lebenszeitverkürzung

Studie 1 (284):
Eine Langzeitstudie in Dänemark mit 5.000 Wehrpflichtigen über einen Zeitraum von 60 Jahren hat folgendes Resultat ergeben:
Ein adipöser Mann (BMI über 30) hat ein doppelt so hohes Sterberisiko wie ein normalgewichtiger. Aus den Daten errechneten die Forscher eine Lebenszeitverkürzung von 8 Jahren.

Studie 2 (285):
Fettleibige Frauen (BMI über 30) haben ein um 68 % höheres Nierenkrebsrisiko.

Studie 3 (286):
Griechische Ärzte stellten fest, dass übergewichtige Kinder einen höheren Cortisolspiegel aufwiesen als die normalgewichtigen. Höhere Cortisolwerte entstehen bei Angststörungen.

Studie 4 (297):
Fruchtzuckerzusätze in Getränken erhöhen den Körperfettanteil eklatant. Der Verbrauch des stark fruktosehaltigen Maissirups, auch Glukosesirup genannt, hat in den USA in den letzten zwei Jahrzehnten um das Zehnfache zugenommen.

Studie 5 (288):
Operative Magenverkleinerungen bergen ein erhebliches Operationsrisiko. Das Sterberisiko bei über 65-Jährigen betrug 11 %. Bei Patienten mit Bluthochdruck und Diabetes war das Risiko noch höher.
Dies ergaben Auswertungen von Daten von über 16.000 Patienten, die sich zwischen 1998 und 2002 einer Operation unterzogen hatten.

Studie 6 (289):
Weltweit sterben jährlich 2,6 Millionen Menschen an Übergewicht.
Zum Vergleich: An der als „Pandemie" (weltweite Epidemie) bezeichneten Schweinegrippe starben 18.400 Menschen. Adipositas wird daher auch im neueren Sprachgebrauch als XXL-Epidemie bezeichnet.

Studie 7 (289):
In Deutschland waren im Jahre 2010 mehr als die Hälfte der Erwachsenen übergewichtig. Bei den über 70-Jährigen sind 74 % der Männer und 68 % der Frauen übergewichtig.

Therapiestufe 1:
Psychische Probleme erkennen und bearbeiten, u.U. zusammen mit einem Psychotherapeuten.

Therapiestufe 2:
Ernährungsfehler erkennen und abstellen. Hier gilt es, die erkannten Dickmacher, wie alles Zuckerhaltige, alle Weißmehlprodukte und alle Industrieprodukte zu meiden.
Im Detail: Ernährung aus den Klassen 1 und 2, Dinner-Cancelling mindestens 4 x in der Woche.
Vorher 14tägiges Saftfasten mit dem Obst-Kräuter-Shake, aber nur ein Glas pro Tag.

Therapiestufe 3:
Die Magenverkleinerung.
Der normale Magen hat die Größe der jeweiligen Faust: Etwa 0,4-0,5l. Wurde der Magen durch ständige Überernährung geweitet, so signalisieren die Füllungsrezeptoren selbst bei ausreichender Nahrungsaufnahme verminderten Füllungsdruck und weiteren Nahrungsbedarf. Wird der Magen verkleinert, so stellt sich eine Sättigung bereits bei einer ge-

ringeren Verzehrmenge ein.
Hier liegt der entscheidende Ansatz für das Dickbleiben oder Schlankwerden: Der Magen muss verkleinert werden!
Schlanke haben Mägen im Volumen eines etwas größeren Tennisballes. Dicke haben oftmals Mägen in der Größe eines Fußballs! Die dicken Bäuche kommen oft nur zum Teil vom Fett: Der andere Teil kommt von den vergrößerten Bauchorganen, wie Magen, Enddarm, Leber usw.
Wie kann aber nun ein Magen wieder verkleinert werden ohne chirurgischen Eingriff?
Antwort:
In der gleichen Weise, wie sich eine Magenwandung dehnt, kann sie sich auch wieder zusammenziehen. Nach einer 14tägigen Fastenkur hat ein Magen fast wieder seine alte Größe! Bei über 60-Jährigen ist das Gewebe nicht mehr ganz so elastisch und es dauert etwas länger.
Durch Druck von außen kann man während der Fastenkur noch etwas nachhelfen, z.B. mit einer Taillenbandage.
Noch einige Worte zu Fastenkur, die auch „Operation ohne Skalpell" genannt wird:
Durch Fasten erfolgt eine innere Reinigung und Regeneration. Das Betriebssystem kann sich nun den Reparaturarbeiten und der Zellerneuerung widmen. Doch wie fastet man idealerweise?

Das in diesem Buch beschriebene Fasten mit einem Glas Obst/Wildkräuter-Shake (s. S.79) ist der Idealfall. In diesem Shake sind nicht nur alle Vitamine enthalten, sondern durch Wildkräuter ist auch die Grundversorgung mit Mineralstoffen und Eiweißen sichergestellt. Zur Vermeidung eines Muskelabbaus während des Fastens ist das auf den Seiten 90 - 92 beschriebene Basaltraining, kombiniert mit einem Ausdauertraining, empfehlenswert.

Abbildung unten (290):
Probandin vor und nach einer Fastenkur mit Kraft- und Ausdauersport.

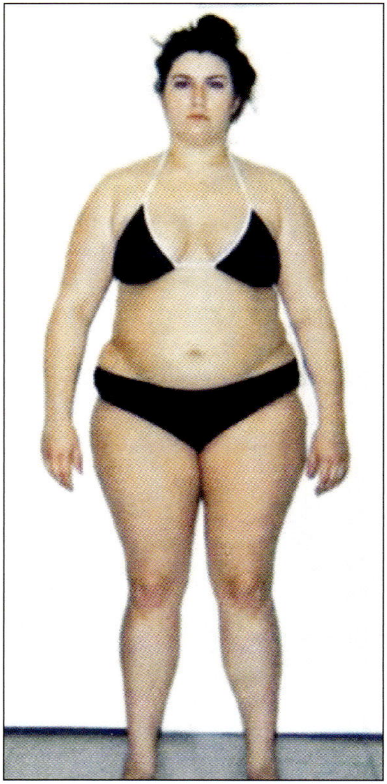

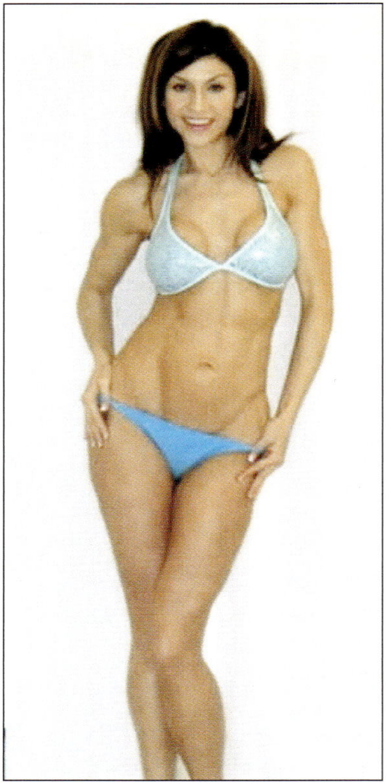

Altersweitsichtigkeit

Definition:
Linsenverflachung durch nachlassende Elastizität führt zur Vergrößerung der Brennweite und zur Unschärfe im Nahbereich.

Alternativbezeichnung:
Presbyopie

Standardtherapie und Wirkungen:
Die Standardtherapie ist die Verordnung einer Lesebrille. Dies führt dazu, dass der linsenumhüllende Ziliarmuskel geschont wird: Die Arbeit der unterschiedlichen Linsenkrümmung übernimmt nun die Brille.
Ergebnis:
Ein Muskel, der nicht mehr arbeiten muss, atrophiert. Eine Linse, die nicht mehr gekrümmt wird, versteift. So entsteht unweigerlich ein pathologischer Kreislauf mit immer stärkeren Brillengläsern.

Therapie mit Augentraining (225):
Die Therapie sei mit dem Erfahrungsbericht des Autors dargestellt:
„Vor einiger Zeit im Alter von 51 Jahren stellte ich fest, dass meine bisherige Lesebrille von +2,5 Dioptrien nicht mehr genügte. Eine Vermessung beim Optiker ergab, dass ich ein Stärke von +3,0 Dioptrien brauchte. An ein Lesen der Zeitung oder eines maschinengeschriebenen Briefes ohne Brille war nicht mehr zu denken.
Damals lernte ich die Natürliche Gesundheitslehre kennen und ein ‚Ganzheitliches Augentraining' wurde angeboten. Im Erläuterungstext war zu lesen, dass Augentraining Fehlsichtigkeit bis zu 6 Dioptrien korrigieren und die Brille ersetzen kann - was natürlich meine Neugierde um so mehr weckte.
Das Seminar:
Im Seminar wurde zunächst die Grundlage der Augenschule erklärt: Um die Linse herum sitzt der Ringmuskel, der so genannte ‚Ziliarkörper'. Dieser Muskel zieht die Linse flach, wenn man in die Ferne schaut. Schaut man in die Nähe, so zieht sich der Muskel zusammen und die Linse wölbt sich. Eine Lesebrille, die nun das Zusammenziehen der Linse ersetzt, führt zur Erschlaffung des Muskels mangels Training und nur noch zur Vergrößerung der Weitsichtigkeit.
Dies war einsichtig und plausibel, denn schließlich kannte ich ja das Linsenprinzip von dem Varioobjektiv meiner Fotokamera.
Weiterhin wurde uns erklärt, dass die Nährstoffzufuhr zum Sehnerv für die Sehkraft entscheidend sei. Eine vitalstoffreiche Ernährung und das Lösen von Verspannungen sei daher ebenfalls wichtig.
Im Seminar wurden dann die folgenden Augenübungen durchgeführt:

- Das Entspannen: Leichtes Abklopfen um die Augen herum mit den Fingerkuppen.
- Lockerungsübungen: Dehnen und Strecken des gesamten Körpers, wie man es von den Dehnungsübungen vom Sport her kennt.
- Palming: Schließen der Augen und Abdecken mit den Händen.
- Sonnenlichtbaden: Mit geschlossenen Augen in die Sonne schauen.
- Augenmuskeltraining: Augen von rechts nach links und umgekehrt bewegen, ohne die Kopfhaltung zu ändern. Die gleiche Übung von

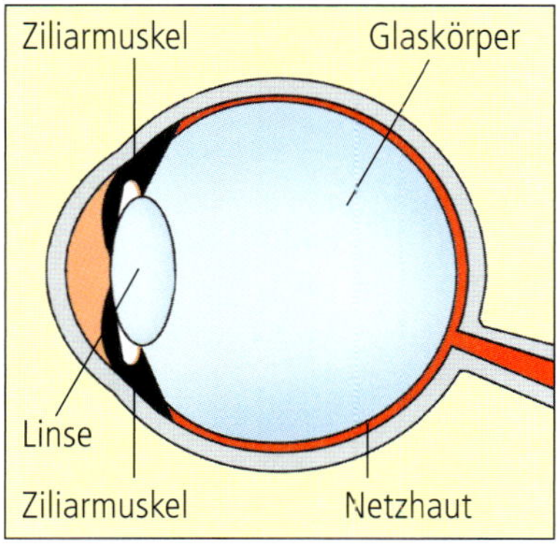

Abbildung links: Linse und Ziliarmuskel.

11

oben nach unten und umgekehrt. Anschließend kreisende Bewegungen mit den Augen durchführen im Uhrzeigersinn und umgekehrt.

- Nah-Fern-Sehen: Auf einen nahen Gegenstand sehen, und zwar so lange, bis sich das Bild scharf stellt, und dann in die Ferne schauen. Auch hier so lange, bis sich das Bild scharf stellt.

Jede Übung wurde 20mal durchgeführt, immer mit Palming, Sonnenbaden und viel Entspannung zwischendurch.

Am Kursende hatten alle Teilnehmer den Eindruck, dass sich die Sehschärfe etwas gebessert hat. An ein Ablegen der Lesebrille war aber nicht zu denken.

In den darauffolgenden Wochen führte ich die Übungen immer dann durch, wenn ich eine Pause hatte. Insbesondere nutzte ich die immer für langweilig gehaltenen Ampelpausen, wenn ich mit dem Auto unterwegs war: Den Kopf hielt ich streng geradeaus. Nun versuchte ich, mein Auge so weit nach rechts zu drehen, dass ich den Feststellknopf der Beifahrertür sehen konnte. Dann folgte das Gleiche links. Die ungläubigen Blicke meiner Autonachbarn ignorierte ich, denn das höhere Ziel hatte Vorrang.

Bei Ampeln mit Langzeit-Rot folgte noch die nächste Übung: Schauen auf den Innenspiegel mit Scharfstellung, dann Schauen in die Ferne. Alles immer mindestens 10mal.

Die Erfolge:

Der erste deutliche Erfolg stellte sich bereits eine Woche nach dem Seminar ein: Wenn ich bei dem sehr hellen Licht einer 200-W-Glühlampe mit ca. 40 cm Abstand auf die Zeitung blickte, stellte sich nach 1-2 Minuten das Auge scharf und ich konnte die Zeitung ohne Brille lesen!

Die Augenübungen führte ich noch weitere 3 Monate durch. Von Woche zu Woche verbesserte sich die Sehschärfe. Heute stellt sich die Linse in Sekundenschnelle um, und mit einer normalen Leselampe von 60 W kann ich auch die kleine Schrift der Kreuzworträtsel wieder problemlos lesen.

Übungen mache ich heute keine mehr, denn das Lesen ohne Brille ist ja die Übung.

Eigentlich ist das Ergebnis für sich schon ein durchschlagender Erfolg: Sämtliche Lesebrillen sind eingemottet oder wurden verschenkt.

Doch den eigentlichen Erfolg sehe ich noch auf einem ganz anderen Gebiet: Die Sehschärfe ist für mich heute der feine Sensor für Fehlverhalten. Insbesondere Fehlernährungen zeigen sich schon 15 Minuten später in einer Verschlechterung der Sehschärfe: Bei Weißbrot, Streuselkuchen, Grillhähnchen und Wein. Das unkorrigierte Auge zeigt die richtige Lebensweise und ist nicht mehr zu betrügen."

Soweit der Bericht des Autors, abgedruckt in (225). Basisliteratur unter (226), (227) und (228).

Weitere Augenschule:

In der Fachliteratur (229) wird das „Visuelle Restitutionstraining VRT" der Uni Augenklinik Magdeburg für das häusliche Training am PC gelobt, das auch in der Lage sein soll, eine Teilerblindung wegzutrainieren.

Dieses Sehtraining wurde mit dem Technologiepreis der Europäischen Gemeinschaft im Jahre 2002 ausgezeichnet. Eine Studie ergab eine Besserung des Sehvermögens bei 95 % der untersuchten Patienten.

Nach Bestimmung des Sehfeldes beim Augenarzt wird der Kurs individuell für den jeweiligen Patienten gestaltet. Die Kosten belaufen sich auf (Stand 2003) 2.200 EUR. Nähere Informationen unter www.novavision.info.

Begleittherapie:

- Ernährungsklasse 1-3
- Verstärkt frische Ginkgoblätter, Leinsamenöl und frische Lauchprodukte verwenden.
- Gewichtsreduktion zum Normalgewicht, besser Idealgewicht.

Arteriosklerose

Definition:
Arterio = betrifft ausschließlich die arteriellen Blutgefäße
Sklerose = krankhafte Verhärtung
Ergo: Arteriosklerose = krankhafte Verhärtung der arteriellen Blutgefäße

Mögliche Auswirkungen:
Herzinsuffizienz, Herzinfarkt, Angina Pectoris, Schlaganfall, Schaufensterkrankheit, Demenz, Nierenschädigung, Durchblutungsstörung an Armen und Beinen, Augenleiden, Bluthochdruck, Hörschwäche

Pathomechanismus:
Entzündungen und Toxine schädigen die innerste Gefäßwand, die Intima. Es bilden sich Minirupturen. Diese werden von den Reparaturmaterialien Kalzium und LDL-Cholesterin geschlossen. Ist zuviel Kalzium und zuviel LDL-Cholesterin im Blut vorhanden, kann es zu einer überschießenden Reaktion der Reparaturmaterialien kommen.
Primär ist also nicht allein das genannte Cholesterin an einer Arteriosklerose schuld, sondern die reparaturauslösenden Toxine und Entzündungen.
Dennoch: Ein LDH/HDL-Quotient von über 2,0 führt langfristig zu Ablagerungen (→Hypercholesterinämie).

Auslöser
sind die acht ABC-Faktoren:
A wie Alkohol, Adipositas und Arachidonsäure
B wie Bewegungsmangel
C wie Calciummedikamente
D wie Diabetes und Dysstress
E wie Eiweißmast
F wie fumer, das Rauchen
G wie Gicht
H wie Hypertonie, Hyperlipid- und Hypercholesterinämie

Auslöser nach Bedeutung:
- Zucker verbindet sich in einer chemischen Reaktion mit dem Eiweiß der Intima. Es kommt zur Sklerose (Verhärtung). Alle Kohlenhydrate, die vom Körper zu schnell aufgenommen werden, versteifen unmittelbar nach dem Verzehr messbar die Gefäße (291)! Hierzu gehören vorrangig Weißmehlprodukte sowie alle mit Zucker gesüßten Speisen und Getränke.
- Tabakrauch schädigt mit über 200 bekannten und weiteren 1.000 vermuteten Toxinen vom Formaldehyd bis zum Dioxin die Intima.
- Alkohol mit seiner zellzerstörenden Wirkung.
- Arachidonsäure des roten Fleisches schädigt die Intima durch Mini-Entzündungen.
- Entzündliche Nahrungsmittelzusatzstoffe, hier insbesondere der Glukosesirup in Industriesüßigkeiten.
- Freie Radikale (siehe S. 24) zerstören die Endothelzellen.
- Hypertonie: Der Hochdruck führt durch höhere Beanspruchung zur Beschädigung der Intima.
- Hypercholesterinämie: Zuviel LDL-cholesterin führt zur Überschussreaktion mit Plaquebildung.
- Eiweißmast: Ein Zuviel an tierischen Eiweißen wird nach Erkenntnissen von Prof. Dr. med. Wendt (04) in den Gefäßwänden abgelagert, versteift und verdickt diese bis zum Dreißigfachen (292).
- Hyperlipidämie: Zuviel gesättigte Fettsäuren im Blut aktivieren die Fresszellen des Immunsystems. Das Überfüttern führt zum Platzen und den sog. Schaumzellen, die sich verstärkt an die Gefäßwände anlagern.

Therapie
wie →Bluthochdruck (s. S. 132)

Empfehlenswerte Literatur:
Dean Ornish: Revolution in der Herztherapie (290). Prof. Ornish ist Leiter eines der größten Herzzentren der USA. Er beschreibt in seinem Buch, dass man mit konsequenter Ernährungsumstellung (analog den Klassen 1 + 2) eine Desklerosierung und Plaqueauflösung erreichen kann. Er hat hunderte Patienten vor Gefäßoperationen und einer Dauermedikation bewahrt.

Arthritis

Definition:
Zerstörung von Knorpel in den Gelenken durch Entzündung.

Symptome:
- Morgensteifigkeit
- Schwellung und Überwärmung der Gelenke.
- Grippesymptome, wie Fieber, Abgeschlagenheit, Halsschmerzen, Nachtschweiß.
- Systemische Verteilung: Befällt i.d.R. paarig das linke und rechte Gelenk.
- Beginn i.d.R. an den Finger-Handgelenken und Finger-Mittelgelenken.

Arten:
- Arthrotische Arthritis
- Polyarthritis
- Rheumatoide Arthritis

Arthrotische Arthritis
→Arthrose, die sich im Stadium 3 entzündet.

Polyarthritis:
Entzündung der Gelenk-Innenhaut mit Zerstörung von Knorpel und Gelenken, hier bei der Polyarthritis i.d.R. das rechte und linke Gelenk.

Rheumatoide Arthritis:
Wie Polyarthritis, jedoch Entzündung aller Gelenke. Synonymbezeichnung: PCP = Primäre chronische Polyarthritis

Ursachen der Polyarthritis:
Infektionen mit Bakterien oder Viren, die sich oftmals lange im Körper aufhalten, in den Gelenkbereich einwandern und dort so lange in Ruhe schlummern, bis sie durch ein geschwächtes Immunsystem aufleben und sich verbreiten. Naturheilkundler machen für eine infektiöse Arthritis eine nicht natürlich ausgeheilte Infektion verantwortlich, die die hartnäckigsten Erreger im Körper belässt. Hierzu wird eine Behandlung mit Antibiotika wie auch mit fiebersenkenden Mitteln gerechnet. In jedem Falle ist allen Patienten zu raten, eine Infektion immer gut auszukurieren, das heilende Fieber nur in ganz wenigen lebensbedrohlichen Fällen zu senken und die Bettruhe nicht zu früh aufzugeben. Nur ein Fieber kann nach Ansicht der Naturheilkunde das Abwehrsystem nebenwirkungsfrei in die Lage versetzen, Bakterien und Viren mit Stumpf und Stil zu bekämpfen. Schlummernde Erreger können sich noch andere, dramatischere Plätze suchen, nämlich die, die ihrem Vermehrungsbedürfnis das jeweils beste Umfeld bieten: Herz und Nieren.

Ursachen der nichtinfektiösen, rheumatoiden Arthritis
Autoimmunreaktion: Abwehrzellen greifen die eigenen Körperzellen an und zerstören Körpergewebe, in diesem Falle den Gelenkknorpel.

Therapie:
Polyarthritis wie auch Rheumatoide Arthritis gelten schulmedizinisch als nicht heilbar. Dem widerspricht die Natürliche Gesundheitslehre und präsentiert eine Reihe von Heilberichten, die alleine auf einer konsequenten Ernährungsumstellung basieren (48, 293 sowie in diesem Buch auf S. 44). Grundlage ist stets die
- Vermeidung sämtlicher entzündungsauslösenden Lebensmittel.
- Maximale Zufuhr von Antioxydantien durch konsequenten Verzehr von veganer Rohkost.

Therapieablauf:
- Saftfasten mit einem Glas Obst/ Wildkräuter-Shake (siehe S. 79) und Kräutertees nach Wahl, je nach Schwere der Arthritis bis zu drei Wochen. Alternativ bietet sich auch ein Basenfasten in einer Fastenklinik an.
- Danach Ernährungsumstellung auf die Ernährungsklassen 1 + 2 mit jeweils 50 % Anteil und Einbau von Hafer und Hirse als bevorzugte Knorpelbildner (Hafer- und Hirseflocken über Obst und Salat streuen).
- Basaltraining (s. S. 90 - 92) zur Stärkung der Muskulatur und des Bandapparates zur Entlastung der Gelenke.

Arthrose (48)

Definition:
Entzündungsfreie Zerstörung von Knorpel und Gelenken durch Abnutzung.

Symptome:
- Morgensteifigkeit und Startschmerz
- Schwellung
- Bewegungseinschränkung

Stadien:
- Stadium 1:
  Belastungsabhängige Schmerzen, reflektorische Muskelverspannungen. Die Synovialflüssigkeit (Gelenkschmiere) ist bereits reduziert, Knorpel aber noch voll erhalten. Zeichen im Röntgenbild: Gelenkspalt hat sich verschmälert.
- Stadium 2:
  Schmerzen bei Bewegung und beim Start, die sich bei Bewegung bessern. Die Synovialflüssigkeit ist weiter reduziert. Knorpelschicht ist reduziert. Zeichen im Röntgenbild: Gelenkspalt ist kaum noch vorhanden.
- Stadium 3:
  Schmerzen auch in Ruhe. Gelenkkörper ist geschwollen, deformiert und evtl. entzündet mit Erguss. Knorpel ist völlig zerstört. Erhebliche Schmerzen bei Bewegung. Beginn der Einsteifung. Zeichen im Röntgenbild: Verdichtung des Knochengewebes in der Belastungszone, Bildung von Osteophyten (Knochenspitzen).

Ursachen:
- Ernährungsbedingte Stoffwechselstörungen
- Adipositas: Missverhältnis zwischen Belastung und Belastbarkeit
- Frakturen, Miniskusläsionen
- Einseitige Belastung durch Schiefstellung des Bewegungsapparates
- Medikamente: Antibiotika bewirken vorzeitigen Abbau des Knorpels, Macumar schädigt Knochenstruktur unterhalb des Gelenkknorpels.

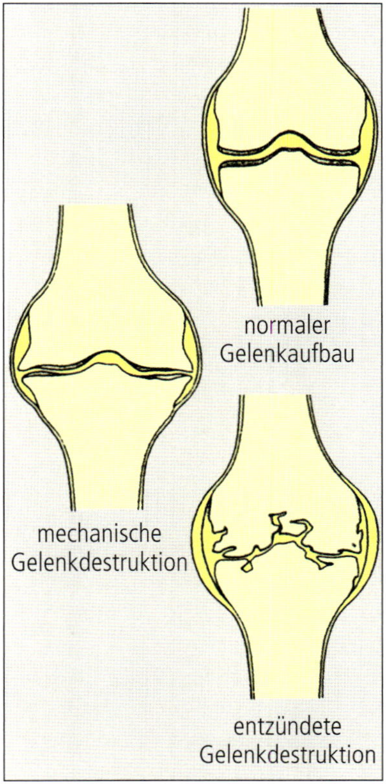

Die Schiefstellung kann ein guter Orthopädie-Techniker mit Einlagen korrigieren. →Adipositas wird in einem extra Kapitel behandelt.
In über 90 % der altersbedingten Arthrosen liegt jedoch eine Stoffwechselstörung zugrunde, die auch in Facharztkreisen nicht geläufig ist (48) (S. 147-153) und daher hier ausführlich dargestellt werden soll.

Pathomechanismus allgemein:
Knorpel hat keine Gefäße und wird somit nicht direkt über das Blut mit Nährstoffen versorgt. Der Knorpel bezieht seine Nährstoffe aus der ihn umgebenden Synovialflüssigkeit. Diese wiederum wird gebildet und mit Nährstoffen versorgt von den umliegenden Blutgefäßen. Durch zwei Pathomechanismen wird nun das Blut daran gehindert, die für die Beweglichkeit der Gelenke so wichtige Synovialflüssigkeit (Gelenkschmiere) zu bilden.

Pathomechanismus 1:
Die Eiweißspeicherung
Prof. Dr.-med. Lothar Wendt hat seine epochalen Erkenntnisse in dem Buch „Die Eiweißspeicherkrankheiten“ (04) niedergeschrieben. Er hat festgestellt, dass bei Aufnahme von tierischem Eiweiß der Überschuss in den feinsten Blutgefäßen, den Wänden der Kapillaren, gelagert wird. Mit Hilfe des Elektronenmikroskops

11

stellte er fest, dass sich die Basalmembran der Kapillaren bis zum Fünffachen, in Extremfällen bis zum Dreißigfachen, verdickt. Dies allerdings nur beim Verzehr von tierischem Eiweiß und nicht beim Verzehr von Eiweiß aus Pflanzen! Was könnte der Grund sein? Die Fisch- und Fleischwerbung gibt Auskunft:

- „Tierisches Eiweiß gibt Kraft. Eiweiß aus Fisch und Fleisch wird am besten und schnellsten verwertet."

In der Tat: Tierisches Eiweiß wird besser verwertet und geht schneller und in größerer Intensität ins Blut. Pflanzliches Eiweiß, z. B. aus Grüngemüse, Hülsenfrüchten, Kräutern und Pilzen, braucht lange zu seiner Aufspaltung und wird dem Körper nur stückchenweise zur Verfügung gestellt.

Ergebnis:

Beim Verzehr von tierischem Eiweiß ist der Körper auf diese Eiweißflut überhaupt nicht eingestellt. Die Zellen, hier auch die Muskelzellen, können die Menge Eiweiß gar nicht aufnehmen. Also sucht sich das Betriebssystem einen Speicher in der Nähe der Zellen und findet diesen in den Kapillarwänden. Kapillarwände deshalb, weil diese den Zellen am nächsten liegen. So können die Zellen, wenn sie wieder Eiweiß benötigen, dieses sofort aus den Kapillarwänden aufnehmen. Leider kommt aber die Zelle beim lukullischen Kulturmenschen nicht mehr zu dem Abruf bei Bedarf, da durch erneute Aufnahme weiteres konzentriertes Eiweiß folgt und eine weitere Speicherung erfolgt, die bis zur dreißigfachen Dicke der normalen Kapillarwand führt!

Eine Kapillarwand soll aber dünn und „permeabel", also durchlässig sein, damit die vom Blut angelieferten Nährstoffe ungehindert zur Zelle gelangen können. Im vorliegenden Fall der Arthrose kommen die Nährstoffe nicht mehr in ausreichender Menge zu den Zellen, die die Synovialflüssigkeit (Gelenkschmiere) bilden.

Der Pathomechanismus ist der gleiche, wie bei einem Motor, der kein Öl mehr bekommt: Es kommt zum Kolbenfresser.

Ganz anders bei pflanzlichem Eiweiß: Die Verdauungsenzyme haben Mühe, dieses Eiweiß aufzuspalten. Es gelangt daher nur scheibchenweise und in geringerer Menge zu den Zellen, wird i.d.R. von diesen sofort aufgenommen und es kommt erst gar nicht zu einer Zwischenlagerung in den Kapillarwänden.

Die Statistik belegt die Werthaltigkeit dieser Erkenntnis: In Gebieten auf dieser Erde, wo man kein oder nur sehr wenig Fleisch und Fisch isst, gibt es so gut wie keine rheumatischen Erkrankungen.

Nach Oberstaufen, wo eine eiweißfreie Schrothkur angeboten wird, reisen jährlich tausende Arthrosepatienten und finden Linderung.

Pathomechanismus 2:
Die Übersäuerung

Nach den Erkenntnissen von Prof. Wendt (04) (292) kommt noch ein weiterer Faktor des Fleisch/Fisch/Käsekonsums hinzu: Die Übersäuerung. Aus der PRAL-Tabelle auf Seite 27 ist zu entnehmen, dass die Zellausscheidungen nach Aufnahme von Fleisch/Fisch/Käse zu den säurehaltigsten überhaupt gehören. Diese Säuren müssten nun, wenn sie keinen Schaden verursachen sollen, so schnell wie möglich abtransportiert werden. Sie haben aber noch die Transitstrecke zwischen Zelle und venöser Kapillare zu überbrücken, die aus der Zwischenzell-Flüssigkeit besteht. Die Säureflut bewirkt nun allerdings eine „Acidosestarre", eine Verdickung der Zwischenzellflüssigkeit, die einen Säureabtransport behindert. Da diese Zwischenzellflüssigkeit aber auch die Transit-

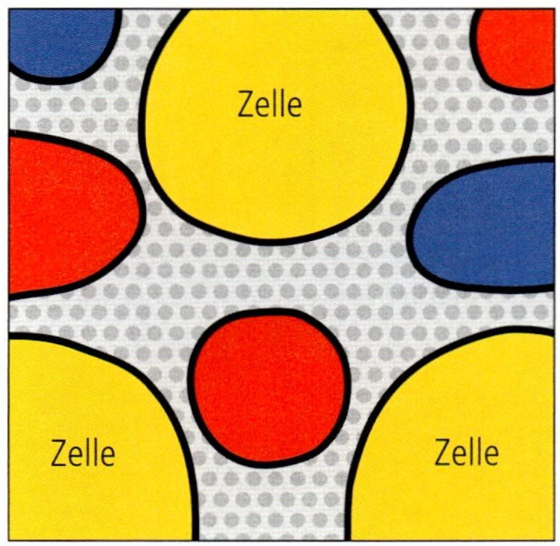

strecke für die Nährstoffe bildet, ist deren Transport nun ein weiteres Mal behindert.

Therapie bei Arthrosestadium 1:

- Ernährungsumstellung auf die Klassen 1 – 3 (je 1/3) mit Einbau von Hirse als bevorzugter Knorpelbildner (Hirseflocken über Obst und Salat streuen).
- Basaltraining (siehe S. 90 - 92) zur Stärkung der Muskulatur und des Bandapparates zur Entlastung der Gelenke.

Therapie bei Arthrosestadium 2:

- 14tägiges Saftfasten mit einem Glas Obst/Wildkräuter-Shake /Tag (siehe S. 79) und Kräutertees und Wasser nach Wahl.
- Ernährungsumstellung auf die Klassen 1 + 2 (je 50 %) mit Einbau von Hafer und Hirse als bevorzugte Knorpelbildner (Hafer- und Hirseflocken über Obst und Salat streuen).
- Basaltraining (siehe S. 90 - 92) zur Stärkung der Muskulatur und des Bandapparates zur Entlastung der Gelenke.

Therapie bei Arthrosestadium 3:

- Selbst in diesem Stadium kann eine Aktivierung der Synovialflüssigkeit bei vorgenannter Therapie nach einiger Zeit noch eine Schmerzfreiheit ergeben und eine Prothese ersparen.

Empfehlenswerte Literatur:
Arthrose – Der Weg zur Selbstheilung, von Eckhard K. Fissler (48).
Fissler beschreibt in seinem Buch seine eigene Leidensgeschichte:
„Sie haben Arthrose, da kann man nichts machen, damit müssen sie leben" – so lautete die Diagnose und Therapieempfehlung seines Arztes an den damals 49 Jahre alten Eckhard Fissler. „Warten sie noch zehn Jahre, dann bekommen sie künstliche Gelenke, aber dafür sind sie jetzt noch zu jung. Zu jung deshalb, weil künstliche Gelenke nur 15 Jahre halten und man diese nur einmal austauschen kann. Nehmen sie in der Zwischenzeit Schmerzmittel."
Eckhard Fissler gab sich mit dieser niederschmetternden Diagnose nicht zufrieden. Er recherchierte, traf auf die Forschungsergebnisse von Prof. Wendt (04), stellte seine Ernährung um und wurde wieder schmerzfrei.
Im Jahre 2000 gründete er eine Arthrose Selbsthilfe mit heute rd. 2.000 Mitgliedern. Nach seinen Angaben hat er mehr als 5.000 Patienten geholfen und mehr als 1.000 Patienten vor einer Prothese bewahrt.
Eckhard Fissler hat das o.a. beeindruckende Buch geschrieben in dessen Anhang er auch eine Reihe von Erfahrungsberichten mit Namen und Anschriften anführt. Eine interessante Odyssee sei nachfolgend in Kurzform wiedergegeben.

Bericht
einer Patientin aus Oelde, 51 J.:
„2002:
Nach Gymnastik dickes Knie und Schmerzen. Danach Punktion und Miniskusoperation. Danach kaum auszuhaltende Schmerzen. Dauer-Schmerzmedikation. Kniee erneut dick und heiß. Punktion. Cortisonbehandlung.
2003:
Konsultation von insgesamt 19 Orthopäden, Chirurgen, Heilpraktikern und Osteopathen brachte keine Besserung. ‚Da kann man nichts machen. Das Knie ist kaputt. Mit 60 können sie ein neues Kniegelenk bekommen'. Diagnose: Arthrosestufe 3, Knorpel existiert nicht mehr. Neue Miniskusoperation. Etwas Besserung. Ich kann max.10 min. ohne Gehhilfe gehen. Depressionen.
2004:
Bekam Info der Arthrose-Selbsthilfe. Da ich seit 25 Jahren kein Fleisch mehr esse, habe ich die Info wieder zur Seite gelegt. Ende März durch Unfall in der Dusche wieder gehunfähig, habe ich beschlossen, die Ernährungsumstellung durchzuführen. Nach 3 Wochen Linderung der Schmerzen. Nach 7 Wochen kaum noch Schmerzen und 30 Minuten ohne Gehhilfe.
2005:
Gehhilfe weggestellt. Stundenlanger Einkaufsbummel ohne Schmerzen!"

Bluthochdruck (141)

Definition
Erhöhter Druck in den Arterien

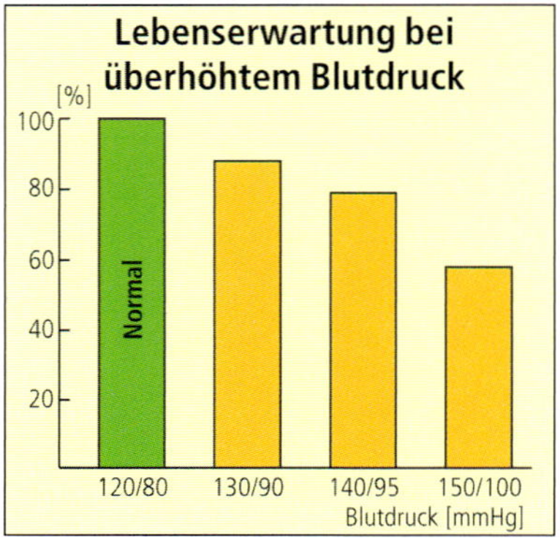

Grafik links (142): Hoher Blutdruck senkt die Lebenserwartung

Blutdruckbereiche:
Normwerte nach WHO-Richtlinie, gemessen in Ruhe in mmHg. Erster Wert ist systolisch (Herzausstoß), zweiter Wert ist diastolisch (Herzfüllung):
Optimal unter 120/80
Normal bis 130/85
Hochnormal 130-139/85-89
Milde Hypertonie 140-159/90-99
Mittelschwere H. 160-179/100-109
Schwere Hypertonie über 180/110

Pathomechanismus:
1. (in 95 % der Fälle):
Reflektorische Maßnahme des Betriebssystems bei Strömungsbehinderungen, um die Zellen noch ausreichend mit Blut zu versorgen.
2. (in 5 % der Fälle):
Erkrankung der Steuerungssysteme

Auswirkungen:
Arteriosklerose, Herzinsuffizienz, Herzinfarkt, Angina Pectoris, Schlaganfall, Nierenschädigung, chronische Kopfschmerzen, Schwindelattacken, Augenleiden, Demenz.
Die von der WHO als optimal und normal eingestuften Blutdruckwerte gelten als risikofrei. Aber eine Hypertonie mit einem diastolischen Wert von 90 mmHg verkürzt bereits das Leben um 10 Prozent (siehe Grafik oben).

Einteilung:
Primäre, essentielle Hypertonie, die ihren Ursprung in den Gefäßen und/oder im Blut hat.
Sekundäre Hypertonie, die ihre Ursachen in anderen Organerkrankungen oder anderen Faktoren hat.

Auslöser der essentiellen Hypertonie:

- Volumenerhöhung des Blutes durch wasserbindende Toxine, die in Lösung gehalten werden müssen, damit sie keinen Schaden anrichten, wie Kochsalz, raffinierter Zucker, Kaffee, schwarzer Tee, Medikamente, Arachidonsäure, Nahrungsmittelzusatzstoffe, Limonaden und Cola.
  Studie 1 (143):
  Mit jedem Glas gesüßter Getränke pro Tag steigt der systolische Blutdruck im Mittel um 1,6 mmHg. Vermutlich hemmen Süßgetränke das gefäßerweiternde Stickstoffmonoxid.
  Studie 2 (144):
  Frauen, die 2 Gläser Cola jeden Tag tranken, hatten ein um 44 % höheres Risiko, an Bluthochdruck zu erkranken.
- Arteriosklerose (Gefäßverhärtung) durch die auslösenden Wohlstandsentgleisungen, wie die Arachidonsäure des roten Fleisches, Adipositas, Bewegungsmangel, chronischer Alkoholgenuss, Diabetes II, Dysstress, Rauchen, Gicht sowie Hypercholesterinämie und Hyperlipidämie durch zuviel gesättigte Fettsäuren im Blut. Auch der Bluthochdruck selbst führt zur weiteren Gefäßverhärtung: Auf Dauer wird die feine Gefäß-Innenschleimhaut beschädigt. Es entstehen sog. Minirupturen, die mit Kalzium und Cholesterin repariert werden.

Studie 1 (126):

Besonders das Bauchfett entwickelt mit seinen schädlichen Botenstoffen, den Adipokinen, chronische Entzündungen mit Arteriosklerose und Bluthochdruck. Daten von 177.000 Probanden aus 63 Ländern ergaben: Eine Taillenzunahme von 14 cm erhöht das Risiko für Herzinfarkt und Schlaganfall um 40 %!

- Negative Veränderung der Blutfließeigenschaften mit erhöhter Viskosität (Zähigkeit) des Blutes:
  Alle wasserbindenden Toxine, die auf der vorhergehenden Seite aufgeführt sind, führen so lange zur Verdickung des Blutes, bis über die Durstrezeptoren Flüssigkeit angefordert worden ist und das Blut wieder verdünnt worden ist. Ein weiterer wichtiger Auslöser für die Blutverdickung ist Homocystein, ein Bestandteil aus dem Eiweißstoffwechsel, bedingt durch Kuhmilch- und Tierfleischprodukte. Schließlich sind als Blutverdicker die Nahrungsmittelzusatzstoffe (E-Nummern) von Brot, Wurst, Käse und Fertignahrung zu nennen, deren schädigende Wirkungen detailliert auf den Seiten 59 – 62 beschrieben worden sind.
- Übersäuerung (s.a. S. 26), ausgelöst durch tierische Lebensmittel, ist ein wichtiger Auslöser: Blutdruck muss gegen die Azidosestarre von Blut und Gewebe ankämpfen.
- Genetische Disposition

Sekundäre Hypertonie:

- Leber- und Nierenerkrankungen
- Conn-Syndrom (Nebennierenerkr.)
- Nackenverspannungen
- Dysstress, Lärm, Funktelefone
- Medikamente, synth. Hormone

Studie 1 (146):
Menschen mit einem Schlafzimmerfenster zu einer stark befahrenen Straße haben ein doppelt so hohes Bluthochdruck-Risiko.

Studie 2 (147):
Ein Telefonat von 35 Minuten mit einem Funktelefon erhöht den Blutdruck um 5 – 10 mmHg.

Studie 3 (148):
Personen mit einem hohen Aggressions- und Feindseligkeitspotential haben einen i.d.R. um 10 % höheren Blutdruck. Es kommt zur vermehrten Ausschüttung des Stresshormons mit chronischer Muskelanspannung und Erhöhung der Herzfrequenz.

Studie 4 (149):
Wer mit positiven Erwartungen in die Zukunft blickt, halbiert sein Risiko, innerhalb der nächsten 15 Jahre einen tödlichen Herzinfarkt oder Schlaganfall zu erleiden.

Studie 5 (150):
Eine Studie mit 700 Probanten ergab, dass starke Angstzustände eine deutliche Zunahme des Gerinnungsfaktors Fibrin im Blut zur Folge hatten.
Das Spaltprotein Fibrin führt zu einer Verdickung des Blutes mit Thromboseneigung und Blutdruckerhöhung.

Studie 6 (151):

Die tägliche Einnahme von Schmerzmitteln erhöht den Blutdruck signifikant:
Nach Einnahme von „nichtsteroidalen Antirheumatica NSAR" (z.B. Ibuprofen, Diclophenac) entwickelten 38 % der Kontrollgruppe eine Hypertonie. Bei Paracetamol waren es noch 34 % und bei ASS (Aspirin) immerhin noch 28 %. Schmerzmittel hemmen Prostaglandine, die aber auch die Blutgefäße erweitern. Herzpatienten, die regelmäßig diese Medikamente einnehmen, handeln sich über den erhöhten Blutdruck u.U. eine Verschlimmerung ihres Herzleidens ein.

Grafik unten (152):
Auch das Alter ist maßgeblich am Bluthochdruck beteiligt.

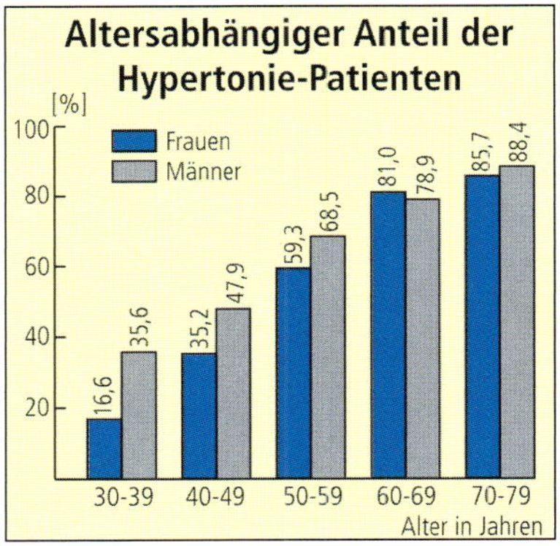

Therapie

Zuerst sollten die seltenen, dennoch aber denkbaren Möglichkeiten der sekundären Hypertonie durch ärztliche Untersuchungen ausgeschlossen werden:

- Leber- und Nierenerkrankungen
- Conn-Syndrom
- Tumor der Hirnanhangdrüse
- Schilddrüsenüberfunktion
- Lebererkrankungen

Im nächsten Schritt müssen alle blutdruckerhöhenden Medikamente auf den Prüfstand:

- Die vorerwähnten Schmerzmittel
- Die Antibabypille
- Abschwellende Nasensprays
- Kortison
- Antidepressiva

Bleibt dann letztlich die primäre essentielle Hypertonie übrig, die auch auf 95 % der Hypertoniker zutrifft, kann mit der Stufentherapie begonnen werden.

Therapiestufe 1:
14tägiges Obst/Wildkräuter-Shake-Fasten (siehe ausführliche Beschreibung auf Seite 79), max. ein Glas pro Tag (155).
Kräutertees nach Wahl, schwerpunktmäßig Bittertees zur Leberstärkung.
Dazu Basaltraining (siehe ausführliche Beschreibung unter 8.3.6, S. 90 - 92).

Therapiestufe 2:
Ernährung aus den Klassen 1 und 2 (157) (159) (bei mittelschwerer und schwerer Hypertonie nur Klasse 1) mit verstärkter Verwendung der besonders blutdrucksenkenen Pflanzen:

- Lauch, wie Knoblauch, Bärlauch, Schnittlauch (153)
- Rote Bete (154), roh

Konsequent zu meiden sind Salz (ausschließlich mit Kräutern würzen), Zucker in jeder Form, schwarzer Tee, Kaffee (158), Kuhmilchprodukte, auße fettarmen gesäuerten Produkten, rotes Fleisch, alle gesättigten Fettsäuren, Weißmehlprodukte, Alkohol, Nudeln.
Neben dem Basaltraining sollte nun auch noch ein Ausdauertraining und eine Überprüfung der Lebenseinstellung und der sozialen Kontakte erfolgen (Studie: Blutdruckwerte einsamer Menschen liegen i.M. um 30 mmHg höher als bei Personen mit sozialen Kontakten) (156).

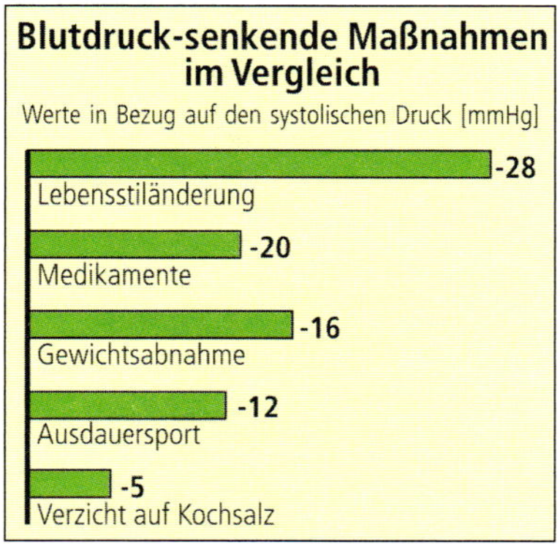

Blutspende bei zu hohem Hämatokritwert 4 - 5 x p.a.
Exkurs: Der Hämatokritwert gibt den prozentualen Anteil der roten Blutkörperchen an. Ein zu hoher Anteil roter Blutkörperchen macht das Blut dickflüssig und führt zu einem höheren Blutdruck. Als normal gilt ein Wert von 45 %. In der Natürlichen Gesundheitslehre soll ein Wert von 40 % angestrebt werden.
Weiterhin reduziert die ausreichende Versorgung mit Vitamin D durch genügenden Aufenthalt im Freien den Blutdruck.

Ziele:

- Gewichtsabnahme bis zum Idealgewicht (jedes Kilo weniger reduziert den Blutdruck um 1,5 mmHg)
- Rückbildung von Sklerose und Plaques
- Verbesserung der Fließfähigkeit des Blutes

Grafik links (160):
Diese Maßnahmen senken den Blutdruck.
Anmerkung 1: Angegeben ist die Senkung des systolischen (oberen) Wertes.
Anmerkung 2: Unter Lebensstiländerung wird Ernährung, Sport, Aufenthalt bei Tageslicht und Abbau von Negativstress verstanden.

Demenz

Definition:
Verlust der geistigen Leistungsfähigkeit

Einteilung und Häufung (174):
Alzheimer Demenz 70 %
Vaskuläre Demenz 20 %
Parkinson 7 %
Andere seltene Ursachen 3 %

Vaskuläre Demenz:
Zweithäufigste Form der Demenz, die ihren Grund in der Arteriosklerose der Halsschlagadern und der Gefäße im Gehirn mit mangelhafter Versorgung des Gehirns mit Nährstoffen und Sauerstoff hat. Folge: Gehirnzellen sterben ab. Die vaskuläre Demenz ist die krankhafte Form der üblichen Altersvergesslichkeit.
Therapie: →Arteriosklerose

Alzheimer Demenz:
Gehirnschrumpfung durch chronisch fortschreitenden Untergang von Nervenzellen im Gehirn. Es erfolgt ein bindegewebiger Umbau mit Plaques und sog. Alzheimer-Fibrillen. Die Bildung des Nervenbotenstoffs Acetylcholin ist behindert.

Symptome:
- Apraxie – Gegenstände können nicht mehr funktional eingesetzt werden.
- Agnosie – Nichterkennen und Nichtzuordnung von Personen und Gefühlen. Auch die eigene Person wird im Spiegel nicht mehr erkannt.
- Akathisie – Unvermögen, still bleiben zu können mit Weglauftendenz.
- Akalkulie – nicht mehr rechnen können.
- Agraphie – Verlust der Schreibfähigkeit.
- Aphasie – Verlust der Sprache. Rückfall in Babysprache.
- Wahnvorstellungen – Alzheimer sehen z.B. bedrohliche Tiere und schreien dann.
- Misstrauen – Jeder will etwas Böses. Zählen u.A. Bettwäsche nach.
- Zeitliche und räumliche Desorientierung.
- Feinmotorik gestört.
- Finales Stadium: Atmung verlangsamt, Herz-Kreislauf insuffizient.

Gegenüberstellung (175)

Altersvergesslichkeit:	Alzheimer-Demenz
• Vergesslichkeit ist vorübergehend.	dauert an und verschlimmert sich.
• Das Verlegen und Vergessen von alltäglichen Gegenständen tritt nur gelegentlich auf.	Das Verlegen und Vergessen von wichtigen Gegenständen tritt gehäuft auf.
• Denkt der Betroffene intensiv nach, fällt ihm das Vergessene meist wieder ein.	Der Betroffene vergisst ganze Erlebnisse und kann sich trotz intensiven Nachdenkens nicht daran erinnern.
• Der Betroffene weiß sich durch bestimmte Merkhilfen zu helfen.	Selbst Notizzettel und andere Merkhilfen nützen nichts mehr.
• Der Betroffene kann mündlichen wie schriftlichen Anweisungen folgen.	Kann mündlichen wie schriftlichen Anweisungen nicht mehr folgen.
• Der Betroffene hält seine sozialen Kontakte aufrecht.	Der Betroffene zieht sich aus seinem sozialen Umfeld zurück.

Ursachen:
Erste Feststellung: Alzheimer ist bei Naturvölkern unbekannt. Demnach muss diese Krankheit in der Lebens- und Ernährungsform der Industrieländer begründet liegen.

Studie 1 (176):
Durch Zufall stellte man fest, dass Alzheimer-Patienten, die auch an Rheuma litten und denen man entzündungshemmende Schmerzmittel verabreichte, plötzlich wieder ihre Merkfähigkeit zurück erlangten. Verabreicht wurde in o.a. Studie das Rheumamedikament Enbrel, das spezialisiert ist, den entzündungsfördernden Botenstoff TNF zu inaktivieren. Enbrel wurde ursprünglich zur Behandlung der rheumatoiden Arthritis entwickelt.

Studie 2 (177):
In dieser Studie hat man die Gehirne von Nonnen untersucht, die geistig bis zum letzten Tag ihres Lebens sehr aktiv und leistungsfähig waren. Dabei stellte man nach ihrem Tode fest, dass einige reichlich der berühmten Alzheimer-Plaques im Gehirn aufwiesen, ohne vorher jemals Alzheimer-Symptome zu zeigen. Bei genaueren mikroskopischen Untersuchungen fielen Forschern noch andere Strukturen als die bisher bekannten Plaques auf, die auf entzündliche Prozesse hinwiesen. Bei anschließenden Recherchen stellten sie fest, dass andere Rheumapatienten, die jahrelang entzündungshemmende Mittel eingenommen hatten, sehr viel seltener an Alzheimer erkrankten. Bei den entzündungshemmenden Mitteln handelte es sich um die Schmerzmittel Ibuprofen und Diclofenac.

Studie 3 (178):
CRP-Spiegel: Amerikanische Forscher haben herausgefunden, dass Menschen, die einen erhöhten CRP-Speigel im Blut haben, auch ein erhöhtes Risiko aufwiesen, an Alzheimer zu erkranken. Exkurs: Das C-reaktive-Protein ist ein wichtiger Laborwert, der bei Erhöhung Entzündungen im Körper anzeigt.

Studie 4 (179):
Die Alzheimererkrankung steht bei dieser Studie in direktem Zusammenhang mit dem Konsum gesättigter tierischer Fette. In dieser Studie (179) wurden

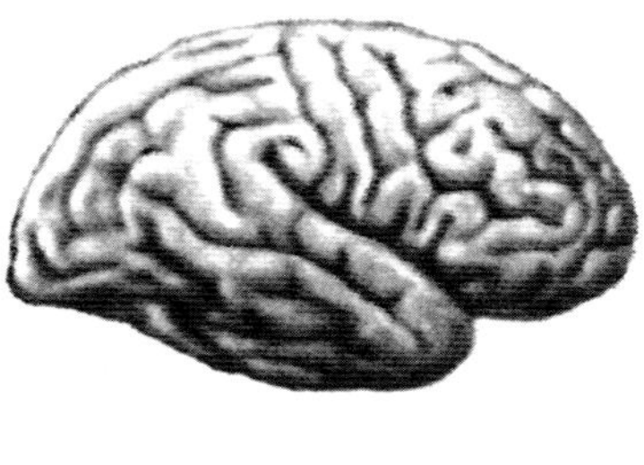

gesundes Gehirn

815 über 65jährige Versuchspersonen untersucht. Dabei ergab sich, dass der Fettgehalt in der Nahrung eine statistische Aussage ermöglichte, welche der Studienteilnehmer in den nächsten vier Jahren eine Alzheimer-Demenz entwickeln würden. Der Fettgehalt der Nahrung wurde in 5 verschiedene Gruppen unterteilt. Diejenigen in der Gruppe mit dem höchsten Konsum gesättigter Fette hatten eine 220 % höhere Wahrscheinlichkeit, an Alzheimer zu erkranken als die Gruppe mit dem niedrigsten Fettkonsum!

Studie 5 (180):
Eine weitere Studie mit Ordensschwestern kam zu folgendem Ergebnis:
Die Alzheimersche Erkrankung korrelierte direkt mit der Höhe des Folsäurespiegels. Ordensschwestern mit einem niedrigen Folsäurespiegel hatten ein erhöhtes Alzheimerrisiko und Ordensschwestern mit einem hohen Folsäurespiegel hatten ein signifikant niedrigeres Alzheimer-Risiko.

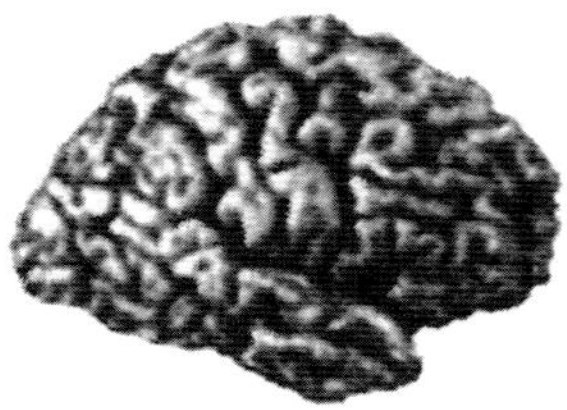

Gehirn eines Alzheimer-Patienten

Studie 6 (181):
Alzheimer-Fälle traten umso häufiger auf, je geringer die Aufnahme von Vitamin C, Vitamin E und Beta-Carotin war.

Studie 7 (182):
Alzheimer-Fälle traten umso weniger auf, je mehr sich die Probanden von der Mittelmeer-Kost ernährten (entspricht den Ernährungsklassen 1-3).

Studie 8 (183):
Die Merkfähigkeit der Probanden war umso größer, je höher der Spiegel des HDL-Cholesterins war (HDL ist das „gute" Cholesterin).

Studie 9 (184):
Probanden, die in ihrer Jugend und ihrem Alter ihr Gehirn stark beanspruchten, hatten im Alter eine 17%ige Wahrscheinlichkeit, an Alzheimer zu erkranken. Probanden, die ihr Gehirn nur wenig beanspruchten, hatten im Alter eine 68%ige Wahrscheinlichkeit, an der Alzheimerschen Demenz zu erkranken.

Studie 10 (185):
Wer näher als 50 m an Hochspannungsleitungen wohnt, hat ein doppelt so hohes Alzheimer-Risiko wie die Normalbevölkerung.
Studie 11 (186):
Häufiger Kontakt mit Pestiziden erhöht das Alzheimer-Risiko.
Studie 12 (187):
Spinat, Erdbeeren und Heidelbeeren schützen vor alterungsbedingten Veränderungen des Nervensystems.
Studie 13 (188):
Je höher die Konzentration von Antioxydantien im Blut war, umso niedriger war das Alzheimer-Risiko.
Studie 14 (189):
Bluthochdruck beschleunigt merklich die Gehirnschrumpfung.
Studie 15 (190)
Tägliches 3-km-Gehen reduziert das Alzheimer-Risiko um 50 % (!)
Studie 16 (191):
Mit Cholin, Uridin und Omega-3-Fettsäure DHA konnte man im Tierversuch Alzheimer stoppen. Cholin ist in Nüssen und DHA in Leinsamenöl enthalten.
Studie 17 (192):
Rauchen erhöht das Alzheimer-Risiko um 72 %.
Studie 18 (193):
Bei anticholinerg wirkenden Medikamenten (Herz-Kreislauf-Mittel, Schmerzmittel, Antibiotica, Blutdrucksenker, Asthma- und Allergiepräparate) zeigten die Probanten bereits nach 12monatiger Einnahme Frühsymptome einer Demenz.
Studie 19 (194):
Diabetiker haben ein 65 % höheres Risiko, an Alzheimer zu erkranken, als Nicht-Diabetiker.
Studie 20 (195):
Allerkleinste Mengen von Quecksilber, freigesetzt etwa durch Amalgamfüllungen, können bereits nervenzerstörende Reaktionen mit Bildung der „amyloiden Plaques" hervorrufen. Die Forscher gehen davon aus, dass die Plaques nicht durch Quecksilber gebildet werden, aber die Bildung durch Quecksilber beschleunigt wird.
Studie 21 (196):
Der tägliche Konsum von anspruchslosen Fernsehsendungen, hier insbesondere Talkshows und Seifenopern, erhöht, je nach Umfang des täglichen Konsums, das Alzheimer-Risiko signifikant.

Pathophysiologie 1 (197):
Verzehr von tierischen Produkten bildet den Abfallstoff Amyloid. Kommt mit zunehmendem Alter noch die Versteifung der Zwischenzellflüssigkeit durch säurehaltige Ablagerungen hinzu, so kommt es nicht mehr zur reibungslosen Entsorgung des Giftes über den venösen Blutweg. Fresszellen werden aktiv. Die Arbeit der Fresszellen wird begleitet durch Entzündungen mit Gefäßweitstellung und Mehrdurchblutung. Können die Fresszellen das Amyolid-Volumen nicht bewältigen, so kommt es zur chronischen Entzündung mit Vernarbungen und somit zum Ersatz von Nervengewebe durch funktionsloses Narbengewebe. Dies ist dann der Grund für die Atrophie, die Schrumpfung der Gehirnmasse. Das verbleibende Amyolid ballt sich zu Plaques und verklebt die Nervenverbindungsstellen, die Synapsen. Dies ist dann, neben der Narbenbildung, der zweite Grund für die Funktionseinschränkung. Amyloid stammt ausschließlich aus dem Verzehr von tierischem Eiweiß. Im Pflanzenreich gibt es kein Amyolid!

Pathophysiologie 2:
Die Studie 2, die sog. Nonnenstudie, hat die geschilderte Pathophysiologie ergänzt: Wird das Gehirn täglich aufs Neue aktiv, so ist der Austausch der Botenstoffe in den Synapsen so stark, dass die Verklebungen durch Amyolid nicht voll wirksam werden können.

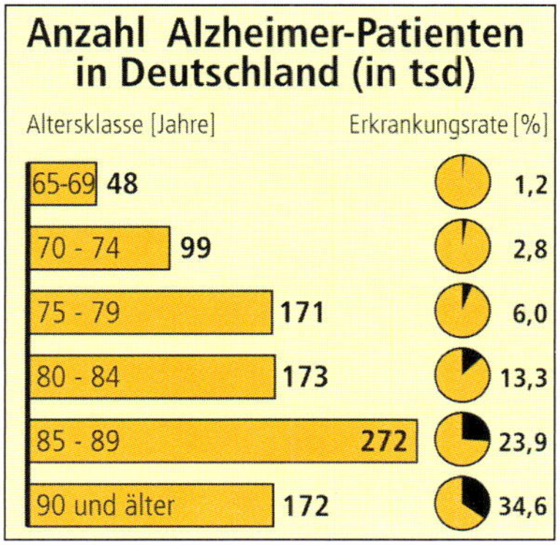

Anzahl Alzheimer-Patienten in Deutschland (in tsd)

Zusammenfassung aller Studienergebnisse

Fazit 1:
Erste und wichtigste Maßnahme ist der Verzicht auf sämtliche tierischen Produkte. An erster Stelle steht das rote Fleisch, hier zuvorderst wieder das Schweinefleisch, das nicht nur den Abfallstoff Amyolid bildet, sondern auch gleich noch den Entzündungsauslöser Arachidonsäure konzentriert mitliefert.

Fazit 2:
Sämtliche Gifte, von Pestiziden über Quecksilber und Haushaltsreinigern bis zum Nikotin und konzentrierten Alkohol führen zum Untergang von Nervenzellen im Gehirn. Interessant war in diesem Zusammenhang der Vortrag eines Neurologen in Wiesbaden (Quelle war leider nicht mehr recherchierbar):
Ein Autolackierer klagte über leichte Vergesslichkeits-Symptome. Eine CT war aber unauffällig. Dieser Autolackierer hatte nun den Auftrag, einen kastenförmigen Lieferwagen innen zu lackieren. Damit er staubfrei lackieren konnte, hat er die Türen des Lieferwagens geschlossen. Der Lackierung mit Nitrolack dauerte etwa eine dreiviertel Stunde. Während dieser Zeit atmete der Lackierer intensiv die Nitrolack-Dämpfe ein. Nach Abschluss der Arbeiten klagte der Lackierer über Schwindel und Sehstörungen. Ein erneutes CT zeigte daraufhin, dass 25 % der Gehirnmasse fehlte und durch Liquorräume ersetzt war.

Fazit 3:
Alles, was Entzündungen auslöst, schadet dem empfindlichen Gehirn (198):
- Genussgifte (Tabak, Alkohol)
- Alle tierischen Produkte, auch alle Kuhmilchprodukte und alle tierischen Fette
- Übergewicht: Im Fettgewebe werden Entzündungsbotenstoffe gebildet
- Pestizide, Schwermetalle
- Lebensmittelzusätze
- Dauerhafte Einnahme von Medikamenten
- Strahlung (Röntgenstrahlung, zuviel UV-Strahlung)
- Lärm
- Schlafmangel
- Ängste, Depressionen
- Konflikte, Vereinsamung
- Dysstress, mangelnde Erholung
- Reizüberflutung (hoher Fernsehkonsum, Handy-Dauertelefonate)
- Last but not least auch der Speisenbeginn mit erhitzter Nahrung

Fazit 4:
Alles, was Entzündungen vermeidet bzw. Entzündungen in ihrem Heilungsprozess unterstützt, nützt dem Gehirn:
- Antioxydantienreiche Lebensmittel, hier rohes Obst und Gemüse
- Natürliches Cortison in Form von Leinsamenöl
- Mindestens eine Stunde pro Tag Aufenthalt bei Tageslicht
- Jeden 2. Tag Sport und/oder körperliche Anstrengung
- Ausreichend Schlaf

Therapie:
Ernährung nur aus den Klassen 1 und 2. Als Öl zu Salaten ausschließlich Leinsamenöl verwenden.
Für den spät-morgendlichen Obst/Wildkräuter-Shake verstärkt frische Gingko-Blätter mit verwenden.
Bei Pesto und Salaten verstärkt Lauchprodukte (Knoblauch, Bärlauch, Schnittlauch) verwenden.
Dazu Basaltraining (siehe ausführliche Beschreibung unter 8.3.6, S. 90 - 92).
Neben einem Basaltraining sollte auch noch gelegentlich ein Ausdauertraining erfolgen.

Grafik „Uhrentest" (196):
Beim Uhrentest soll der Patient die Uhrzeit „10 Minuten nach 11" in eine selbstgemalte Uhr eintragen.
Uhr 1: Patient mit leichter Demenz
Uhr 2: Demenz fortgeschritten
Uhr 3: Demenz weit fortgeschritten

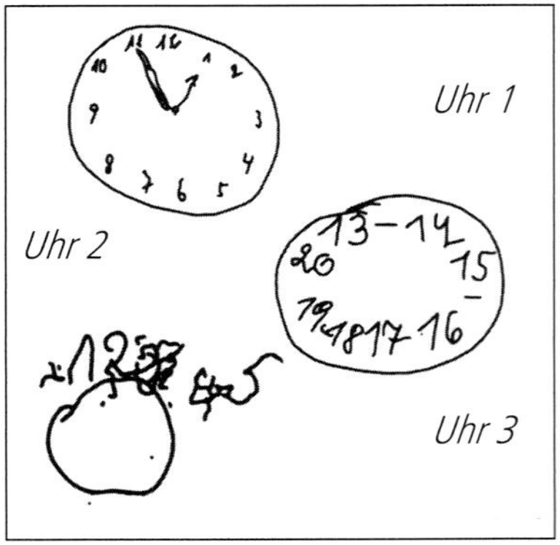

Diabetes Mellitus

Definition:
Erhöhter Anteil von Zucker im Blut. Wörtlich übersetzt: „Honigsüßes Hindurchgehen" (in den Harn).

Arten:
Typ 1:
Absoluter Insulinmangel durch Fehlen der insulinproduzierenden B-Zellen in der Bauchspeicheldrüse.
Typ 2:
Gestörte Insulinproduktion in der Bauchspeicheldrüse und/oder mangelhafte Aufnahme von Insulin durch die Zellen infolge Insulinresistenz der Zell-Rezeptoren
Typ 2a: ohne Übergewicht
Typ 2b: mit Übergewicht

Anteile (199):
In Deutschland sind 8 % an Diabetes erkrankt. Nur 10 % davon leiden am „echten" Diabetes Typ 1, 90 % am selbstverschuldeten Diabetes Typ 2.

Pathomechanismus (199):
Kohlenhydrate werden im Mund vorverdaut und im Zwölffingerdarm weiter bis zu Zweifachzuckern gespalten, um dann über die Darmschleimhaut ins Blut zu wandern. Die Zelle soll nun mit dem lebensnotwendigen Zucker versorgt werden. Die Aufgabe des Insulins ist jetzt, Zucker in die Zelle zu bringen. Hierzu sind die Zellmembranen mit sog. Rezeptoren ausgestattet, an die das Insulin andocken kann.
Durch den Kontakt werden bestimmte Transportmechanismen aktiviert, die den Zucker in die Zelle schleusen.
Sind die Zellen mit ausreichend Zucker versorgt, ziehen sich die Rezeptoren zurück und die Membran wird für den Transport geschlossen. Damit schützt sich die Zelle vor einer drohenden Überfütterung. In diesem Falle wird die Zelle insulinunempfindlich, d.h. insulinresistent.
Fazit 1:
Insulinresistenz ist in dieser Stufe keine zu behandelnde Krankheit, sondern ein Schutzmechanismus der Zelle vor Überfütterung.
Kommt es nun nicht zum Verbrauch des Zuckers durch Bewegung und/oder geistige Arbeit, kommt es zwangsläufig zum Rückstau des Zuckers im Blut. Erhöhte Zuckermenge im Blut führt zur weiteren Insulinproduktion. Es kommt zur „Hyperinsulinämie". In letzter Not erfolgt die Entsorgung ins Fettgewebe mit Umbau zu Fett. Durch den ständigen Druck, den das Insulin auf die Zellen ausübt, verfetten die Rezeptoren und auch die Transportwege in die Zellen. Die Krankheitskaskade setzt sich nun in Gang:

- Die Zelle nimmt immer weniger Zucker und Insulin auf. Die Insulinresistenz wird zur echten Krankheit.
- Die Bauchspeicheldrüse produziert immer mehr Insulin, bis sie wegen ständiger Überforderung ihre Arbeit erschöpft einstellt.

Therapieziel:
Selbst eine Bauchspeicheldrüse, die aus Gründen der Überforderung die Insulinproduktion eingestellt hat, kann regenerieren, wenn man ihr eine genügend lange Erholungspause gönnt. Dies gilt auch für die Zellrezeptoren. Strikt zu meiden sind daher alle kurzkettigen Kohlenhydrate, die nicht mehr aufgespalten werden müssen, die das Blut schlagartig mit Zucker überschwemmen und unmittelbar hohe Insulinmengen anfordern.

Grafik unten (200):
Schneller Anstieg und Abfall des Blutzuckerspiegels durch Zuckerhaltiges und Weißbrot sowie geringer Anstieg durch Vollkornprodukte.

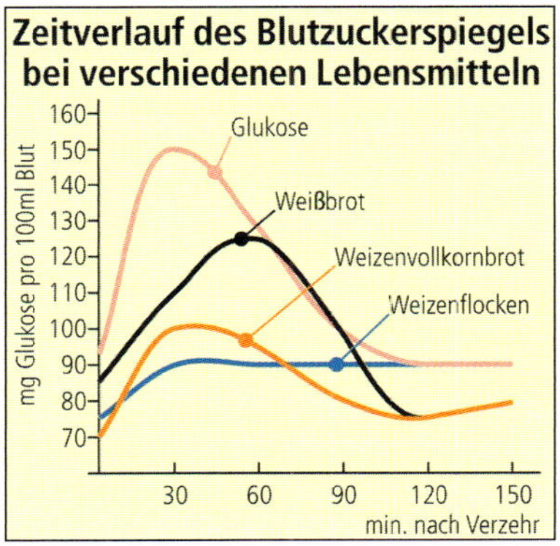

11

Studie 1 (201):
Wissenschaftler des Deutschen Instituts für Ernährungsforschung hatten die Daten von mehr als 23.000 Personen im Alter von 35 bis 65 Jahren ausgewertet, um die Zusammenhänge zwischen Ernährung, Krebs, Diabetes Typ 2 und Herz-Kreislauf-Erkrankungen festzustellen. Für die Untersuchung wurden die Teilnehmer insgesamt acht Jahre medizinisch betreut.
Ergebnis:
Menschen mit einem stark erhöhten Risiko für Diabetes mellitus vom Typ 2, sog. „Prädiabetes", erlitten fast dreimal so häufig einen Herzinfarkt.
Ihre Lebenserwartung war um 13 Jahre verkürzt und dies unabhängig von Alter und Geschlecht. Weiterhin kam es in dieser Gruppe fast doppelt so häufig zu einem Schlaganfall wie in der Gruppe mit geringem Diabetes-2-Risiko.
Anmerkung zum Prädiabetes:
Ein stark erhöhtes Diabetes-2-Risiko besteht bei einem Nüchtern-Blutzuckerwert von über 6,1 mmol/l bzw. 110 mg/dl und von über 11,0 mmol/l bzw. 199 mg/dl zwei Stunden nach testweise verabreichter Zuckerlösung (202).
Alternativmessung mit größerer Sicherheit (203): Bestimmung des HbA1C-Wertes im Blut. Liegt der Wert über 7 %, besteht der Verdacht der Prädiabetes. Beim Vorliegen der weiteren Faktoren Bluthochdruck, Adipositas und erhöhte Blutfettwerte ist Diabetes früher oder später vorprogrammiert.

Studie 2 (204):
Eine Studie an über 700 Diabetikern hat ergeben, dass nächtliche Essanfälle besonders schaden: Der Langzeit-Blutzuckerwert HbA1C lag bei Nachtessern doppelt so oft über der kritischen Schwelle von 7 % wie bei Diabetikern, die keine nächtlichen Essattacken verspürten. Auch das Risiko für Folgeschäden, wie Netzhaut-, Nieren- und Nervenschäden lag bei den Nachtessern doppelt so hoch.
Studie 3 (205):
In einer Studie mit 99 Patienten mit Diabetes von Typ 2 bekam die eine Hälfte eine vom Diabetiker-Verband empfohlene Diät und die andere Hälfte eine streng vegane Kost ohne jegliches tierisches Eiweiß. Nach 22 Wochen wurden die Ergebnisse gesichtet: Bei der veganen Gruppe sank der HbA1C-Wert um durchschnittlich 1 %, bei der Diät-Gruppe nur um 0,56 %.
Bei der veganen Gruppe konnten 43 % ihre Diabetes-Medikamente verringern, bei der Diät-Gruppe nur 26 %. Bei der veganen Gruppe sank das Körpergewicht um rd. 6,5 kg, bei der Diätgruppe nur um 3,1 kg.
Studie 4 (206):
Ungesunde Ernährung mit zu viel Fett und Alkohol sowie zu wenig Bewegung galten bisher immer als Auslöser von Diabetes-2. Wissenschaftler der Harvard-Universität haben in neueren Studien aber jetzt den wirklichen Haupt-Verursacher des Altersdiabetes gefunden: Übermäßiger Zuckerkonsum! Seitdem es immer mehr industriell verarbeitete Lebensmittel mit versteckten Zuckerzusätzen gibt, hat auch die Zahl der Neuerkrankungen zugenommen.
Studie 5 (207):
Von 1980 bis 1996 wurden 85.000 amerikanische Krankenschwestern in eine Diabetesstudie mit einbezogen. Alle hatten zu Studienbeginn weder Diabetes noch Krebs noch Herz-Kreislauf-Erkrankungen.
Ergebnis: Von der Referenzgruppe, deren Lebensstil als risikoarm bezeichnet werden konnte, erkrankten 9 % an Diabetes. Von der Referenzgruppe, deren Lebensstil ein erhöhtes Risiko für Diabetes von Beginn an anzeigte, erkrankten 91 % an Diabetes.
Übergewicht und Adipositas:
Verglichen mit der Gruppe mit einem BMI von unter 23 hatten Frauen mit einem BMI von über 30 ein um 20-fach erhöhtes Diabetesrisiko.
Bei einem Konsum von mehr als 15 Zigaretten pro Tag stieg das Diabetesrisiko um 34 % an.

Grafik rechts (208):
Mit dem Alter steigt das Risiko für Diabetes-2 bei Übergewicht:
96,8 % der über 50 Jahre Alten mit Übergewicht (BMI größer als 25) haben Diabetes-2!

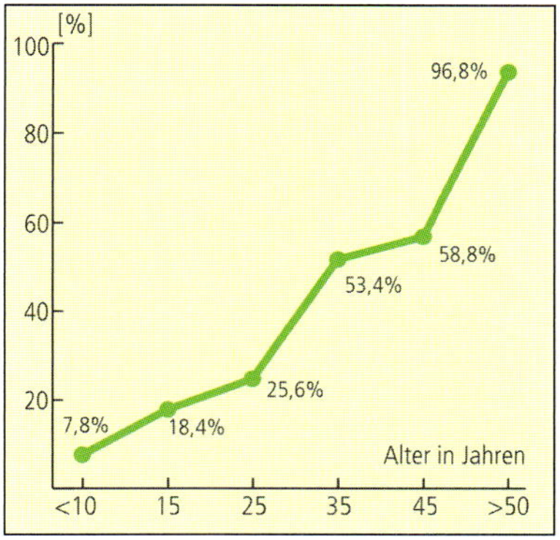

Grafik rechts (209):
Das sind die verheerenden Folgen der Zuckerkrankheit neben einer durchschnittlichen Lebenszeitverkürzung von 13 Jahren (201).

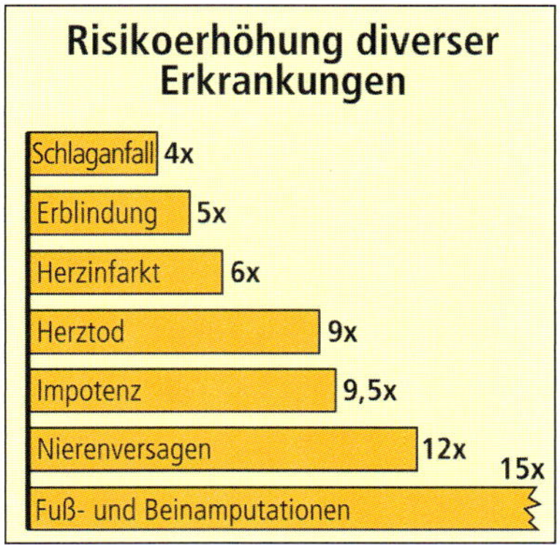

Grafik rechts (210):
Rasanter Anstieg der Diabetesfälle in Deutschland.

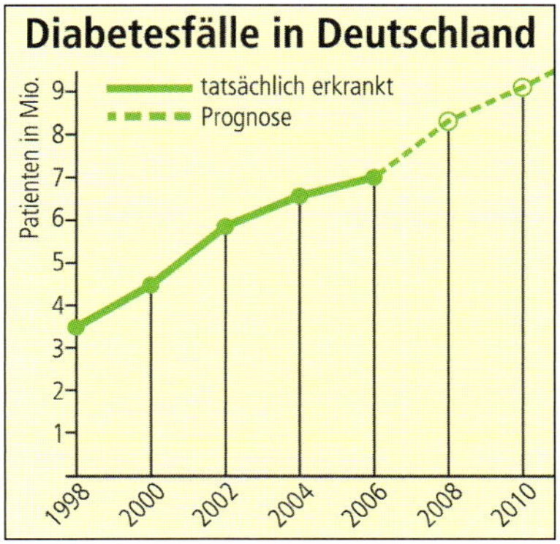

Therapie:
14tägiges Obst/Wildkräuter-Shake-Fasten (siehe ausführliche Beschreibung unter 7.3.1, S. 79/80), max. 1 Glas pro Tag.
Kräutertees nach Wahl, vornehmlich Bittertees zur Stärkung der Leber- und Bauchspeicheldrüsenfunktion.
Dazu Basaltraining (siehe ausführliche Beschreibung unter 8.3.6, S. 90-92).
Ab dem 15. Tag Ernährung aus den Klassen 1 und 2 mit besonderer Verwendung von Wildkräutern aller Art.

Therapiebegründung:

- Abbau von jeglichem Übergewicht, hier insbesondere von Bauchfett, um die Zellrezeptoren zu entfetten. Daher der Therapiebeginn mit einer 14tägigen Fastenkur, die keine Fette, aber sämtliche essentiellen Vitalstoffe enthält.
- Ernährungsumstellung auf die Klassen 1 und 2 bewirkt weiterhin ausreichende Vitalstoffe bei geringst möglicher Anforderung von Insulin. Sämtliche Lebensmittel mit hoher glykämischer Last (Lebensmittel, die schnell und viel Insulin anfordern, wie Zucker jeglicher Art und alle Weißmehlprodukte) sind in diesen Klassen strikt untersagt.
- Der Verzehr von Wildkräutern zum Obst, z.B. im Shake, reduziert ideal die Fruchtzuckerlast.
- Das wichtige Dinner-Cancelling ist ebenfalls in Klasse 1 und 2 notiert.

Gicht

Definition:
Ernährungsbedingte Stoffwechselkrankheit, bei der auskristallisierte Harnsäure Schmerzen verursacht.

Alternativbezeichnungen:
Arthritis Urica, Hyperurikämie

Arten:
- Akute Gicht (Gichtanfall)
- Chronische Gicht

Akute Gicht:
Gichtanfall, der meist überraschend nachts oder frühmorgens auftritt und mit heftigsten Schmerzen am Großzehen-Grundgelenk beginnt. Die Schmerzen können Stunden bis Tage andauern. Das Gelenk ist blaurot verfärbt, heiß und geschwollen.

Chronische Gicht:
Knotenartige Ablagerungen von Harnsäurekristallen im Weichteilgewebe und an gelenknahen Knochen. Ständige Entzündung zerstört und verformt die Gelenke allmählich. Häufige Spätfolgen sind Schädigungen der Nieren, Nierensteine, →Bluthochdruck und →Arteriosklerose.

Pathophysiologie:
Harnsäure entsteht beim Abbau von Purinen. Normalerweise wird Harnsäure über die Nieren abgebaut. Bei zuviel Harnsäure sind die Nieren überfordert. Es kommt zur Übersättigung und zu Harnsäurekristallen, die sich vermehrt in den Gelenken ablagern.

Auslöser:
- Alle Lebensmittel mit höherem Puringehalt (51).
- Lebensmittel mit mittlerem Puringehalt von 100-200 mg/100 g: Eiernudeln (100), Entenleber (100), Grünkorn (100), Putenfleisch (120), Rotbarsch (120), Steinbutt (120), Frankfurter Würstchen (130), Hering (130), mageres Rind- und Schweinefleisch (140), Jakobsmuscheln (150), Garnelen (150), Erbsen (150), Hähnchenfleisch mit Haut (160), Kalbfleisch mager (160), Brathering aus der Konserve (160).
- Lebensmittel mit höherem Puringehalt von 200-300 mg/100 g: Weizenkleie (200), Reiskleie (200), Linsen (200), Räucherlachs (200), Kalbsnieren und Kalbsleber (210), Lammfleisch (220), Vollkornreis (220), Rinderleber (230), Makrele geräuchert (260), Bachsaibling (270)
- Lebensmittel mit höchstem Puringehalt von über 300 mg/100 g: Weizenkeime (300), Schweineleber (310), Gänseleberpastete (340), Miesmuscheln (370), Forelle geräuchert (500), Kalbsbries (700), Sprotten (800).
- Aber auch purinfreie Lebensmittel steigern den Harnsäurespiegel.
- Alkohol lässt den Harnsäurespiegel steigen, da Leber und Nieren sich zunächst einmal mit Abbau und Ausscheidung des bedrohlicheren Giftes beschäftigen müssen.
- Fett aus dem gleichen Grund.
- Zucker und vor allem zuckerhaltige Getränke beschäftigen anscheinend Leber und Nieren mehr, als man gedacht hat: Der Harnsäurespiegel steigt unmittelbar nach dem Verzehr an (52).
- Brot: Sogar eine „Brotgicht" (13) kennt man: Neben dem hohen Puringehalt des Weizens kommt noch der hohe Salzgehalt des Brotes hinzu: Durch das Salz kommt es zu einer Vorsättigung des Blutes, sodass dann bereits geringe Mengen der Harnsäure als Kristalle ausfällen. Wird Brot mit Käse verspeist, so beschleunigt der hohe Fett- und Salzgehalt des Käses noch zusätzlich die Kristallbildung.

Therapie
- Ziel 1: Idealgewicht
  Ziel 2: Harnsäurereduktion
- Ernährungsumstellung auf die Klassen 1-3 (je 1/3 Anteil).
- Basaltraining (siehe S. 90 - 92)
- Bei chronischer Gicht zusätzlich, je nach Schweregrad, 2-3wöchiges Saftfasten mit einem Glas Obst/Wildkräuter-Shake pro Tag (siehe Seite 79) und Kräutertees.

Glaskörper-Trübung (217)

Definition:
Tanzende graue Punkte und Schlieren im Blickfeld.

Alternativbezeichnung:
Mouches volantes, französisch für „fliegende Mücken".

Vorkommen im Alter:
Ab dem 60. Lebensjahr fast bei jedem.

Pathophysiologie:
Der Glaskörper besteht aus einer glasklaren Substanz aus Wasser, Hyaluronsäure und einem Netz von Kollagenfasern. Verklumpen diese Fasern, so werden Erscheinungen als fadenartige Gebilde sichtbar.

Gefahren:
Mouches volantes sind harmlos, wenn sie den Patienten nicht stören. Im Normalfall stabilisieren sich diese Erscheinungen. Die Sehschärfe wird dadurch nicht beeinträchtigt. Entwickeln sich die Punkte zu einem Rußregen, kann es sein, dass es zu Blutungen im Glaskörper gekommen ist. Das ist ein augenärztlicher Notfall. Ein zweites Warnsignal wären Lichtblitze, die u.U. auf eine Netzhautablösung schließen lassen. Auch dies ist ein augenärztlicher Notfall, der umgehend behandelt werden muss, um eine Erblindung zu vermeiden.

Therapie:
Auch hier gibt die Pathophysiologie bereits den Hinweis für die Therapie: Alles, was Blut und andere Körperflüssigkeiten verklumpen lässt, ist zu vermeiden:

- Das heißt, alle Produkte der Ernährungsklassen 4, 5 und 6.

Alles, was das Blut und die anderen Körperflüssigkeiten entgiftet und fließfähiger macht, ist angesagt:

- Alle Produkte der Ernährungsklassen 1 und 2 und mit Einschränkung auch Ernährungsklasse 3.

Bei allen Krankheiten bzw. Erscheinungen, bei denen das Betriebssystem Reinigungsarbeiten, Reparaturarbeiten und Ausscheidungsarbeiten auszuführen hat, ist besonders das Dinner-Cancelling 3 – 4x/Woche gefragt. Bereits nach dem ersten Dinner-Cancelling oder einem ganzen Fastentag wird man am nächsten Morgen eine Verbesserung der Situation feststellen können.

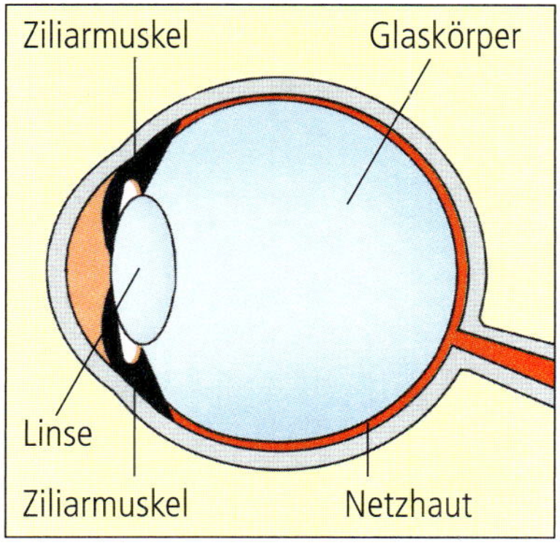

Abbildung links:
Vertikalschnitt durch das menschliche Auge.

11

Grauer Star (211)

Definition:
Eintrübung der Augenlinse

Alternativbezeichnung:
Katarakt

Arten:
1. Jugendlicher Katarakt:
Schädigung der Linse durch Schädigung der Frucht mit kompletter Eintrübung und kompletter Blindheit, ausgelöst u.U. durch Rötelerkrankung der Mutter während der Schwangerschaft. Die weitaus häufigste Ursache bei jüngeren Menschen ist Diabetes mellitus. Weitere Ursachen bei Jugendlichen sind Windpocken, Mumps, Hepatitis, Kinderlähmung und Mongloidismus. Therapie: Linsenaustausch, i.d.R in ambulanter Operation.
2. Altersstar, auch Katarakta senilis:
Linseneintrübung durch Alterungsprozesse. Diese Form des Grauen Stars soll hier näher behandelt werden.

Verteilung (215):
50 % der 52-64jährigen und 90 % der über 65jährigen haben Grauen Star.

Symptome:
Unscharfes Sehen, Farbenblässe, Mehrfachsehen, graue oder braune Trübung, erhöhte Licht- und Blendempfindlichkeit. Im fortgeschrittenen Stadium kann es zur Erblindung kommen.

Pathophysiologie:
Oxydationsprozesse, herbeigeführt durch freie Radikale, führen im Laufe der Zeit zu immer mehr Zellschäden und Verfärbungen.

Therapie:
Die Pathophysiologie gibt den Weg bereits vor: Alles, was zu mehr freien Radikalen führt, beschleunigt die Linsentrübung:

- Übermäßiges Sonnenlicht, vor allem an den Sommertagen mittags, an der See oder auch im Winter bei Schneeblendung.
- Rauchen, Alkohol, jede entzündungsfördernde Nahrung, Zucker.
- Diabetes mellitus und seine Auslöser.
- Arteriosklerose.
- Medikamente (Kortison, Antidepres.).

Alles, was freie Radikale neutralisiert, nämlich alle Antioxydantien, stoppen den Prozess und können ihn sogar umkehren.
Therapie im Detail:
14tägiges Obst/Wildkräuter-Shake-Fasten (s. S. 92), max. 1 Glas pro Tag. Kräutertees nach Wahl, vorzugsweise Bittertees zur Leberunterstützung. Anschließend Ernährung aus den Klassen 1 – 3 mit verstärkter Verwendung folgender Pflanzen:

- Tiefgrünes Gemüse, wie Brokkoli, Spinat, Grünkohl, Ruccola, Rosenkohl
- Tiefgrüne Garten- und Wildkräuter
- Beeren aller Art
- Ginkgoblätter

Studie 1 (212):
Gemüsearme Ernährungsweise erhöht das Risiko für den Grauen Star um das Sechsfache.
Studie 2 (213):
In einer Studie mit 4.000 Probanden stellten Forscher aus San Francisco 1999 fest: Bei einem Anstieg der Vitamin-C-Konzentration im Blut um 1 mg/dl nahm die Häufigkeit der Linsentrübung um 26 % ab. Je besser die Vitamin-C-Konzentration, desto niedriger das Risiko für eine Linsentrübung.
Studie 3 (214):
Daten von 18.000 Patienten mit Grauem Star und im Vergleich mit 188.000 Gesunden ergaben ein erhöhtes Erkrankungsrisiko bei Einnahme von Antidepressiva. Der Wirkstoff Fluvoxamin erhöhte das Kataraktrisiko um 39 %, Venlafaxin um 33 % und Paroxetin um 23 %. Der Zusammenhang ist wichtig, da viele Patienten bei einer fortschreitenden Linsentrübung seelisch belastet sind und Antidepressiva einnehmen.
Studie 4 (215):
Verstärkte Vitamin-E-Zufuhr ergab eine deutliche Reduktion des Katarakt-Risikos.
Studie 5 (216):
Verstärkte Zink-Zufuhr ergab eine deutliche Reduktion des Katarakt-Risikos. Zink ist nebenwirkungsfrei vermehrt enthalten in Haferflocken, Weizenkleie, Nüssen und Samen.

Grüner Star (218) (219)

Definition:
Schleichende Zerstörung des Sehnervs mit Gefahr der Erblindung

Alternativbezeichnung:
Glaukom

Arten und Verteilung:
1. Offenwinkelglaukom, auch Weitwinkelglaukom, Altersglaukom oder Glaukoma simplex genannt (90 %)
2. Engwinkelglaukom
3. Normaldruck-Glaukom

Vorkommen (219):
4 % der über 50, 8 % der über 70 und 15 % der über 80jährigen sind von einem Glaukom betroffen. 3 Mio. Deutsche leiden an einer Vorstufe und 800.000 an einem Glaukom.

Pathophysiologie:
Der Bereich vor der Augenlinse ist geschützt durch die vordere Augenkammer (siehe obere Abbildung). Diese Kammer ist gefüllt mit Kammerwasser, das in den Ziliardrüsen gebildet wird und über den Schlemmschen Kanal des Kammerwinkels abfließt.
Bei einem gesunden Auge sind Zufluss und Abfluss im Gleichgewicht, was sich in einem Kammerdruck von 15 - 22 mm/Hg äußert.
Ist jedoch der Abfluss behindert, erhöht sich der Kammerdruck und

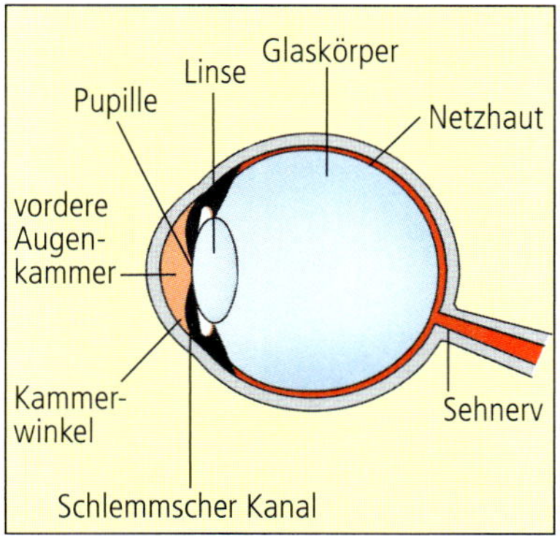

Abbildung links (231): Querschnitt des menschlichen Auges.

presst den Glaskörper gegen den Sehnerv, der dann bei fehlender Abhilfe auf Dauer irreparabel geschädigt wird und zur Erblindung führen kann.
Das Glaukom ist die zweithäufigste Form der Erblindung. Die häufigste Form der Erblindung ist die Makula-Degeneration.

Pathophysiologie des Offenwinkelglaukoms:
Der Kammerwinkel ist von Natur aus offen, aber der Schlemmsche Kanal ist verengt. Die Querschnittsverengung kann beim Offenwinkelglaukom eine oder i.d.R. mehrere Ursachen haben, die sich aber alle mit den Ursachen der Arteriosklerose decken:

- Zucker: Zucker verbindet sich in einer chemischen Reaktion mit dem Eiweiß der Gefäß-Innenhaut. Es kommt zur Sklerose (Verhärtung). Alle Kohlenhydrate, die vom Körper schnell aufgenommen werden (alle Weißmehlprodukte, alle mit Zucker gesüßten Speisen und Getränke), versteifen unmittelbar nach dem Verzehr messbar die Gefäße (291).
- Zuckerhaltige Getränke verengen Blutgefäße und Augenkanäle in besonderem Maße. Vermutlich hemmen Süßgetränke das gefäßerweiternde Stickstoffmonoxid (143).
- Alkohol mit seiner zellzerstörenden Wirkung.
- Arachidonsäure des roten Fleisches schädigt die Intima (Gefäß-Innenhaut) durch Mini-Entzündungen.
- Freie Radikale (siehe S. 24) zerstören Endothelzellen.
- Hypercholesterinämie: Zuviel LDL-Cholesterin führt zur vermehrten Plaquebildung.
- Eiweißmast: Das Zuviel an tierischen Eiweißen wird nach den Erkenntnissen von Prof. Dr. med. Lothar Wendt (04) in den Gefäßwänden abgelagert, versteift und verdickt diese bis zum Dreißigfachen!

11

- Hyperlipidämie: Zuviel gesättigte Fettsäuren im Blut und im Kammerwasser aktivieren die Fresszellen des Immunsystems. Das Überfüttern führt zum Platzen und den sog. Schaumzellen, die sich verstärkt an die Gefäßwände anhaften.
- Tabakrauch schädigt mit über 4.800 bekannten und davon 70 hochgradig giftigen Toxinen vom Formaldehyd bishin zum Dioxin die Intima (Gefäß-Innenhaut).
- Letztlich schädigt alles die Gefäßwände, was noch auf den Seiten 56 - 68 unter „Krankmachkost" aufgeführt ist: Vom Bohnenkaffee über das Sahneeis bis hin zu fast allen Lebensmittel-Zusatzstoffen.

Doch nicht nur die Querschnittsverengung führt zum Offenwinkelglaukom, sondern auch noch ungünstige Fließeigenschaften des Kammerwassers. Da letztlich das Blut über die Ziliardrüsen Flüssigkeit und Substanzen für das Kammerwasser liefert, ist alles, was das Blut verdickt, auch ungünstig für die Fließeigenschaften des Kammerwassers:

- Kochsalz und alle kochsalzhaltigen Produkte, wie Wurst und Käse.
- Zucker und Weißmehl und alle Produkte daraus.
- Alle Tierfleischprodukte wegen der übermäßigen Säurebildung mit „Acidosestarre" und der vermehrten Bildung von Homocystein.
- Brot, auch Vollkornbrot.

Pathophysiologie des Engwinkelglaukoms:
Verengung des Kammerwasser-Abflusses durch naturgemäße Verengung des Kammerwinkels.

Pathophysiologie des Normaldruck-Glaukoms:
Ein erhöhter oder auch zu niedriger Blutdruck führt zur mangelhaften Versorgung des Sehnervs.

Symptome:

- Druckgefühl im Auge
- Minimale Einengung des Gesichtsfeldes am Anfang. Später schreitet die Einengung fort.
- Später Schlieren und helle Flecken.
- Später Ringe um Lichtquellen.

Therapie:

- Normaldruck-Glaukom
  Hier ist die Therapie wie bei →Bluthochdruck angesagt. Bei →Diabetes mellitus ist die in diesem Buch empfohlene Therapie angesagt.
- Engwinkel-Glaukom
  Bei dieser Anomalie scheint vordergründig die chirurgische Korrektur angebracht. Heilberichte zeugen auch von der Wirksamkeit der Akupunktur (220) und der Entspannung (221). Sind Ablagerungen und ungünstige Viskosität des Kammerwassers dominant, so kann sich auch die nachfolgende Therapie des Offenwinkelglaukoms empfehlen.

Therapie des Offenwinkelglaukoms:
In der weitaus größten Zahl der Fälle (90 %) handelt es sich beim Glaukom um ein sog. Offenwinkelglaukom. Hier ist der Kammerwinkel offen und die Schlämmschen Kanäle sind nicht durch Verengung des Kammerwinkels bedrängt, sondern die Abflussbehinderung ist ausschließlich durch Verhaltensfehler herbeigeführt:

- Ablagerungen durch Ernährungsfehler.
- Gefäßwandverdickung durch Ernährungsfehler.
- Ständige Gefäßkontraktion durch ständige Anspannung, ausgelöst durch fortwährenden Dysstress.

Da sich der Kammerdruck durch Lebensstilrevision nur mittelfristig ändern lässt, zur Schadensbegrenzung der Druck aber sofort reduziert werden muss, bietet sich eine Therapie in zwei Stufen an: Eine Akuttherapie und eine Langfristtherapie.

Die Akuttherapie (222) (223):
Im Jahre 2000 präsentierte Dr. Leo Bones, Medizinischer Direktor des Arizona Glaukoma Institute, seine Methode der „Pneumatischen Trabeculoplasty PNT". Auf einem Fachkongress demonstrierte er an 29 ihm willkürlich präsentierten Glaukom-Patienten die Wirksamkeit seiner Methode: Nach jeweils 2 x einminütiger Behandlungszeit mit fünfminütiger Pause dazwi-

schen, hatten alle 29 Glaukom-Patienten normalen Innendruck!
Von 500 Patienten, die in seiner Klinik behandelt worden sind, konnte die Hälfte die Medikamente ganz absetzen und auf die drohende Augenoperation verzichten. Der Rest konnte die Medikamenten-Einnahme drastisch und dauerhaft reduzieren: Statt mehrmaliger Verabreichung von Augentropfen reichte nun eine Einnahme pro Tag.
Wie funktioniert diese Methode?
Eine trichterförmige, sterile Dichtungsmanschette wird von außen auf das Auge gestülpt. Mit einer Vakuumpumpe wird nun überschüssige Augenflüssigkeit ein bis zwei Minuten lang über die natürlichen Kanäle abgesaugt.
Das Drainagesystem der Augen wird dadurch gründlich durchgespült und öffnet sich. Eine effektive, aber rein physikalische Behandlung mit Langzeitwirkung.
Sollten sich die Kanäle zu einem späteren Zeitpunkt wieder zusetzen, wird die Behandlung wiederholt.
Weitere Akuttherapien mit nachweislich guten Soforterfolgen:

- Akupunktur
- Homöopathie
- Gefäßerweiternde Augentropfen, allerdings mit z.T. erheblichen Nebenwirkungen (112):
  Sehstörungen, Kopfschmerzen, Schwindel, Nesselsucht, Ekzeme, Herz-Rhytmusstörungen, Depressionen, Schlaflosigkeit, Libidoverlust.

Die Langfristtherapie:
Nach einer physikalischen, naturheilkundlichen oder medikamentösen Senkung des Augeninnendrucks sollte sofort die Ursache angegangen werden, damit die schleichende Verschlechterung gestoppt wird:
Ernährung aus den Klassen 1 und 2 mit verstärkter Verwendung der besonders blutverdünnenden Pflanzen:

- Lauch in jeglicher Form, wie Knoblauch, Schnittlauch, Bärlauch (153)
- Rote Bete (154), roh

Konsequent zu meiden sind Salz (ausschließlich mit Kräutern würzen), Zucker in jeder Form, schwarzer Tee, Kaffee (158), Kuhmilchprodukte, außer fettarmen gesäuerten Produkten, rotes Fleisch, alle gesättigten Fettsäuren, Weißmehlprodukte, Alkohol, Nudeln.
Neben dem Basaltraining (S. 90 - 92) sollte nun auch noch ein Ausdauertraining und eine Überprüfung der Lebenseinstellung und der sozialen Kontakte erfolgen (156).

Ziele:

- Gewichtsabnahme bis zum Idealgewicht
- Rückbildung von Sklerose und Plaques
- Verbesserung der Fließfähigkeit des Kammerwassers
- Verbesserung der Nährstoffversorgung des Sehnervs

Hypercholesterinämie

Definition
Hyper = hoch
Cholesterin = Blut-Transportfett
Ämie = Blut
Ergo: Zuviel Cholesterin im Blut

Auswirkungen
→Arteriosklerose, →Herzinsuffizienz, →Herzinfarkt, →Angina Pectoris, →Schaufensterkrankheit, →Demenz, →Schlaganfall, Nierenschädigung, Durchblutungsstörungen an Armen und Beinen, →Augenleiden, →Bluthochdruck, Gallensteine

Beschreibung
Cholesterin ist ein lebenswichtiger Baustein unseres Lebens. Wir brauchen es zum Aufbau von Zellen, Hormonen, Vitamin D und Gallensäuren. Unser Körper bildet 2/3 des benötigten Cholesterins selbst. 1/3 nehmen wir mit der Nahrung und die Wiederaufnahme der Gallensäuren im Darm auf.

Pathologie der Gefäßschädigung
Entzündungen und Toxine schädigen die innere Gefäßwand, die Intima. Es bilden sich Minirupturen. Diese werden von den Reparaturmaterialien Kalzium und LDL-Cholesterin geschlossen. Ist zuviel Kalzium und zuviel LDL-Cholesterin im Blut, so kann es zu einer überschießenden Reaktion mit zuviel Reparaturmaterial kommen. Primär ist also nicht das vielbeschimpfte Cholesterin an einer Gefäßschädigung schuld, sondern die vorher entstandenen Minirupturen. Dennoch: Ein zu großes Angebot des Reparaturmaterials Cholesterin führt leider auch zum verstärkten Einsatz, obwohl die Größe der Minirupturen dies nicht immer nötig hätten.

Arten
LDL= Cholesterin, das zu den Zellen kommt, auch „schlechtes“ oder „LDL = liderliches“ Cholesterin genannt.
HDL = Cholesterin, das von den Zellen kommt, auch „gutes“ oder „HDL = hab dich lieb“-Cholesterin genannt.

Normwerte

- Gesamtcholesterin
  Ideal: Unter 200 mg/dl
  Grenzwertig: 200 – 240 mg/dl
  Riskant: Über 240 mg/dl
  Japaner: i.M. 130 mg/dl
  Buschafrikaner: i.M. 88 mg/dl
  Trotzdem hat der Gesamtcholesterinwert nur orientierenden Charakter. Viel wichtiger sind die nachfolgenden Werte:
- LDL
  Ideal: Unter 130 mg/dl
  Grenzwertig: 130 – 160 mg/dl
  Riskant: Über 160 mg/dl
- HDL
  Ideal: Über 65 mg/dl
  Grenzwertig: 45 – 65 mg/dl
  Riskant: Unter 45 mg/dl
- LDL/HDL-Quotient
  Ideal: Unter 2,35
  Grenzwertig: 2,35 – 4,55
  Riskant: Über 4,55
  Nur dieser Wert hat Aussagekraft für ein Herz-Kreislauf-Risiko. Liegt er unter 2,35, ist das Gesamtcholesterin ohne weiteres Interesse.

Therapie
wie →Bluthochdruck, bei strikter Meidung aller tierischen Fette, denn nur sie enthalten Cholesterin.

Impotenz

Definition:
Unfähigkeit zum Sexualakt

Alternativbezeichnung:
Sexuelle Dysfunktion

Altersverteilung:
Unter Impotenz leidet
- jeder 10. Mann über 50 Jahre,
- jeder 4. Mann über 60 Jahre und
- jeder 2. Mann über 70 Jahre.

Unterteilung:
in Libidoverlust, Ejakulationsstörung und Erektionsstörung

Libidoverlust:
Verlust des Interesses am anderen Geschlechtspartner. Die Gründe können in der eigenen depressiven Stimmung liegen aber auch an der nachlassenden Attraktivität des Partners bzw. der Partnerin. Auch mangelnde Harmonie in der Partnerschaft mit Anfeindungen bedingen Libidoverlust.

Ejakulationsstörung:
Fehlen der Samenflüssigkeit. Die Gründe sind meist
- fehlende Vitalstoffe
- Gewebeübersäuerung
- Adipositas
- Rauchen und Alkoholsucht
- fehlende Bewegung und Tageslicht
- Prostataerkrankung

Erektionsstörung,
alternativ „erektile Dysfunktion", die Unfähigkeit zur Erektion, der Versteifung des männlichen Gliedes. Gründe:
- Gefäßleiden 40 %
- Diabetes 30 %
- Prostataradikaloperationen 13 %
- Rückenmarksverletzungen 8 %
- Hormonelle Störungen 6 %
- Multiple Sklerose 3 %
- Pestizide (168) o.A.
- Rauchen o.A.

Gefäßleiden:
Der Hauptgrund für eine Erektionsstörung ist die mangelhafte Möglichkeit der Blutzuführung durch erhöhte Strömungswiderstände.
Unter „Arteriosklerose" und unter „Bluthochdruck" sind die Gründe und auch die Maßnahmen zur Änderung des Lebensstils ausführlich beschrieben.

Studie 1 (170):
Bei Männern, die überwiegend ökologisch erzeugte Lebensmittel essen, ist die Spermienkonzentration doppelt so hoch wie bei einer Ernährungsweise mit konventionell erzeugten Nahrungsmitteln.
Studie 2 (171):
Bei rauchenden Hypertonikern (Raucher mit erhöhtem Blutdruck) tritt die erektile Dysfunktion 26 mal häufiger auf als bei Nichtrauchern. Raucher, die aufhören, haben immerhin noch eine 11 mal häufigere erektile Dysfunktion.

Studie 3 (172):
Männer mit Erektionsstörungen haben ein 50 % höheres Risiko für eine koronare Herzerkrankung.
Fazit:
Beide Erkrankungen sind überwiegend Formen der Arteriosklerose. Erektile Dysfunktion wird daher auch als Frühindikator für eine Herzerkrankung angesehen.
Studie 4 (173):
Tageslicht erhöht den Testosteronspiegel.

Therapie
wie →Bluthochdruck (s.S.132-134)

11

Krebs

Definition:
Bösartige Zellentartung mit Tumorbildung

Ursachen, geordnet nach vermuteter Bedeutung (241):

1 Psychosomatoren:
1.1 Langjähriges seelisches Leid.
1.2 Nicht ausbrechen können aus dem Hamsterrad des Alltags.
1.3 Verpflichtetsein gegenüber Anderen.
1.4 Langjähriger Druck aus der Partnerschaft.
1.5 Auf der anderen Seite kann das Glückshormon Serotonin zur Selbstzerstörung von Krebszellen führen (247)!

2 Rauchen:
Bewusste Zerstörung von vitalem Organgewebe durch Inhalation von über 1.000 chemischen Stoffen, von denen 70 hochgradig krebsfördernd wirken. Häufigste ausgelöste Krebsarten sind Lungen-, Lippen-, Mundhöhlen-, Speiseröhren-, Magen-, Dickdarm-, Bauchspeicheldrüsen-, Kehlkopf-, Blasen- und Gebärmutterhalskrebs (242).

3 Alkohol:
Bei Aufnahme von mehr als 40 g Alkohol am Tag beim Mann bzw. 20 g bei der Frau kommt es zu Zellzerstörungen: Leber-, Darm-, Bauchspeicheldrüsen-, Mundhöhlen-, Rachen-, Kehlkopf-, Speiseröhrenkrebs (242) und Brustkrebs bei der Frau (244) werden begünstigt.

4 Ernährung (242):
4.1 Rotes Fleisch:
Mehr als 150 g in der Woche schädigt insbesondere den Dickdarm durch pathogene Fäulnisbakterien. Zudem wurde beim Fleischverzehr der Zusammenhang von Leukämie und Nierenkrebs nachgewiesen (256). Die im roten Fleisch verstärkt enthaltene Arachidonsäure ist entzündlich und fördert alle Krebsarten (244) (251).
4.2 Tierische Fette
fördern Dickdarmkrebs (242).
4.3 Erhitzen
über 180°C (Pommes, Chips, alles Gegrillte und lange in der Pfanne Gebruzzelte) bildet kanzerogenes Acrylamid und Glycidamid und begünstigt alle Krebsarten, insbesondere aber die des Verdauungstraktes. Je länger und höher die Erhitzung, umso stärker die kanzerogene Wirkung.
4.4 Zucker (242) (244):
Kurzkettige Kohlenhydrate, wie Industriezucker und Weißmehlprodukte, führen in den Zellen zur Gärung und begünstigen alle Krebsarten.
4.5 Weizenmehl
ist ein Allergen, führt zu Entzündungen und begünstigt alle Krebsarten.
4.6 Kochkost
führt zur „Verdauungsleukozytose", d.h. zur vermehrten Inanspruchnahme des Immunsystems. Wird vor der erhitzten Nahrung Rohkost gegessen, stellt sich keine Leukozytose ein.
4.7 Pökelsalze
in Wurst, Schinken und gereiftem Käse bilden bei der Verstoffwechselung krebsauslösende Nitrosamine (251). Beim Erhitzen von Pökelprodukten potenzieren sich die Nitrosamine.
4.8 Jod:
Jodiertes Salz wirkt verstärkend auf die Nitrosaminbildung (245).
4.9 Eier
führen bei täglichem Verzehr zu erhöhtem Brustkrebsrisiko (251).
4.10 Antioxydantienmangel
= zu wenig Zell-Reparaturstoffe = zu wenige Vitamine und Spurenelemente durch zu geringen Verzehr von rohem Obst, Gemüse und Kräutern (249). Eine Aufnahme des Antioxdans Vitamin-C von mehr als 200 mg/Tag hatte gegenüber einer Vitamin-C-Aufnahme von unter 100 mg pro Tag eine Abnahme des allgemeinen Krebsrisikos von 60 % zur Folge (246)!
4.11 Knoblauch
und Zwiebeln können bei regelmäßigem Verzehr Krebserkrankungen der Verdauungsorgane um die Hälfte reduzieren (243)!
4.12 Leinsamen
gilt mit seinem hohen Anteil von

Omega-3-Fettsäuren als „natürliches Kortison“ und kann Krebs vorbeugen (248).

5 Adipositas:
Insbesondere im Bauchfett werden eine Reihe von krebsauslösenden Stoffen gebildet (vgl. S. 85).

6 Insektenstiche:
Eine zu große Vorsicht vor Insektenstichen kann Krebs fördern! Insektenstiche, vor allem Mücken- und Bienenstiche, sind natürliche Impfungen gegen Krebs. Krebszellen werden durch die Inhaltsstoffe gezielt angegriffen. (240) (255).

7 Lösungsmittel
in Kunstharz- und Nitrolacken und Klebstoffen, der chemischen Reinigungsmittel sowie Reinigungsmittel im Haushalt (253).

8 Schwermetalle:
Blei, Quecksilber, Cadmium, Nickel und Titan, z.B. in belasteten Lebensmitteln, Autoabgasen und Amalgamfüllungen (253).

9 Dioxine,
die z.B. bei der Müllverbrennung, in chemischen Fabriken und der chemischen Reinigung entstehen (253).

10 Formaldehyd
in Span- und Faserplatten, Möbeln, Kleidung und Lacken (253).

11 Holzschutzmittel
mit Lindan und/oder PCP (253).

12 Pflanzenschutzmittel:
Pestizide, Insektizide und Herbizide wirken z.T. hochgradig kanzerogen

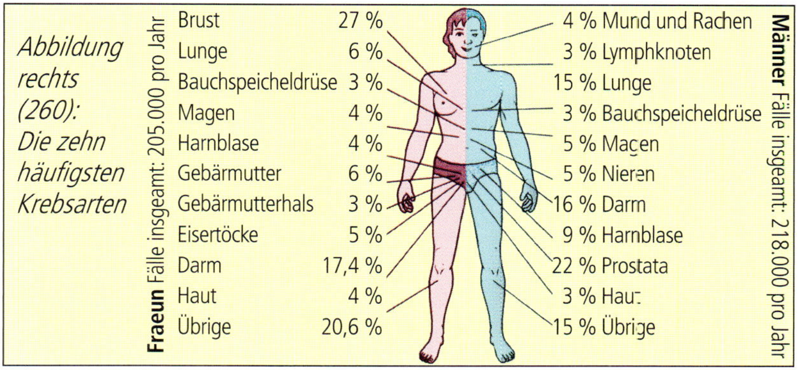

Abbildung rechts (260): Die zehn häufigsten Krebsarten

auf alle Organe. Besonders gefährdet sind Landwirte, die die Toxine auf ihren Feldern ausbringen und einatmen. Insektizide im Haushalt, wie Mottenkugeln, Fliegensprays und Matratzen mit Anti-Motten-Mitteln.

13 Feinstäube:
Asbeststäube, Glasfaserstäube und Feinstäube von Fotokopierern, Rußpartickel von Dieselmotoren ohne Feinstaubfilter, Feinstäube bei der Holzverarbeitung. Gefährdet sind insbesondere Personen, die berufsbedingt sich täglich über Jahre dem Feinstaub ungeschützt aussetzen: Vom Grubenarbeiter unter Tage, dem Arbeiter im Zementwerk bis zum Industrieschreiner.

14 UV-Strahlen
durch Solarien und/oder direkter Sonne können so kanzerogen wie Zigaretten wirken: Wer sich vor dem 30 Lebensjahr regelmäßig dieser Strahlung aussetzt, der erhöht sein Hautkrebsrisiko um 75 % (252). Auch das Risiko für Augenkrebs ist erhöht.

15 Ionisierende Strahlung
durch Krebstherapien und Röntgen erhöht das allgemeine Krebsrisiko. Insbesondere die strahlungsintensiven Computertomografien werden von Nuklearmedizinern inzwischen als eine der Hauptursachen für das Krebsgeschehen angesehen (257). Gefährlich ist auch die Radonbelastung aus der Erde, die insbesondere Personen, die in Untergeschossen ohne Horizontalsperre wohnen, betrifft.

16 Elektrosmog
betrifft besonders die Feldstärke am Schlafplatz. Netzfreischaltung oder ein totales Abschalten vor dem Zubettgehen ist sinnvoll.

17 Erdstrahlung
kann zur Krebshäufung bei Schlafplätzen über gekreuzten Wasseradern führen.

18 Hormonersatztherapien:
Östrogengaben nach der Menopause führen zu einer Stimulation des Wachstums von Brustkrebszellen (250). Eine Studie, die aus verständlichen Gründen abgebrochen werden musste, zeigte im Verlauf bereits ein um 26 % erhöhtes Brustkrebsrisiko (259).

19 Virusinfektionen:
Schlummernde Restviren können bei Immunschwächung Zellentartung begünstigen: Hepatitis-B-Viren können Leberkrebs, Warzenviren Gebärmutterhalskrebs, Hautkrebs und Mundhöhlenkrebs begünstigen (237). Demgegenüber können Virusinfektionen, die ohne medikamentöse Fiebersenkung und mit ausreichender Bettruhe auf natürlichem Wege auskuriert worden sind, immunstärkend und krebsvorbeugend wirken! Eine bekannte und erfolgreiche biologische Krebstherapie besteht aus der Injektion von abgetöteten Viren und Bakterien, die heilendes Fieber auslösen und maligne Tumore zur Auflösung bringen können (261).

20 Hautpflegemittel:
Feuchtigkeitscremes stehen bei Hautkrebs im Verdacht (269).

21 Deosprays,
die Schweißausscheidung unterdrücken, stehen bei Brustkrebs im Verdacht, nicht zuletzt auch durch die beinhaltenden Aluminiumsalze (254).

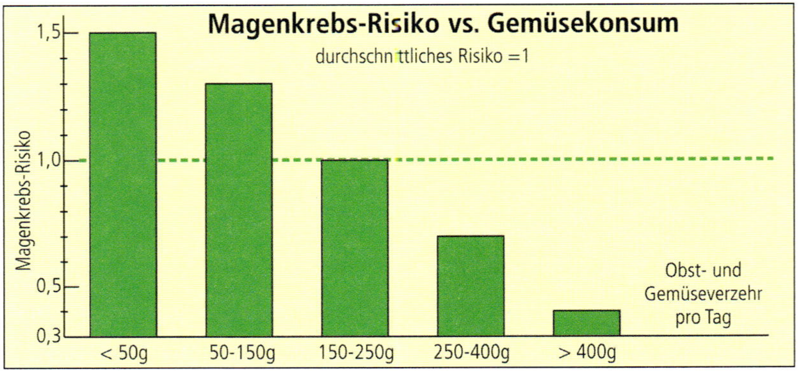

Abbildung oben (262):
Obst und Gemüse schützen vor Krebs, je mehr, desto höher der Krebsschutz, hier dargestellt am Beispiel des Magenkrebses.

Leider wurde erst durch die Untersuchung von Ökotest im Oktober 2006 wieder nachgewiesen, dass keines der untersuchten Deos ohne die schädlichen Aluminiumsalze auskam.

22 Handystrahlen
führen bereits bei Telefonaten von mehr als 5 Minuten zur messbaren Temperaturerhöhung im Gehirn und stehen bei Gebrauchszeiten von mehr als 45 Minuten/Tag bei Gehirntumoren im Verdacht.

23 Sauerstoffarmut:
Der Mensch benötigt zu seiner Gesunderhaltung 30 m³ Frischluft in der Stunde. In einem schlecht gelüfteten Schlafzimmer im Winter kann das Frischluftvolumen bereits nach 30 Minuten erschöpft sein. In der restlichen Zeit atmen die Bewohner dann verstärkt ihre eigene Ausatemluft ein. Diese Art der mangelnden Sauerstoffversorgung der Zellen ist krebsfördernd.

Studien:

1 World-Cancer-Research-Fund-Studie:
Umfassendste aller Krebs-Metastudien berücksichtigt 22.000 Krebsstudien, von denen 7.000 in die Endbewertung einbezogen worden sind. Die elf Empfehlungen lauten (242) (265) (272):
- So schlank wie möglich bleiben.
- Moderate Bewegung (30 min/Tag).
- Lebensmittel mit hoher Energiedichte meiden (<225kcal/100g).
- Zuckerhaltige Getränke meiden.
- Überwiegend unverarbeitete pflanzliche Lebensmittel verzehren.
- Rotes Fleisch begrenzen.
- Verarbeitetes Fleisch ganz meiden.
- Alkohol meiden.
- Salzkonsum begrenzen (<6g/Tag).
- Keine Nahrungsergänzungsmittel verwenden.
- Säuglinge möglichst bis zu 6 Monate stillen.

2 EPIC-Studie:
Metastudie mit über 520.000 Teilnehmern im Alter von 35 bis 65 Jahren aus 10 europäischen Ländern:
- Bestätigung der erheblichen kanzerogenen Wirkung von Alkohol und Tabak auf den oberen Verdauungstrakt sowie Tabak zusätzlich auf die Lunge.
- Zusammenhang von rotem Fleisch und Darmkrebsrisiko und die erheblichen Kanzerogenität von verarbeitetem roten Fleisch.
- Um 40 % geringeres Darmkrebsrisiko bei täglicher Ballaststoffaufnahme von mindestens 35 g gegenüber Probanden, die nur 15 g aufnahmen (266).

3 Sport (267) (275):
3 Stunden Walken oder eine Stunde Joggen/Woche reduziert Brustkrebsrisiko um 30, Darmkrebsrisiko um 40 u. Prostatakrebsrisiko um 70 %! Nach 30 min. leichtem Joggen steigen Killerzellen um 30 % an (275)!

4 Fieber:
Die gelegentliche Grippe mit Fieber, die gut mit „Ruhe und Fasten" auskuriert worden ist ohne fiebersenkende Medikamente, bietet idealen Krebsschutz (268).

5 Ananas:
In dieser Studie wurde das bekannte Anti-Krebs-Enzym Bromalin näher aufgeschlüsselt: Der Inhaltsstoff CCS blockiert die Krebsausbreitung, der Inhaltsstoff CCZ stimuliert die für die Krebsabwehr so wichtigen T-Zellen wie auch die B-Zellen der humoralen Abwehr (263).

6 Lignane:
In dieser Studie wurde ermittelt, dass eine gute Versorgung mit Lignanen das Brustkrebsrisiko um 70 % senkt! Das allgemeine Todesrisiko, also auch das Risiko anderer Krebserkrankungen, kann bei guter Versorgung mit Lignanen um 50 % gesenkt werden. Lignane sind pflanzliche Schutzstoffe, die besonders in Vollkornprodukten, Samen, Nüssen, Brokkoli, Orangen, sämtlichen Beeren, Pfirsichen, Aprikosen und auch Zwiebeln enthalten sind (264).

7 Asiaten,
die aus Gebieten mit sehr niedriger Krebshäufung kamen und in die USA auswanderten, hatten dort ein sprunghaft erhöhtes Risiko (270).

8 Petersilie:
Die Inhaltsstoffe, vor allem das Arginin, greifen wirksam in die Krebs-Zellteilung ein. Lauch, Zwieben und eine Reihe von Wildkräutern sollen ähnliche Wirkungen wie Chemotherapeutika, aber ohne Nebenwirkungen, haben (273).

8 Kreuzblütler:
Geringer, aber ständiger Verzehr von Kreuzblütlern (Brokkoli, Kohl, Kresse, Kohlrabi, Rettich, Rüben, Ruccola) in rohem Zustand hat das Blasenkrebsrisiko bei Rauchern um 40 % und bei Nichtrauchern um 73 % ermäßigt. Bei gekochtem Gemüse war dieser Effekt nicht zu beobachten (270).

9 Schwarze Himbeeren
haben im Tierversuch bereits entstandene Tumore im Darm und in der Speiseröhre in 8 von 10 Fällen reduziert (270).

10 Talkumpuder,
mind. 1x/Woche im Genitalbereich verwendet, hat eine 40 % höhere Wahrscheinlichkeit für Eierstockskrebs bewirkt (271).

11

Pathomechanismen:
Bei aller Hilflosigkeit gegenüber dieser Krankheit: Sie verliert ihren Schrecken, wenn man sich daran erinnert, dass hochdekorierte Wissenschaftler schon vor Jahrzehnten schlüssige Antworten auf die nachfolgenden beiden Fragen gegeben hatten:

- Was braucht eine Krebszelle zu ihrem Überleben?
- Was hat dazu geführt, dass eine Krebszelle abstirbt?

Pathomechanismus 1:
Die Gewebeübersäuerung.
Eine Krebszelle kann nur auf übersäuertem Gewebe überleben! Entzieht man dem Gewebe die Säure, stirbt die Krebszelle. Krebsgewebe gehört zu den säurehaltigsten Geweben im menschlichen Körper (254).
Wie ein übersäuertes Gewebe und damit der Krebs-Nährstoff entsteht, wurde in diesem Buch ausführlich auf den Seiten 26 und 27 beschrieben.
Dies ist auch – neben der Bildung von pathogenen Fäulnisbakterien – der Grund, weshalb rotes Fleisch kanzerogen wirkt: Es gehört zu den stärksten Säurebildnern! Kein Geringerer als der Verfasser des Standardwerks „Chronisch übersäuert" (13), Prof. Dr. Vormann, hat auf die entsprechende Frage auf einem Seminar in Koblenz 2008 geantwortet:
„Jeder Krebs wird mit einer Gewebeentsäuerung zumindest gestoppt!".

Pathomechanismus 2:
Die Zellgärung.
Eine Krebszelle kann nur auf sauerstoffarmem Gewebe existieren! Sie verstoffwechselt durch Gärung! Entzieht man der Krebszelle die Basis für die Gärung, stirbt sie!
Diese These wurde bereits in den zwanziger Jahren des letzten Jahrhunderts von dem Nobelpreisträger Prof. Otto Heinrich Warburg entwickelt, aber nicht weiter verfolgt. Erst das Team um den Leipziger Professor Gerd Birkenmeier hat sich jüngst mit der Warburg-These beschäftigt und die Wirksamkeit belegt.
Fazit:
Zucker ist die Basis jeder Gärung. Jedes Süße, allen voran Industriezucker und das schnell zu Zucker verstoffwechselte Weißmehl, aber auch die konzentrierten Stärkeprodukte Reis, Kartoffeln, Nudeln sowie Trockenfrüchte nähren die Krebszelle!

Pathomechanismus 3:
Sauerstoffarmut nährt die Krebszelle!
Bringt man Sauerstoff zur Krebszelle, stirbt sie! Dies war die zweite Erkenntnis von Warburg. Hier lassen sich die Erfolge von Prof. Ardenne mit seiner Sauerstoff-Mehrschritt-Therapie erklären. Hier lassen sich auch die Erfolge von Patienten erklären, die mit einem moderaten Lauftraining im aeroben Bereich ihren Krebs „weggelaufen" haben.
Auch gewinnt die These von der Übersäuerung hier eine weitere Bedeutung: Wenn die Zwischenzellflüssigkeit übersäuert ist, ist der Stoffaustausch und somit auch der Sauerstoffaustausch behindert. Weiter:
Mehr als 300 g Fleisch/Fisch/Woche:
Ein Zuviel von tierischem Eiweiß wird in den Wandungen der feinsten Gefäße, den Kapillaren, gespeichert und verdickt diese bis zum Dreißigfachen (04). Der Nährstoff- und Sauerstoffaustausch zur Zelle erfolgt aber gerade über diese Kapillaren!

Therapien im Vergleich:

Schulmedizin:
- Stahl (Tumor wegschneiden)
- Strahl (bestrahlen)
- Chemo (mit chemischen Mitteln versuchen, dem Tumor die Lebensgrundlage zu nehmen)

Naturheilkunde:
- Misteltherapie
- Zufuhr hoher Mengen konzentrierter Antioxydantien
- Hyperthermie (künstliches Fieber)
- Ausleitungsverfahren
- Homöopathie
- Phytotherapie

Natürliche Gesundheitslehre:
- Basenfasten
- Atemtherapie
- Colon-Hydro-Therapie
- Ausleitungsverfahren
- Rückkehr zum artgerechten Leben

Empfohlene Vorgehensweise:

- Bei der Diagnose Krebs nicht in einen Hyper-Aktionismus verfallen:
  In der Regel hat diese Krankheit mehr als 10 Jahre zu ihrer Entwicklung gebraucht.
- Die schulmedizinische Diagnose in vollem Umfang abrufen:
  Wie groß ist der Tumor?
  Bestehen bereits Metastasen?
  Sind Lymphknoten befallen?
  Wie hoch ist die mittlere verbleibende Überlebenszeit, wenn nicht operiert wird?
  Wie hoch ist die mittlere verbleibende Überlebenszeit, wenn operiert wird?
- Die Antworten auf die beiden letzten Fragen sind die entscheidenden, werden aber in den seltensten Fällen abgerufen. Oft wird man dann auch feststellen, dass eine Operation, eine Chemotherapie oder eine Bestrahlung das Leben nicht verlängert.
- Wenn kein akuter OP-Bedarf gegeben ist oder wenn eine OP aufgrund von Metastasenbildung keinen Sinn macht, empfiehlt es sich u.U. der nebenwirkungsfreien Therapie der natürlichen Gesundheitslehre für die Dauer von 42 Tagen die Chance zu geben, hier speziell der Therapie nach Breuß.

Die Therapie nach Breuß

Der Heilpraktiker Rudolf Breuß hat nach seinem eigenen Bekunden Erfahrung mit 2.000 geheilten Krebspatienten. Die genaue Vorgehensweise hat er in seinem Büchlein „Krebs, Leukämie und andere scheinbar unheilbare Krankheiten mit natürlichen Mitteln heilbar" (274) beschrieben. Das Büchlein beinhaltet auch viele Krankengeschichten von Patienten, die von der Schulmedizin aufgegeben wurden und die sich nach der Behandlung von Breuß noch bester Gesundheit erfreuten. Im völligen Gegensatz zur Schulmedizin, die z.T. kräftiges Essen empfiehlt, hungert er den Tumor durch eine besondere Art des basischen Saft- und Teefastens aus.

Die 42-Tage Kur

gestaltet sich wie folgt:

1 Täglich maximal 0,5 l frisch ausgepressten Gemüsesaft, bestehend aus 300 g Rote Bete, 100 g Möhren, 100 g Knollensellerie, 30 g Rettich und einer kleinen Kartoffel.

2 Tagesverteilung:
Morgens ½ Tasse Nierentee langsam trinken.
Eine Stunde später 1-2 Tassen Tee aus Salbei, Johanneskraut, Melisse und Pfefferminze.
Eine Stunde später 2 Schluck des ausgepressten Gemüsesaftes gut eingespeichelt trinken.
Nach einer Stunde wieder 2 Schluck.
Danach wiederholt sich die Prozedur noch 2 x bis zum Abend.

3 Besondere Tees
werden noch bei folgenden Tumoren mit 1-2 Tassen zusätzlich getrunken:
Gehirntumor: Melissentee.
Brust-, Eierstocks- und Gebärmutterhalskrebs: Silber- und Frauenmanteltee.
Knochen- und Lungenkrebs: Mischung aus Spitz- und Breitwegerich, Isländisch Moos, Lungenkraut, Gundelrebe und Königskerze.
Leberkrebs: Tee aus Kartoffelschalen.
Bauchspeicheldrüsenkrebs: Salbeitee.
Prostata- und Hodenkrebs: Tee aus kleinblütigen Weidenröschen.

Wirkweise der Therapie nach Breuß

1 Gewebeentsäuerung:
Schaut man sich die PRAL-Tabelle auf S. 27 an, die Breuß zu seiner Zeit noch nicht kannte, dann sieht man, dass die von ihm zusammengestellte Saftmischung zu den basischsten überhaupt gehört.

2 Fastenwirkung 1:
Es wird keine Energie für einen aufwändigen Verdauungsvorgang verbraucht. Sie kann voll der Stimulation des Immunsystems, hier insbesondere den Krebs-Killerzellen zugute kommen.

3 Fastenwirkung 2:
Das in den Kapillarwänden gespeicherte Eiweiß wird verbraucht. Die Wände verdünnen sich wieder und Sauerstoff- und Nährstofftransport kann wieder unbehindert erfolgen.

4 Fastenwirkung 3 (Hauptwirkung):
Der Tumor besteht überwiegend aus Eiweiß. Führt man dem Körper kein Eiweiß mehr zu, so bedient er sich der vorhandenen Eiweißspeicher, hier des Tumors!
Damit nicht vorrangig das Muskeleiweiß abgebaut wird, ist das tägliche moderate Basaltraining (S. 90 - 92) und ein gelegentliches Ausdauertraining angesagt.
So wird das Muskeleiweiß als dringend notwendig angesehen und das nicht notwendige Eiweiß, hier das Tumoreiweiß, abgebaut.

Kontrolle der Entsäuerung

1 Für einige Euro bekommt man in der Apotheke Lakmuspapier, mit dem man den pH-Wert des Urins bestimmen kann.

2 Um eine seltene Nierenschwäche auszuschalten und die Nierenleistung zu kontrollieren, soll man vor dem Beginn der Krebskur den Harn testen. Dieser sollte morgens als Erstharn bei Standardernährung stets sauer sein, da die sauren Abbauprodukte der Nacht entsorgt werden (pH unter 5). Dies ist ein Zeichen dafür, dass die Ausscheidung über die Nieren funktioniert.

3 Jetzt kann mit der Krebskur begonnen werden. Der pH-Wert sollte nun konsequent im basischen Bereich sein (pH über 7) aufgrund der hohen zugeführten Basenmengen.

Ernährungsumstellung
mit je zur Hälfte aus den Klassen 1+2. Wenn nicht sowieso schon in den Ernährungsklassen von vornherein enthalten, noch einmal darauf achten, dass die krebsprotektiven Lebensmittel immer in ausreichender Menge zur Verfügung stehen:

- Obst:
  Ananas, Äpfel, Orangen, Grapefruit, alle Beeren sowie generell alles stark gefärbte Obst und das Obst der Jahreszeit.
- Kräuter:
  Petersilie, Brennnessel und alle Wildkräuter.
- Gemüse:
  Knoblauch, Zwiebel, alle Kohlgemüse (roh zubereiten), Tomaten, Paprika sowie jegliches Gemüse mit starker Färbung und der Jahreszeit, roh.

Lebensumstellung:
Auf den ersten drei Seiten dieses Krebsreports sind die 22 häufigsten Ursachen genannt. Jeder Betroffene sollte diese Liste Position für Position abarbeiten und prüfen, was auf ihn zutreffen könnte und wie er für Abhilfe sorgen kann.
Das Finden der Ursache und das Schaffen der Abhilfe sind wesentliche Voraussetzungen für die Heilung und die Vermeidung eines erneuten Krebsgeschehens, eines Rezidivs.

Sport:
Das Basaltraining (siehe Seiten 90-92) und ein leichter Ausdauersport sind wegen der Sauerstoffdurchflutung und der Stimulation der Killerzellen von großer Bedeutung.

Bauchfett:
Gewichtsreduktion zum Normal-, besser noch Idealgewicht mit Abbau des Bauchfetts gehören ebenfalls zu den unumgänglichen Maßnahmen, da im Bauchfett eine Reihe von krebsfördernden Stoffen gebildet werden.

Heilbericht:

Die Wiederholung der umfangreichen Heilberichte in den Büchern von Breuß (274) oder Konz (17) würden den Umfang dieses Buches sprengen. Ein Bericht erschien dennoch so interessant, dass er hier abgedruckt werden soll. Der geschilderte Krebs hat keinen unmittelbaren Kontakt mit der Nahrungsaufnahme und dennoch zeigt er, wie entscheidend diese war. Nachfolgend also der Abdruck des Leserbriefes aus (280):
„Sehr geehrter Herr Wandmaker,
es ist mir ein Herzensbedürfnis, mich bei Ihnen zu bedanken, da Sie mir Lebensfreude, ja, mir sogar mein Leben wieder gegeben haben. Hier kurz meine Geschichte:
Ich werde jetzt 49 Jahre alt, habe stets viel Sport getrieben (Fußball, Tennis, Marathon, Gewichtstraining), aber auch geraucht, Alkohol getrunken und alles gegessen. Anfang dieses Jahres hatte ich nach 30 Jahren ohne Arztbesuch einen Harnverhalt. Die Diagnose: Prostatakrebs mit einem Tumor von 12 cm, in die Blase gewachsen, inoperabel. Der PSA-Wert betrug 16,4 und die Gewebeprobe ergab Gleason Stufe 6.

Durch eine glückliche Fügung des Schicksals bekam ich Ihr Buch „Willst Du gesund sein? Vergiss den Kochtopf!“. Ich setzte alles, was Sie dort verkünden, zu 100 % in die Tat um:

Nur Obst- und Gemüserohkost, dazu frisch gepresste Orangen-, Karotten-, Apfel- und Rote-Bete-Säfte täglich.

Nichts gewürzt, gekocht oder gesalzen. Dazu absolutes Alkoholverbot. Nach 5 Monaten fühlte ich mich so gut, dass ich wieder mit meinem Fitnesstraining begann. Nach 8 Monaten ließ ich mich erneut untersuchen: PSA-Wert 0,14, Tumor nicht mehr vorhanden. Man sprach von einem Wunder. Ich kann dazu nur antworten:
Ich habe die von Ihnen verkündeten Naturgesetze mit einem unerschütterlichen Glauben gegen alle Besserwisser in die Tat umgesetzt, und ich werde diesen Weg weiter gehen. Bestrahlungen und Chemotherapie hatte ich abgelehnt, da diese nichts mit einem würdevollen Leben zu tun haben. Mit freundlichen Grüßen, Ihr Detlef Bödicker. Gott segne Sie!“

Makuladegeneration

Definition:
Degenerative Erkrankung der Makula lutea = gelber Fleck = Stelle des schärfsten Sehens auf der Netzhaut mit fortschreitender Sehstörung im zentralen Bereich bei Erhalt der peripheren Gesichtsfeldanteile.

Alternativbezeichnung:
AMD (alterbedingte Makuladegeneration)

Symptome:
- Unscharfes Sehen im zentralen Gesichtsfeld (Gegenteil der Einengung beim Grünen Star)
- Farben erscheinen deutlich blasser
- Gerade Kanten erscheinen bogenförmig, z.B. ein Fensterrahmen
- Weiße Lichtpunkte, auch im zentralen Sichtfeld
- Typisch: Blitze im peripheren Gesichtsfeld

Abbildung in der Mitte (230):
Augenhintergrund, so wie ihn der Augenarzt sehen kann: Die Stoffwechselablagerungen, sog. Drusen, sind in Form der gelben Punkte zu erkennen = trockene Form.
Abbildung rechts (230):
Die Ablagerungen haben zu Gefäßverschlüssen mit Gefäßneubildungen geführt mit Einblutungen = feuchte Form der Makuladegeneration.

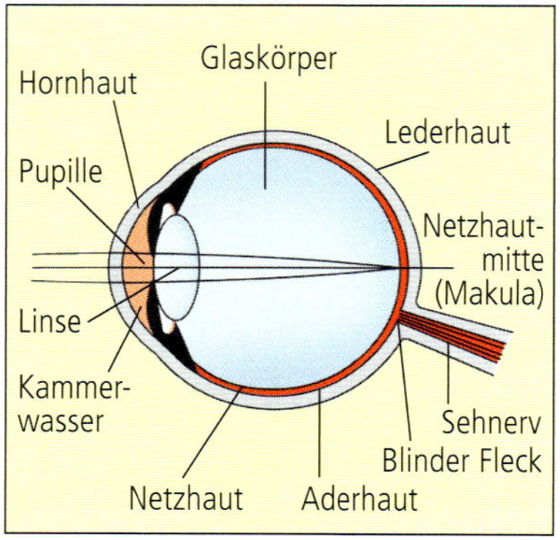

Abbildung links (231):
Längsschnitt des Auges mit Netzhaut und Makula, der Stelle des schärfsten Sehens auf der Netzhaut.

Bedeutung:
Ab einem Alter von 75 Jahren ist jeder Zehnte und ab 85 jeder Dritte von der Makuladegeneration betroffen. Sie ist die Erkrankung, die am häufigsten zur Erblindung führt.

Pathophysiologie:
Die Netzhaut selbst verfügt über keine eigenen Blutgefäße. Sie wird über die gut durchblutete Aderhaut versorgt. Kommt es zu Ablagerungen und somit Durchblutungsstörungen in der Aderhaut, so ist die Sauerstoff- und Nährstoffversorgung der Netzhaut behindert. Teile der Netzhaut verkleben zu sog. „Drusen". In diesen Bereichen ist die Netzhautfunktion gestört (siehe Abb. unten Mitte). Entstehen Drusen im Bereich der Makula = Ort des schärfsten Sehens auf der Netzhaut, so ist die Sehstörung eklatant mit Unschärfe im zentralen Blickfeld. Kommt es zu Einblutungen im Bereich der Makula, so sind die Symptome die gleichen und man spricht von der feuchten Form.

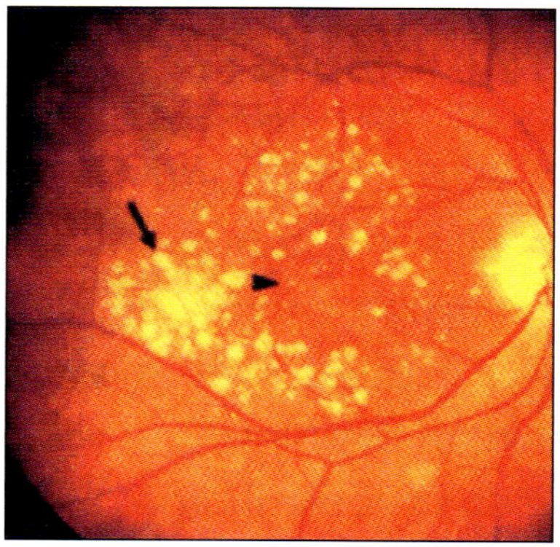

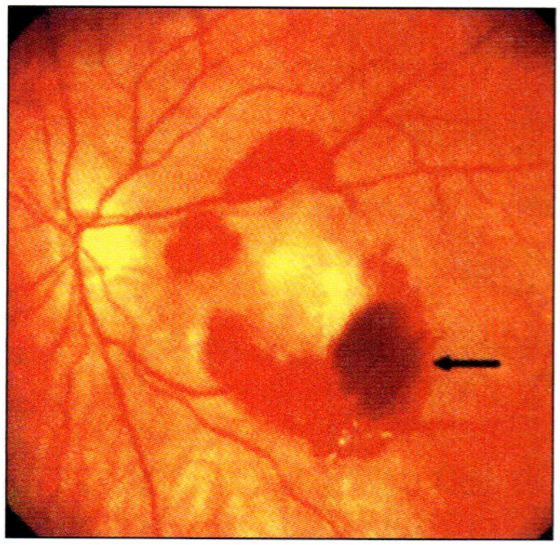

Studie 1 (232):
Personen, die pro Woche mehr als 5 Portionen luthein- und zeaxanthinreiche Lebensmittel zu sich nahmen, hatten ein 43 % niedrigeres Risiko, an einer altersbedingten Makuladegeneration zu erkranken. Luthein- und zeaxanthinreiche Lebensmittel sind z.B. Grünkohl, Spinat, alle dunkelgrünen Wildkräuter, Brokkoli, grüne Erbsen, Rosenkohl sowie alles stark gefärbte Obst.
Achtung: Beide Cartoninoide sind extrem hitzeempfindlich. Gemüse, Obst und Wildkräuter sollten möglichst roh oder Gemüse höchstens blanchiert oder schonend gedünstet zubereitet werden.

Studie 2 (233):
Große Studie mit 70.000 Frauen und 40.000 Männern: Bei Personen, die mindestens 3x täglich Obst aßen, war das Risiko einer AMD um 36 % geringer als bei Personen, die nur eine oder eineinhalb Portionen am Tag zu sich nahmen.

Studie 3 (234):
Große australische Studie mit 89.000 Teilnehmern, von denen 3.200 Personen an einer AMD litten.
Fazit: Das Risiko einer AMD war bei reichlicher Versorgung mit Omega-3-Fettsäuren um 38 % reduziert. Omega-3-Fettsäuren sind nebenwirkungsfrei insbesondere in Leinsamenöl, Nüssen und Samen enthalten.

Studie 4 (235):
Bei hohem Vitamin-D-Spiegel ist das Risiko einer AMD nur halb so hoch wie bei einem niedrigen Vitamin-D-Spiegel.

Therapie:
Die Therapie ergibt sich wieder aus der Pathophysiologie und aus den Studienergebnissen:

- Die Netzhaut wird über die kapillaren Gefäße der Aderhaut mit Sauerstoff, Vitalstoffen und insbesondere den Antioxidantien versorgt, die Reparaturprozesse bewirken.
- Alles, was den kapillaren Nährstoffaustausch behindert, begünstigt auch eine AMD:
  Die Verdickung der Kapillarwände durch die Mast mit tierischen Eiweißen, was sich bereits bei der →Arthrose als Hauptursache gezeigt hat.
  Alles, was eine →Arteriosklerose begünstigt: Von den tierischen Fetten über Zucker, Nikotin und Alkohol sowie alle Stoffe, die in den Klassen 4 - 6 aufgeführt sind.
- Alles, was das Blut verdickt, behindert den Nährstoffaustausch: Kochsalz, Zucker, Nahrungsmittel-Zusatzstoffe.

Therapie im Detail:
14tägiges Obst/Wildkräuter-Shake-Fasten (s. S. 79), max. 1 Glas/Tag. Bittertees zur Leberstärkung. Basal- und Ausdauertraining nach 8.3.6.
Nach den 14 Tagen dann Umstellung in die Ernährungsklassen 1 und 2.

Naturheilkundliche Ergänzungen:
Das Fasten mit der Ausleitung von Giften, der Ausdauersport mit der zusätzlichen Sauerstoffdurchflutung die Ernährungsumstellung mit vielen Antioxydantien sowie das in den Ernährungsklassen 1und 2 notierte Dinner-Cancelling werden bereits nach 3 - 4 Wochen deutliche Erfolge zeigen. Dies kann noch ideal ergänzt werden durch Verfahren, die Energien gezielt zur Makula führen:

- Augenakupunktur hat große Erfolge bei AMD. Dabei wird eine Kombination von Stirnakupunktur, Akupunktur nach Boel und Ohrakupunktur durchgeführt (236).
- Sauerstofftherapie bietet sich für alle an, die absolut die Sauerstoffdurchflutung per Ausdauersport ablehnen.
- Homöopathie: Mittel müssen immer nach ausführlicher Anamnese individuell ermittelt werden.
- Phytotherapie.
- Osteopathie.
- Psychotherapie.

In (236) werden Fallbeispiele geschildert, wo über 80 Jahre alte AMD-Patienten mit einer Sehstärke von unter 10 % mit Kombinationstherapie eine Sehstärke von 70 % erreichten und wieder Auto fahren durften. Positive Nebenwirkung: Auch das Hörgerät konnte abgelegt werden.

11

Osteoporose (294) (295) (296) (297)
Definition:
Osteon = Knochen, poros = Loch. Systemische (alle Knochen betreffende) Skeletterkrankung mit niedriger Knochenmasse und Beeinträchtigung der Mikroarchitektur des Knochengewebes mit erhöhter Knochenbrüchigkeit und Frakturanfälligkeit

Symptome:

- Dumpfe Rückenschmerzen.
- Abnahme der Körpergröße von bis zu 10 cm.
- Krümmung der Brustwirbelsäule mit schmerzenden Wirbelbrüchen (Witwenbuckel).
- Vorwölbung des Unterbauchs durch Wirbelsäulenverkürzung (Osteoporrose-Bäuchlein).
- Hautfalten vom Rücken zu den Flanken durch Wirbelsäulenverkürzung, das sog. „Tannenbaumphänomen".
- Der Körperschwerpunkt ist nach vorne verlagert.
- Der Gang wird kleinschrittig und unsicher.
- Zahnausfall durch Abbau der knöchernen Wurzelhöhlen im Kiefer.

Ursachen:
Kalziummangel:
Wird oftmals als wichtigster Faktor genannt, ist aber in den seltensten Fällen die Ursache, da selbst die Schlechtkost genügend Kalzium hat.

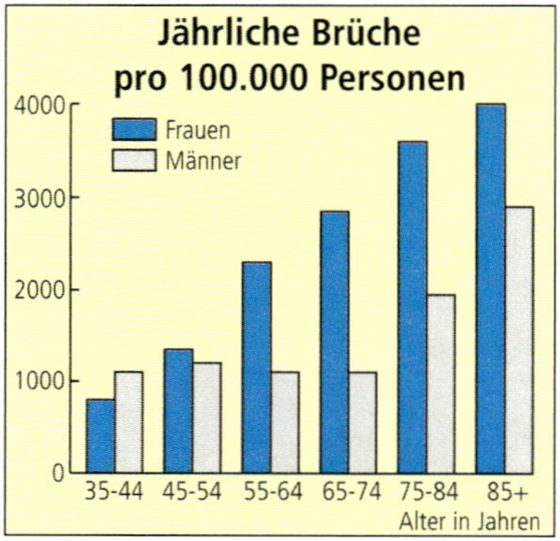

Abbildung links (296):
Osteoporosehäufigkeit im Alter. Interessant: So lange Männer beruflich aktiv tätig waren, stieg die Rate der Knochenbrüche nicht an.

Abbildung unten (298):
Abnehmende Knochendichte und Verformungen bei Osteoporose

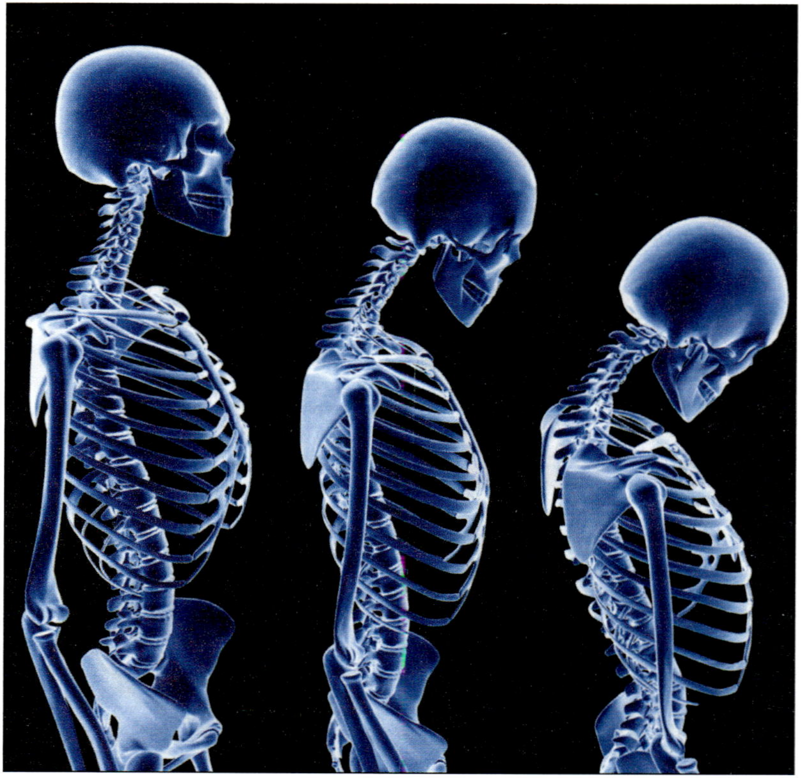

Abbildungen rechts (297):
In der Mitte eine stabile und elastische Knochenstruktur mit eng verstrebten Knochenbälkchen.
Rechts poröse Knochenstruktur, bei der mehr als die Hälfte der Knochenmasse untergegangen ist.

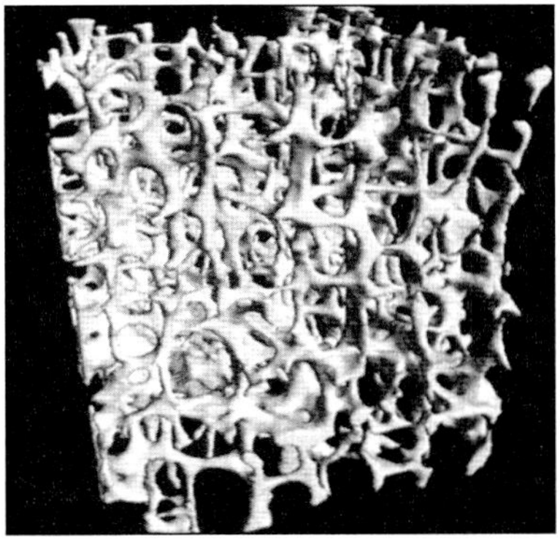

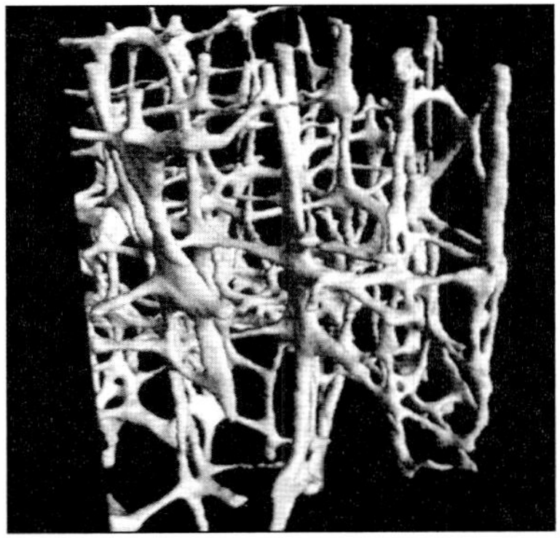

Kalziumpräparate
schaden durch die geringe Bioverfügbarkeit mehr als sie nutzen. Sie verursachen Säurebildung, die wiederum durch Mineralstoffe aus den Knochen- und Zahndepots gepuffert werden muss. Die Bilanz von Einbau und Entnahme ist negativ. Weiterhin fördert jedes extrahierte, nicht im natürlichen Lebensmittel aufgenommene Kalzium die Plaquebildung in den Gefäßen, kann Herz-Rhytmusstörungen und die Verkalkung der Gehirnarterien mit dem Risiko der Demenz verursachen (298) (299) (302) (307).

Vitamin-D-Mangel (305):
Wichtigster Auslöser für Osteoporose! Vitamin-D ist für die Aufnahme von Kalzium über die Darmschleimhaut ins Blut verantwortlich. Ohne Vitamin-D wird aufgenommenes Kalzium wieder ausgeschieden! Allerdings genügt die Aufnahme von Vitamin-D über die Nahrung nicht aus: In den nördlichen Ländern mit der Vitamin-D-reichen Fischnahrung ist die Osteoporoserate am höchsten! Bei Naturvölkern in Afrika mit Vitamin-D-armer Pflanzennahrung ist Osteoporose unbekannt! Auch muss aus diesem Grunde vor Vitamin-D-Präparaten gewarnt werden: Der überwiegende Teil wird nierenbelastend ausgeschieden, der Rest ist nicht ausreichend und wirkt sogar noch krebsfördernd. Vitamin-D wird einzig und alleine ausreireichend knochenaufbauend über das aufgenommende Sonnenlicht unter der obersten Hautschicht gebildet. Osteoporose ist daher eine Licht-Mangelkrankheit (307)!

Bewegungsmangel:
Jede Woche ohne Bewegung führt zu einem Verlust der Knochenmasse von 1 %!

Rauchen, Alkohol und Kaffee:
Die Gifte sind säurebildend und werdurch Mineralstoffe gepuffert.

Phosphate
erhöhen die Ausschüttung des Parathormons aus der Nebenschilddrüse und dieses wiederum die Freisetzung von Kalzium aus den Knochen. Hohe Phosphatmengen sind enthalten in Wurstwaren, Fast-Food-Produkten, Schmelzkäse, Fertig-Backmischungen, Tiefkühl-Backwaren, Cola, Limonaden und Energy-Drinks (305).

Homozystein (305)
verbraucht Kalzium! Homozystein ist erhöht bei Folsäuremangel, der wiederum bei zu geringem Verzehr von frischem Obst und Gemüse entsteht.

Säurebildner
generell müssen durch Kalzium aus den Knochen- und Zahndepots gepuffert werden: Hartkäse, Fleisch, Getreideprodukte (vgl. PRAL-Tabelle auf Seite 27).

Medikamente:
Kortison, Marcumar, Beruhigungsmittel, Antidepressiva (305).

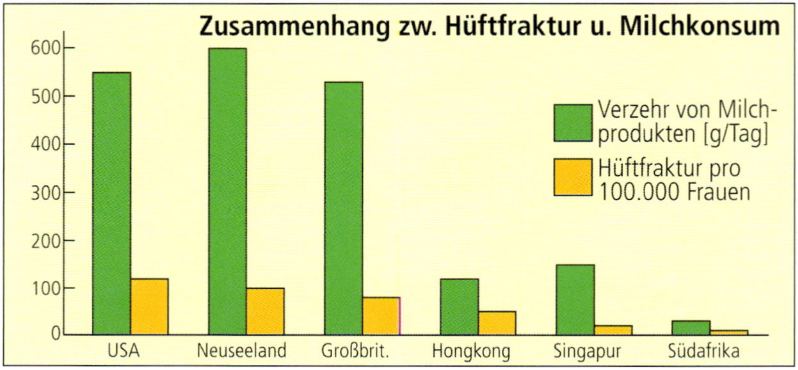

Studie 1 (311), Abbildung rechts: Häufigkeit von Osteoporose im Verhältnis zum Verbrauch von Milchprodukten.

Studie 2 (298)
mit 21.000 Ärzten: Eine Kalziumzufuhr von mehr als 0,6 g/Tag durch Verzehr von 0,5 l Vollmilch ergab gegenüber nicht milchtrinkenden Männern ein um 34 % höheres allgemeines Krebsrisiko.
Studie 3 (312):
Je höher die Homozysteinwerte waren, desto höher war das Osteoporoserisiko. Anm.: Homozystein entsteht im Stoffwechsel beim Abbau schwefelhaltiger Aminosäuren, hier vornehmlich beim Abbau von tierischen Erzeugnissen wie Fleisch, Wurst und Milch. Um Homocystein unschädlich zu machen, benötigt der Körper Folsäure, die er nebenwirkungsfrei vornehmlich über frisches Obst, dunkelgrüne Blattsalate, Nüsse, Samen und Vollkornpordukte erhält.
Studie 4 (299):
Bei einer Kalziumzufuhr von mehr als 0,8 g/Tag erhöhte sich die Herzinfarktrate um 30 %.
Studie 5 (306):
Vegetarierinnen hatten in der 8. Lebensdekade einen Knochendichteverlust von 18 %. Nicht-Vegetarierinnen hatten einen Knochendichteverlust von 35 %.
Studie 6 (304):
Frauen nach den Wechseljahren, die über einen Zeitraum von zwei Jahren täglich 3 Gläser Magermilch tranken und damit rd. 1,4 g Kalzium aufnahmen, verloren in dieser Zeit doppelt soviel Knochenmasse wie die Vergleichsgruppe ohne Milchprodukte!
Studie 7 (309):
Verzicht auf Weizenprodukte hat in einer Studie mit 840 Frauen und Männern den Knochenschwund innerhalb eines Jahres rückgängig machen können. Erklärung: Das Allergen Weizen verursacht bei sensibilisierten Menschen chronische Darmentzündungen, die eine Aufnahme von Kalzium und Vitamin D verhindern.
Studie 8 (300):
Die Gabe von hochdosiertem Vitamin D hat dazu geführt, dass das Risiko für Frakturen erhöht war.
Studie 9 (303):
Jungen und Mädchen im Alter von 12 – 15 Jahren, die höhere Mengen Obst täglich verzehrten, hatten eine signifikant höhere Knochendichte.
Studie 10 (305):
Je höher der Konsum von Cola und Limonaden war, desto niedriger war die Knochendichte.
Studie 10 (313):
Sportarten, die durch kurze und heftige Bewegungen gekennzeichnet sind, hatten am besten Osteoporose vorgebeugt: Aerobic, Jogging, Badminton, Tennis, Fußball, Hockey und Basketball. Keinen Effekt auf die Knochendichte hatte Schwimmen.

Therapie:
Die Studienergebnisse bestimmen weitgehend die Therapie:

- Vermeidung aller Kuhmilchprodukte, die immer wieder fälschlicherweise bei Osteoporose empfohlen werden.
- Vermeidung von Kalzium- und Vitamin-D-Präparaten, deren geringe Bioverfügbarkeit mehr schadet als nützt.

Therapie im Detail:

- Ernährungsumstellung auf die Klassen 1 und 2 (je 50 %). Vermehrt stark gefärbtes rohes Grünzeug mit einbauen, wie dunkelgrüne Blattsalate, Gartenkräuter und vor allem Wildkräuter.
- Basaltraining (siehe 8.3.6, S. 90-92) täglich zur Muskelstärkung.
- Sport mit Stoßbelastung, wie Joggen, Tennis, Fußball, Aerobic, Tanzen und Badminton. Geradezu ideal ist das sog. Rebounding, das leichte Hüpfen auf einem kleinen Trampolin mit einem Durchmesser von 1 –1,50 m.
- In der lichtarmen Jahreszeit mindestens 60 Minuten Aufenthalt im Freien am Tag, aber nicht in direkter Sonne und ohne Sonnenschutzmittel.
- Jeden Aufenthalt im Freien ohne Bekleidung nutzen (FKK-Strände, FKK-Außenbereiche von Badezentren, der heimische Garten oder die heimische Terrasse).

Heilbericht:
Patientin im Alter von 80 Jahren hatte Osteoporose im fortgeschrittenen Stadium: Einige Wirbelkörper im oberen Brustbereich waren, begleitet von starken Schmerzen, bereits gebrochen. Die Körpergröße war in der Folge um 6 cm geschrumpft. Die ehemals schlanke Frau hatte nun eine erheblich vergrößerte Taille und einen typischen Osteoporose-Bauch.

Sie wandte sich an ihren Hausarzt, der ihr den verstärkten Konsum von Milchprodukten, vor allem Käse, empfahl. Begleitend erhielt sie Kalzium- und Vitamin-D-Präparate. Nach einem Jahr hatte sich ihr Zustand stark verschlechtert:

- Die einst bewegungsfreudige Wanderin konnte nur noch wenige Schritte unter Schmerzen gehen.
- Die Bewegungsbehinderung wie auch die Medikamenten-Nebenwirkungen führten zu Depressionen. Die Patientin sah keinen Sinn mehr im Leben.

Als sie den Hausarzt auf die Verschlechterung ansprach, teilte er ihr mit, dass Osteoporose unheilbar sei und man sich mit dem Rollstuhl anfreunden solle. Nach dieser Aussage wechselte die Patientin zu einem naturheilkundlichen Therapeuten, der folgendes feststellte:

- Die Patientin verbrachte den Tag in einer dunklen Hinterhofwohnung mit der Hausarbeit.
- Da ihr Mann die Einkäufe erledigte, kam sie selbst kaum mehr in Kontakt mit Sonne und Tageslicht.
- Die zubereiteten Speisen wurden, wie es die Patientin damals gelernt hatte, gut gekocht und das Gemüsewasser weggeschüttet.

Der Therapeut empfahl ihr nun einen Aufenthalt in Gran Canaria in einem Hotel mit Rohkostbuffet. Sämtliche Medikamente wurden abgesetzt. Sämtliche Kuhmilchprodukte wurden gestrichen. Ergebnis:

- Im Flughafen musste die Patientin noch den Behindertenservice in Anspruch nehmen.
- In der ersten Hotelwoche hielt sich die Patientin überwiegend im Schatten auf der Terrasse auf. Das Essen musste ihr aber noch mangels Gehfähigkeit aufs Zimmer gebracht werden.
- In der zweiten Woche konnte sie schon selbst zum Buffet gehen.
- In der dritten Woche unternahm sie bereits mit ihrem Mann kleine Spaziergänge durch die Einkaufsstraßen ohne Beschwerden.
- In der vierten Woche wanderte sie durch die Dünen von Playa del Ingles zum 5 km entfernten Maspalomas ohne jegliche Beschwerden.

Wieder zu Hause angekommen, hat die Patientin vermehrt Rohkost verzehrt und jeden Aufenthalt im Freien genutzt. Sie hatte keine Osteoporosebeschwerden mehr. Ihre Demenz nach dem 90. Lebensjahr führte der Therapeut u.a. auch auf die längere Einnahme von Kalziumpräparaten zurück.

Parkinson (161)

Definition
Neurologische Abbauerkrankung des Gehirns, bei der dopaminbildende Zellen in bestimmten Nervenkernen des Gehirns, sogenannten Basalganglien, absterben

Alternativbezeichnungen
Morbus Parkinson, Schüttellähmung, Paralysis agitans

Symptome
Rigor = erhöhte Steifigkeit
Tremor = Zittern
Akinese = Bewegungshemmung mit Schlürfschritten
Mikrografie = Schrift wird immer kleiner
Ausdrucksarmut
Hypersalivation = vermehrter Speichelfluss
Geistige Erstarrung

Ursachen
Die Ursachen sind schulmedizinisch unbekannt. In der natürlichen Gesundheitslehre werden folgende Ursachen genannt (162):

- Umweltgifte wie Insektizide, Pestizide und Lösungsmittel
- Dental-Legierungen, u.a. Amalgam
- Elektromagnetische Strahlung wird nicht als alleiniger Auslöser genannt, soll aber Krankheit beschleunigen.
- Kuhmilchprodukte

Parkinson ist bei artgerecht lebenden Naturvölkern unbekannt. Aus diesem Grunde deutet alles auf Ursachen hin, die in der spezifischen Lebensweise der Industrieländer begründet sein muss.

Studien
Pestizide (165):
Eine Befragung von 496 Parkinson-Patienten hat ergeben, dass diese früher intensiv entweder beruflich mit Insektenvernichtungsmitteln und Pestiziden gearbeitet hatten oder intensiv verwendet hatten. Auch Unkrautvernichtungsmittel erwiesen sich als Risikofaktor. Vermutet wird, dass bestimmte Chemikalien eine Vorliebe für bestimmte Gehirnregionen entwickeln.
Kuhmilchprodukte (163) (164):
Eine umfangreiche Studie der Universität Harvard in Boston hat die Daten von 47.000 Männern und 88.000 Frauen ausgewertet, mit folgendem Ergebnis: Männer, die sehr viele Milchprodukte zu sich nahmen, hatten um 50 - 80 % höhere Wahrscheinlichkeit, an Parkinson zu erkranken als Männer, die nur max. ein Milchprodukt pro Tag aufnahmen. Bei Frauen hatte der Milchkonsum keinen Einfluss auf die Erkrankungshäufigkeit.
Anmerkung:
Die Erkrankungshäufigkeit bei Männern ist sowieso doppelt so hoch wie bei Frauen.

Therapie

- Zahnsanierung mit Entfernung sämtlicher Amalgamfüllungen.
- Vermeidung sämtlicher Pestizide, Unkrautvernichtungsmittel, Chemikalien und von gechlortem Wasser.
- Ausleitung von Giften durch 14-tägiges Obst/Wildkräuter-Shake-Fasten (siehe 7.3.1, S. 79/80), max. 2 Gläser pro Tag, Kräutertees nach Wahl, vornehmlich Bittertees zur Leberstärkung.
- Basaltraining nach 8.3.6, S. 90-92, mit Ausdauertraining. Tägliches Bewegungstraining mit Muskeldehnungsübungen gehört zu den entscheidenden Therapien.
  Studie (166): Eine halbe Stunde tägliches Spazierengehen senkte das Parkinsonrisiko um 40 %.
  Studie 2 (167): Männer, die regelmäßig durch körperliche Anstrengung ins Schwitzen gerieten, hatten ein 60 % niedrigeres Parkinsonrisiko.
- Ernährung aus den Klassen 1 und 2. Eine Ernährung, die entgiftet, reich an Antioxydantien ist und keine Entzündungen auslöst, hat sich als entscheidend gezeigt (167).

Anmerkung:
Die empfohlene Therapie ist logisch, aber neu. Es liegen noch keine Erfahrungswerte vor. Ob Dopaminersatzmedikamente abgesetzt werden können oder nicht, kann daher nur der behandelnde Neurologe entscheiden.

Pilzbefall (314) (315)

Alternativbezeichnungen:
Candidose, Candida-Mykose

Definition:
Überwucherungen mit dem Hefepilz Candida albicans

Regionale Ausbreitung:
Beginnt im Darm, verbreitet sich von Anus bis zur Mundhöhle, kann über die Darmschleimhäute ins Blut wandern und Organe befallen. Weiterhin kann der Hefepilz den gesamten Uru-Genitaltrakt befallen.

Anteile:
Es wird vermutet, dass 1/3 aller Organerkrankungen durch die Candidose beeinflusst sind.

Ursachen:
- Raffinierter Zucker
- Kombination von raffiniertem Zucker mit Vollkorngetreide (Müsli mit Zucker, Vollkornkuchen mit Zucker)
- Fruchtsäfte, Limonaden, Cola
- Wurst
- Alle hefehaltige Backwaren
- Süße Trockenfrüchte
- Süßes Obst im Übermaß (Trauben, Bananen, Melonen)
- Medikamente (Antibiotika, Östrogenpräparate, Kortison)
- Alkohol, Nikotin
- Amalgam aus Zahnfüllungen

Pathophysiologie:
Im gesunden Darm leben 100 Billionen Mikroorganismen. Sie erfüllen wichtige Aufgaben, z.B. 80 % des Immunsystems wird durch diese Mikroorganismen gebildet. Toxine und denaturierte Lebensmittel können jedoch die gesunde Darmflora schädigen und einem Pilz einen Nährboden bereiten, dass er unkontrolliert wuchert.

Symptome:
- Chronische Müdigkeit
- Zuckersucht
- Magen-Darm-Beschwerden (Blähungen, Verstopfung)
- Infektanfälligkeit (Atemwege, Blase, Harnleiter)
- Allergieneigung
- Gelenkbeschwerden
- Nervenschmerzen
- Juckreiz im Analbereich
- Soor (Pilzinfektion in der Mundhöhle)
- Schädigung aller Organe bei Organbefall

Krankhafter Befund:
Jeder Mensch hat Candida-albicans-Pilze im Darm, die in Symbiose leben und ihre nützlichen Aufgaben erfüllen. Erst bei einer Keimzahl von mehr als 1.000 pro Gramm Stuhl spricht man von einem krankhaften Befund.

Abbildung rechts (315):
Candida albicans, der sich mit seinen Fäden an die Darmwand klammert.

Therapiestufe 1:
14tägiges Obst/Wildkräuter-Shake-Fasten (siehe ausführliche Beschreibung auf Seite 79), max. ein Glas pro Tag. Entscheidend ist bei diesem Shake ist der Wildkräuteranteil. Sonst ausschließlich Kräutertees. Folgende Kräuter werden bei Candididose empfohlen: Zinnkraut, Efeu, Thymian, Sanikelwurz, Eberwurz und Lapacho.

Therapiestufe 2:
Ernährung aus den Klassen 1-3 unter besonderer Berücksichtigung der darmflorastärkenden Gewürze und Knollen:
- Zwiebeln
- Sämtliche Lauchgewächse, wie Knoblauch, Bärlauch, Schnittlauch
- Meerrettich
- Salbei
- Zimt
- Ingwer

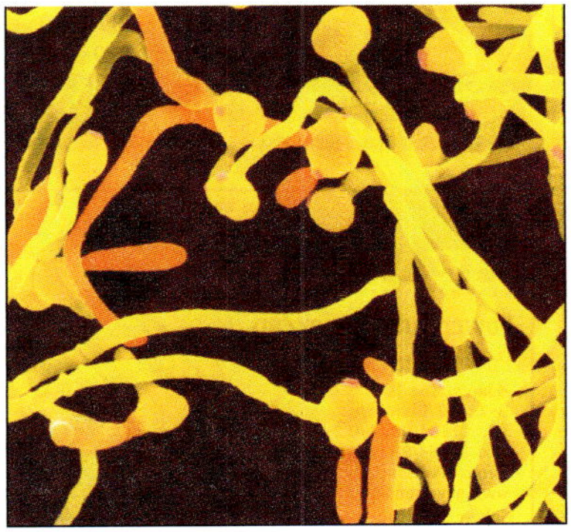

Prostatavergrößerung (276)

Definition:
Gutartige Vergrößerung der Vorsteherdrüse

Alternativbezeichnungen:
Benigne (gutartige) Prostata Hyperplasie (BPH)

Vorkommen im Alter:
50 % der 50jährigen, 60 % der 60-jährigen, 70 % der 70jährigen und 80 % der 80jährigen Männer haben eine gutartige Prostatavergrößerung.

Aufgaben der Prostata:
Sie bildet ein Sekret, das den im Hoden gebildeten Samenzellen die Beweglichkeit verleiht. Samenzellen und Prostatasekret bildet das Ejakulat, die Samenflüssigkeit. Weiterhin sitzen in der Prostata Nerven, die u.a. auch für die Erektion verantwortlich sind.

Lage:
Die Prostata sitzt unmittelbar am Blasenausgang mit direkter Mündung in die Harnröhre. Sie umlagert mit einem vorderen und einem hinteren Lappen die Harnröhre, sodass diese bei einer Prostatavergrößerung zusammengedrückt wird und den Harnfluss behindert. Die Prostata liegt enddarmnah, sodass der Therapeut die Größe über den Enddarm ertasten kann.

Die drei Stadien
Stadium 1:
Urinabfluss ist möglich, verlangsamt sich aber.
Stadium 2:
Blase wird nicht mehr vollständig entleert.
Stadium 3:
Die vergrößerte Prostata verschließt die Harnröhre fast vollständig. Es entsteht ein gefährlicher Rückstau in der Blase mit drohender Nierenschädigung.

Pathomechanismus:
Die Schulmedizin vermutet, dass die Verminderung der männlichen und die Vermehrung der weiblichen Geschlechtshormone die Ursache sein könnte. Warum sich dann aber eine Prostata vergrößern sollte, ist ungeklärt.
Die Natürliche Gesundheitslehre vermutet säurehaltige Ablagerungen. Dies wurde erstmals von dem Leiter der Gesellschaft für Natürliche Lebenskunde und Querdenker Dierk Hüllenhagen publiziert (277). Säurehaltige Ablagerungen führen zur Sauerstoffnot der Zellen. Um ihren Aufgaben gerecht zu werden, vergrößern und vermehren sich die Zellen, um dem Erstickungstod zu entgehen.
Etwas Vergleichbares kennt man von den Erythrozyten, den roten Blutkörperchen: Kommt ein Bergsteiger in eine Höhe mit wenig Sauerstoff, so vergrößern sich die Erythrozyten um

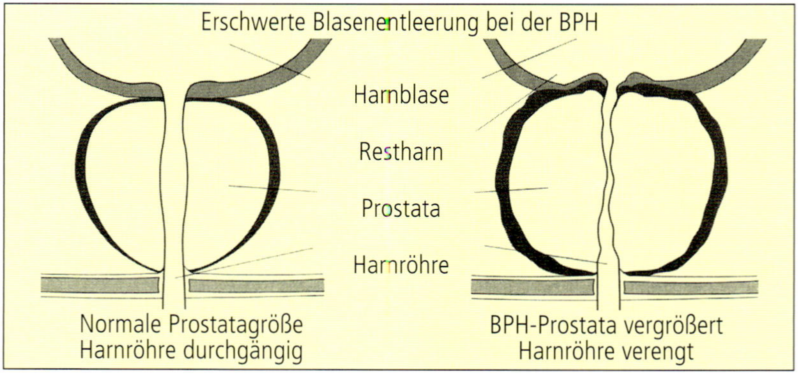

Abbildung in der Mitte:
Normale Prostata, Harnröhre offen.
Abbildung rechts:
Vergrößerte Prostata verengt die Harnröhre. Es verbleibt Restharn in der Harnblase. Eine Restharnmenge von mehr als 0,1 l gilt als kritisch: Im Restharn können sich Bakterien vermehren, die zu einer Blasen- oder sogar Nierenbeckenentzündung führen können.

das geringere Angebot durch eine Vergrößerung der Verwertungseinrichtung besser auszunutzen.
Reduziert man die säurehaltigen Ablagerungen durch Vermeidung der Zufuhr und durch vermehrte Ausscheidung, so hat die Vergrößerung ihren Zweck erfüllt und die Prostata kann wieder auf das ursprüngliche Normalmaß schrumpfen, so die Thesen von Dierk Hüllenhagen.

Heilbericht 1:
Dr. Walker, einer der Väter der Natürlichen Gesundheitslehre, schreibt in seinem Buch (138):
„Eines Tages kam ein 87jähriger Gentleman in mein Sanatorium, begleitet von einer Krankenschwester. Er litt schon seit 25 Jahren an Prostatabeschwerden. In den letzten 12 Monaten hatte sich sein Zustand jedoch derart verschlechtert, dass er ohne Krankenschwester nicht mehr leben konnte. Diese musste ihm Tag und Nacht einen Katheter einsetzen, um seine Blase zu entleeren.
Als der Arzt in meinem Sanatorium ihm erzählte, dass er nur die Nahrung essen dürfte, die im Sanatorium vorgeschrieben sei, nämlich nur rohes Obst und Gemüse, protestierte er. Er könne ohne Getreide, Kartoffeln und Nudeln nicht leben. Als ihm erzählt wurde, dass er seinen Zustand aber gerade der konzentrierten Stärkekost zu verdanken habe, entscheid er, für zwei Monate den Versuch mit der Sanatoriumskost zu machen.
Am Ende des ersten Monats konnte er dank der getreide- und fleischlosen Ernährung und der täglichen Einläufe seine Krankenschwester entlassen. Seine 25jährigen Prostatabeschwerden waren verschwunden. Als der zweite Monat vorüber war, sah er 25 Jahre jünger aus und er fühlte sich auch so."
Weiter Dr. Walker:
„Ich möchte sagen, dass dies nicht ein isolierter Fall aus meiner Erfahrung ist. Ich habe persönlich eine große Zahl von Prostatafällen gehabt, und bei keinem ist das Programm fehlgeschlagen."

Heilbericht 2:
Leserbrief in der Zeitschrift „Wandmamaker Aktuell" (278):
„Lieber Herr Wandmaker, ich bin 67 alt. Meine angeblich gesunde Lebensweise konnte eine Prostata-Vergrößerung nicht verhindern. „Weghobeln lassen", war die Therapieempfehlung meines Urologen. Mit einer Operation war ich aber nicht einverstanden. Glücklicherweise empfahl mir ein Freund Ihr Buch (16). Was ich darin las, überzeugte mich sofort. Ich stellte meine Ernährung nach drei Tagen Fasten radikal auf Rohkost mit Obst und Gemüse um. Alle Fleisch- und Getreideerzeugnisse wurden völlig gestrichen.
Ergebnis nach drei Monaten: Die Prostatabeschwerden waren völlig verschwunden. Mein Urologe sah keinen Anlass mehr zum Abhobeln. Erwähnenswert noch: Ich habe 10 Kilo abgenommen und wiege heute 75 kg bei 1,86 m Körpergröße."

Therapie bei Stadium 1 und 2:
Ernährungsumstellung auf die Klassen 1-3 (je 1/3). Vermehrt Kürbiskerne über den Salat streuen.
Als Wildkraut verstärkt Brennnessel verwenden. Dazu Basaltraining s. S. 90-92) zur Stärkung der Unterbauchmuskulatur.

Therapie bei Stadium 3:
14tägiges Obst/Wildkräuter-Shake-Fasten (s.S. 79). Als Wildkraut überwiegend Brennnesseln verwenden. Max. 2 Gläser pro Tag trinken. Zusätzlich Kräutertees nach Wahl, vornehmlich Bittertees zur Leberstärkung.
Dazu Basaltraining (s.S. 90-92) zur Stärkung der Unterbauchmuskulatur.
Danach Ernährungsumstellung auf die Klassen 1 und 2. Kürbiskerne über den Salat streuen.

Allgemeinempfehlung:
Vermeiden von Brot, Kartoffeln, Reis und Nudeln sowie allen tierischen Produkten wie Fleisch, Wurst, Eier und Milch.

Rheuma (39)

Schmerzen im Bewegungsapparat (Muskeln, Sehnen, Knochen und Gelenke)
Sammelbegriff für über 200 verschiedene Krankheitsbilder

Rheumagruppen

1. Entzündungsrheuma
   Arthritis, Morbus Bechterew, Kollagenosen, Gefäßentzündungen
2. Abnutzungsrheuma
   Arthrose
3. Stoffwechselrheuma
   Gicht
4. Weichteilrheuma
   Fibromyalgie, Schulterbeschwerden

→Arthritis

Entzündung der Gelenkinnenhaut, die auf Knorpel und Knochen übergehen kann.

1. Polyarthritis
   Autoimmunkrankheit, die mehrere Gelenke betrifft, i.d.R. die gleichen Gelenke links und rechts
2. Rheumatoide Arthritis
   Autoimmunkrankheit, die alle Gelenke umfasst
3. Arthrotische Arthritis
   Gelenkentzündung aufgrund einer Arthrose

→Arthrose

Entzündungsfreie Zerstörung von Knorpel in Gelenken durch Abnutzung.
Ursachen:
Übergewicht, Fehlbelastungen, Unfälle, Ernährungsfehler (Eiweißmast und Übersäuerung)
Andere Bezeichnungen:
Gelenkverschleiß

→Gicht

Schmerzhafte Ablagerungen von Harnsäurekristallen in den Gelenken.
Ursachen:
Fleisch- und fischlastige Ernährung, potenziert durch Salz, erbliche Vorbelastung

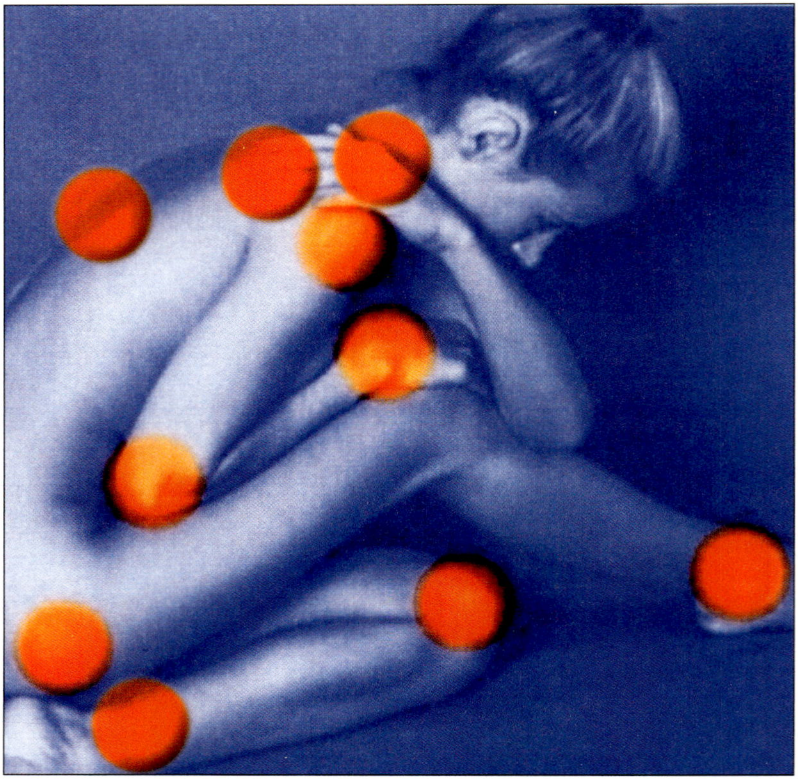

Trockene Augen (224)

Definition:
Störungen der Tränenfilmflüssigkeit mit vermehrtem Lidschlag

Alternativbezeichnung:
Sicca-Syndrom

Beschreibung:
Unter dem Sicca-Syndrom werden verschiedene Erkrankungen der Tränenfilmflüssigkeit zusammengefasst. Die Beschwerden reichen von Sandgefühl, Brennen, Schmerzen und vermehrtem Tränenfluss über Sehbeeinträchtigung bishin zu psychischem Unbehagen.

Ursachen:
- Bildschirmarbeit
- Langes Lesen
- Kontaktlinsen
- Klimaanlagen, trockene Heizungsluft
- Umwelteinflüsse wie Wind, Hitze, Kälte, Zigarettenrauch, Abgase, Dämpfe von Chemikalien
- Hormonelle Ungleichgewichte
- Autoimmunerkrankungen (Schilddrüse, Rheuma, Kollagenosen)
- Hauterkrankungen
- Diabetes
- Chemotherapien
- Darmerkrankungen wie Morbus Crohn, Colitis ulcerosa, Reizdarm
- Nahrungsmittelallergien und Nahrungsmittelunverträglichkeiten
- Kosmetik, Sonnenschutzmittel
- Erkrankungen der Tränendrüse und der ableitenden Tränenwege
- Grüner Star
- Therapie mit kortison- und antibiotikahaltigen Augentropfen
- Konservierungsstoffe in Augentropfen
- Entzündliche Augenerkrankungen
- Ernährung aus Klassen 4-6
- Psychische Einflüsse

Therapie:
Der mit Abstand größte Teil der Ursachen ist abhängig von der Lebensweise. Augenärzte, die auf das Sicca-Syndrom spezialisiert sind, berichten von großen Erfolgen bei Fastenkuren. Therapieempfehlung im Detail:
- Ausschalten oder zumindest Reduktion der Auslöser
- 14tägiges Obst/Wildkräuter-Shake-Fasten (s.S. 79-80), max. 1 Glas pro Tag. Kräutertees nach Wahl, vorzugsweise Bittertees zur Leberunterstützung.
- Ernährung aus den Klassen 1-3
- Gewichtsreduzierung bis zum Normalgewicht

11

12 Anhang

12.1 Quellenverzeichnis

01 Pschyrembel, Klinisches Wörterbuch, 260. Auflage, Berlin 2004
02 Hoyer, W.J., Roodin, P.A.; Adult development and aging, in Ernährungs-Umschau, 10/2007
03 Natur und Heilen, 01/2002, S. 37
04 Wendt, Lothar: Die Eiweiß-Speicherkrankheiten, Proteothesaurismosen, Heidelberg, 1987
05 DER STANDARD, Österreichische Tageszeitung, Wien, 10./11.07.1999, abgedruckt in Natürlich leben, 05/2000
06 Whalley, Angelika: Günther von Hagens Körperwelten und der Zyklus des Lebens, Heidelberg 2009
07 Hunzaland – das Tal der ewigen Jugend, in Gesundheitsforum, Dr. Metz KG, Kelkheim, ohne Datum
08 Das Dorf der ewigen Jugend, BILD-Zeitungs-Serie im August 1999
09 Antioxidantien, in BIO, 05/2010
10 Länger leben durch weniger essen? in Natur & Gesundheit, 01/2002
11 Der Kampf des Körpers gegen das Altern, in FUTURE 2001
12 Jentschura, Peter und Kämper, Lothar: Gesundheit durch Entschlackung, Münster, 1999
13 Vormann, Jürgen und Goedecke, Thomas: Chronisch übersäuert? Lenzburg ohne Datum
14 Leitzmann, Claus: Vegetarismus, München, 2001
15 www.evolution-mensch.de
16 Wandmaker, Helmut: Willst Du gesund sein, vergiß den Kochtopf, München, 1992
17 Konz, Franz: Der große Gesundheits-KONZ, Urmedizin gegen Rheuma, Fettsucht, Allergie u.a., München, 2006
18 Müller-Burzler, Henning: Auf den Spuren der Methusalem-Ernährung, Aitrang, 2004
19 Diamond, Marilyn und Harvey: Fit fürs Leben, Fit for Life, München, 2005
20 Schilling, Jürgen: Kau Dich gesund! Schlank und vital ohne Diät, Stuttgart, 2005
21 Apfel ist nicht gleich Apfel, in Natur und Heilen, 10/2005
22 Bananen: Je gelber, desto gesünder für Ihre Augen, in Natur & Gesundheit, 11/2004
23 Antioxidative Kapazität (TEAC-Werte), in Länger und gesünder leben, 06/2008
24 Hochstrasser, Urs: Vitamine, in Wandmaker Aktuell, Nov./Dez. 2005
25 Hüllenhagen, Dierk: Synthetische Vitamine verkürzen das Leben, in Lebenskunde-Nachrichten, 04/2008
26 Hüllenhagen, Dierk: Vitamin A und Raucher, in Lebenskunde-Nachrichten, 05/2009
27 Kauen statt kochen! in Natürlich leben, 05/2000
28 Messing, Norbert: Die Rohkost-Kontroverse, in Natur und Heilen, 08/2002
29 Lenz, Ursula: Folsäure: Ein Vitamin wird zur Mangelware, in Naturarzt, 02/2006
30 Folsäure: Krebs, Alzheimer und Depressionen: Wie Ihnen das B-Vitamin jetzt hilft, in Länger+ges. leben, 04/2010
31 Folsäure: Grünes Gemüse schützt Sie vor Bauchspeicheldrüsenkrebs, in Länger und gesünder leben, 08/2006
32 Scholz-Ahrens, Katharina, Max Rubner Institut: Vitamin D und Folsäure, Ernährungs-Umschau, 12/2010
33 Schiedel, Volker: Pflanzenöl und Seefisch stoppen die Entzündung, in Naturarzt, 08/2010

34 Studie der McMaster University, Hamilton, in Natürlich leben, 06/2008
35 Länger und gesünder leben, 07/2008
36 Einfluss von Obst und Gemüse auf Entzündungsmarker, in DGE info, 06/2006
37 Anstieg des Homocysteinspiegels unter Low-Carb-Diät, in DGE info, 12/2005
38 Biochemistry Department, Schottland: Vegetarier geschützt, in newsletter, 07/2008
39 Trompeter, Otto: Mit einfachen Mitteln schneller, besser, ausdauernder, in Wandmaker aktuell, Heft 9/2001
40 Triathlon und Ultramehrkampf mit Vitalkost, Interview mit Sanna Almstedt, in Die Wurzel, 2008
41 Auch Vegetarier lassen Muskeln spielen, in BIO 06/2005
42 Vitaminverlust, in Länger und gesünder leben, 04/2011
43 Pflanzenöle: Olivenöl und Rapsöl sind die Favoriten, in Natur & Gesundheit, 07/2001
44 Pflanzenöle im Vergleich, in Ernährungs Umschau, 01/2009
45 Wie Joghurt Sportler auf Touren bringt, in Natur und Heilen, 09/2006
46 Zerstörte Medizin-Legende: Häufiger Verzehr von Fisch schützt nicht vor Herzschwäche, in Natürlich leben, 1/11
47 Wendt, Thomas: Herzinfarkt und Schlaganfall – so senken Sie Ihr Risiko, in Naturarzt, 08/2009
48 Fissler, Eckhard: Arthrose – Der Weg zur Selbstheilung, Freiburg, 2009
49 Wendt, Lothar: Die Eiweiß-Speicherkrankheiten, Heidelberg, 1987
50 Darmkrebs: Schon ein Glas Bier erhöht das Risiko um 10 %! in Natur & Gesundheit, 01/2008
51 Phosphat hat einen entscheidenden Anteil, in Naturarzt 07/2003
52 Possin, Karin: Die Milch macht's ... vielleicht doch nicht! in Naturarzt, 07/2005
53 Teskanich, D.: Milk, dietary calcium, and home fraetures in women, in Natürlich leben, 01/1999
54 Metz-Müller, Kathrin: Macht Milch wirklich starke Knochen? in Metz Gesundheitsforum, 2001
55 Fiedler, Birthe: Die Milch macht's, in Wandmaker Aktuell, Heft 36, Nov./Dez. 2005
56 Pro und Contra Milch, in Naturarzt 01/2000
57 Milch und Parkinson, in Natürlich leben, 05/2003
58 Milch weg – Akne weg, in Natur und Heilen, 11/2000
59 Wandmaker, Helmut: Trinke keine Milch mehr, in Wandmaker Aktuell, Heft 10, Juli/Aug. 2001
60 Macht Milch unfruchtbar? in BIO 06/2004
61 DGE-Stellungnahme: „Milch und Krebs", in DGE info, 11/2001
62 Nüsse in der Ernährung. Berichte des Bundesforschungsinstituts für Ernährung und Lebensmittel, 2009
63 Warum Sie mit Weihnachtsgans und Grillfleisch schneller altern, in Länger und gesünder leben, 12/2005
64 Leitzmann, Claus: Gesund ernähren mit oder ohne Fleisch? in Naturarzt, o1/2000
65 Medizin-Irrtum aufgeklärt: Wer abstinent bleibt, lebt doch am gesündesten! in Länger und gesünder leben, 09/2007
66 Alle Alkoholgetränke steigern den Blutdruck, in Naturarzt, 11/2005
67 Kornhuber, Hans Helmut: Auch der normale Alkoholkonsum schadet, in Naturarzt, 01/2003
68 27 Gesundheitsmythen, in Dr. Spitzbart's Gesundheits-Praxis, ohne Datum
69 Auch wenig Alkohol schadet, in Frankfurter Rundschu, 09.09.2003
70 Rotwein schützt das Herz – und zerstört das Gehirn, in Natur und Gesundheit, 01/2004

71 Probst, Karl: Leben ohne Brot, in Natürlich leben, 02/2010
72 Stellungnahme: Gesundheitliche Risiken von Vollkorn, in DGE info, 03/2002
73 Klein, Thomas: Zerstört Rohkost die Zähne? in Natürlich leben, 03/2001
74 Wandmaker, Helmut: Salz, in Wandmaker Aktuell, Heft 9, Mai/Juni 1001
75 Essen Sie salzarm, in Länger und gesünder leben, 05/2004
76 Possin, Karin: Das weiße Gold kann mehr als würzen, in Naturarzt, 07/2003
77 Mayer, Christoph: Mit einer Prise Salz ... oder: Weniger ist mehr! in Naturarzt, 03/2007
78 Leibfeld, Robert: Alles über Salz, in BIO 02/2006
79 Magnesium macht Ihr Herz stark, in Dr. Spitzbart's Gesundheitspraxis, 12/2006
80 Mönch, Rudolf: Ein brennendes Problem, in Naturarzt, 10/2001
81 Oberbeil, Klaus: Die Zuckerfalle, München 2004
82 Bruker, Max Otto: Gesund durch richtiges Essen, München 1992
83 Trans-Fettsäuren, in DGE info, 02/2007
84 Trans-Fettsäuren, in Natur und Gesundheit, 04/2007
85 Trans-Fettsäuren, in Länger und gesünder leben, 09/2005
86 Bruker, Max Otto: Über den Unwert der heutigen Milch, Lahnstein 06/1995
87 Probst, Karl: Die Pottenger-Studie, in Natürlich leben, 04/2006
88 Fuhrmann, Joel: Gefahren der Milch, Waldthausen-Verlag, Worpswede, 1992
89 Milch – Muntermacher oder Gift? in Länger und gesünder leben, 08/2001
90 Fleisch: Erhöhte Krebsgefahr, in Länger und gesünder leben, Juli 2008
91 Cola kann ihren Blutdruck erhöhen, in Dr. Spitzbart's Gesundheitspraxis, 12/2006
92 Glutamat, in Natur & Gesundheit, 10/2009
93 Fleischverzehr: Vor allem Wurst ist ungesund, in Natur & Gesundheit, 01/2011
94 Weiß, Claudia: Nitrat, Nitrit, Nitrosamine, in Ernährungs-Umschau, 05/2008
95 Gefahr durch Fruchtzucker aus industriellen Lebensmitteln, in Länger und gesünder leben, 01/2010
96 Flemmer, Andrea: Damit essen nicht krank macht, in BIO, 05/2005
97 Die Gesundheitsgefahr lauert in Suppentüten und Konserven, in Dr. Spitzbart's Gesundheitspraxis, 03/2005
98 E-Nummern unter Verdacht, in Hauptsache gesund-Journal, 11/2009
99 Zucker und Süßstoffe, in Länger und gesünder leben, 05/2006
100 Erhöhtes Krebsrisiko: Verzichten Sie auf Aspartam, in Natur & Gesundheit, 02/2006
101 Aspartam, in Natürlich leben, 06/1999
102 Migräne durch Kaugummi, in Natürlich leben, 03/2001
103 Rüsch, Doris: Frittieren, Backen, Braten, in Ernährungs-Umschau, 01/2008
104 Acrylamid, in DGE info, 02/2007
105 Erneut Krebsauslöser in Frittiertem entdeckt, in Naturarzt, 10/2008
106 Glycidamid: Nachweis in frittierten Kartoffelprodukten, in Ernährungs-Umschau, 10/2008
107 Weiß, Claudia: Koffein, in Ernährungs-Umschau, 04/2007

108 Possin, Karin: Kaffee, in Naturarzt, 04/2003
109 Den Kaffee den Tanten lassen, in Natur und Heilen, 09/2003
110 Arzneimittel als Vitalstoffräuber, in Länger und gesünder leben, 01/2010
111 Arzneimittel als Vitalstoffräuber, in Natur & Gesundheit, 07/2004
112 Gelbe Liste Pharmaindex, 3-2007
113 Medikamente können Augenbeschwerden verursachen, in Natur und Heilen, 05/2007
114 Leberversagen durch Paracetamol häufiger als durch Alkohol, in Naturarzt, 02/2006
115 Bluthochdruckrisiko durch Analgetika, in der Heilpraktiker & Volksheilkunde, 04/2007
116 Alkohol – Genuss oder Gefahr? in Hauptsache gesund-Journal, 10/2008
117 Weiß, Claudia: Alkohol, in Ernährungs-Umschau, 54/2007, Heft 2
118 Das macht die Zigarette so gefährlich, in Freizeit Revue Extra, ohne Datum, vermutlich 2008
119 Warum das Rauchen die Gefäße schädigt, in BIO, 02/2008
120 Schon eine Zigarette pro Tag schadet, in Natur & Gesundheit, 12/2005
121 Raucherkrankheiten, unter www.allen-carr.de/privat/raucherkrankheiten.aspx, 18.06.2011
122 Krankheiten durch Rauchen, unter www.raucherportal.de, 18.06.2011
123 Viszerale Adipositas, in DGE info, 03/2007
124 WHtR schlägt BMI, in Natürlich leben, 02/2010
125 Optimaler Bereich des BMI, in Natur und Heilen, 04/2008
126 Ist der Bauch schlank, bleibt das Herz gesund, in Dr. Spitzbart's Gesundheits-Praxis, 08/2006
127 Bauchfett bedeutet Risiko für Gefäße, in Naturarzt, 10/2010
128 Markert, Dieter: Die Markert-Diät, München, 1996
129 Markert, Dieter: Das Jungbrunnenwunder, Hannover, 2008
130 Libermann, Jakob: Die heilende Kraft des Lichts, Schwerz-Verlag, ohne Datum
131 Spezialreport „Gesund schlafen", in FID-Verlag, Bonn 2010
132 Dimmen Sie am Abend das Licht herunter, in Natur & Gesundheit, 04/2011
133 Probst, Karl: Sich zu Tode langweilen, in Natürlich leben, 01/2011
134 Wandmaker, Helmut: Rohkost statt Feuerkost, Goldmann Verlag, 1996
135 Walker, Norman: Strahlende Gesundheit, Ritterhude, 1993
136 Walker, Norman: Auch Sie können jünger werden, Ritterhude, 1995
137 Walker, Norman: Frisch ausgepresste Obst- und Gemüsesäfte, Ritterhude, 1995
138 Walker, Norman: Täglich frische Salate erhalten Ihre Gesundheit, Ritterhude 1995
139 Walker, Norman: Zurück aufs Land zur Selbstversorgung, Ritterhude 1995
140 Kelder, Peter: die Fünf Tibeter, Wasserbrunn, 1989
141 Koch, Susanne: Risikofaktor erhöhter Blutdruck, in Ernährungs-Umschau, Heft 8, 2006
142 Hoher Blutdruck - die stille Bedrohung für Herz, Augen, Nieren und Gehirn, Länger und ges. leben-Report o.D.
143 Gesüßte Getränke: Mit jedem Glas steigt der Blutdruck, in Länger und gesünder leben, 05/2011
144 Bluthochdruck: Mit Cola steigen die Werte, in Länger und gesünder leben, 04/2006:

145 Eide, E.: Leserbrief zu Bluthochdruck und Hormontabletten, in Naturarzt, 01/2003
146 Lärm verursacht Bluthochdruck, in Naturarzt, 06/2003
147 Funktelefone erhöhen Blutdruck, in Natürlich leben, 06/1998
148 Blutdruck und Psyche, in Natürlich leben, 02/2000
149 Optimismus schützt vor Herzinfarkt, in Natur & Gesundheit, 05/2006
150 Angst macht das Blut dick, in Natur und Heilen, 08/2005
151 Bluthochdruck: Schmerzmittel lassen die Werte steigen, in Länger und gesünder leben, 07/2007
152 Bluthochdruck, in Dr. Spitzbart's Spezialreport, 2001
153 Knoblauch schützt Arterien, in Natur und Gesundheit, 02/2011
154 Rote-Bete-Saft senkt Blutdruck, in Natur und Heilen, 12/2008
155 Fasten senkt den Blutdruck, in Naturarzt, 12/2000
156 Alleinsein heizt den Blutdruck ein, in Naturarzt, 10/2006
157 Blutdrucksenkung ohne Medikamente, in Natürlich leben, 04/1998
158 Kaffee: Kein Genuss ohne Reue, in Natürlich leben, 04/1998
159 Schlaganfall: Warum Obst und Gemüse schützen, in Länger und gesünder leben, 07/2006
160 Bluthochdruck, in Länger und gesünder leben, 02/2010
161 Parkinson-Krankheit, in Natur und Gesundheit, 10/2003
162 Parkinson ist vermeidbar, in Natürlich leben, 05/2004
163 Parkinson-Krankheit, in Natur & Gesundheit, 10/2003
164 Probst, Karl: Milch und Parkinson, in Natürlich leben, 05/2003
165 Parkinson-Krankheit: Pestizide schädigen Nervenzellen, in Natur & Gesundheit, 10/2000
166 Parkinson, in Natur & Gesundheit, 04/2008
167 Aktivität senkt Parkinsonrisiko, in Natur und Heilen, 05/2005
168 120 Jahre gesund und froh leben, alt werden und jung bleiben, in Natürlich leben, 01/2004
169 Deuster, Joachim-Ernst: Potenzstörungen sind kein Schicksal, in Naturarzt, 04/2003
170 Leitzmann, Claus: Vegetarische Ernährung, in Naturarzt, 04/2003
171 Impotente Raucher, in BIO, 01/2002
172 Erektile Dysfunktion zeigt Herzinfarktrisiko an, in Natur & Gesundheit, 04/2009
173 Helles Licht statt Viagra, in Natur und Heilen, 12/2003
174 Leben mit Demenz, in Gero's internationale Medizin-Report, Sonderausgabe Wohnen mit Demenz, o. Datum
175 Konz, Franz: Alzheimer: Erste Anzeichen erkennen, in Natürlich leben, 06/2009
176 Alzheimer Demenz: Verblüffende Wirkung, in Gero's internationaler Medizin-Report, 03/2009
177 Entzündungen im Gehirn als mögliche Ursache für Alzheimer, in Natur und Heilen, 10/2009
178 Zu hoher CRP-Spiegel, in Dr. Spitzbart's Gesundheits-Praxis, 11/2006
179 Alzheimer-Erkrankung, in Natürlich leben, 05/2003
180 Nonnen beweisen: Training und Vitamine halten das Gehirn fit, in Länger und gesünder leben, 08/2001
181 Alzheimer durch Vitaminmangel, in BIO, 02/2007

182 Mittelmeer-Diät verringert Risiko einer Alzheimererkrankung, in Natur und Heilen, 06/2006
183 Demenz: Hält HDL-Cholesterin den Geist fit?, in Ernährungs-Umschau, 09/2008
184 Alzheimer-Risiko und geistige Fitness, in Länger und gesünder leben, Spezialreport Anti-Aging, o. Datum
185 Alzheimer: Hochspannungsleitungen erhöhen Ihr Risiko, in Natur & Gesundheit, 03/2009
186 Pestizide erhöhen Demenzrisiko, in Naturarzt, 03/2011
187 Altersforschung: Heidelbeeren sind ein natürlicher Jungbrunnen, in Natur & Gesundheit, 01/2000
188 Probst, Karl: Urkost gegen Alzheimer, in Natürlich leben, 06/2009
189 Bluthochdruck lässt das Gehirn schneller altern, in BIO, 05/2006
190 Es ist nie zu spät: Bewegung fürs Gehirn, in Natur und Heilen, 03/2005
191 Alzheimer-Demenz: Neu entdeckte Wirkstoff-Kombination, in Gero's internationalem Medizin-Report, 07/2006
192 Rauchen schützt nicht vor Alzheimer, in Naturarzt, 06/2010
193 Gedächtnisstörungen im Alter häufig Medikamenten-Nebenwirkungen, in Gero's int. Medizin-Report, 01/2007
194 Störungen des Kohlenhydrat-Stoffwechsels – eine Ursache der Alzheimer-Demenz? in Ernährungs-Umschau, 3/10
195 Amalgam und Alzheimer, in Natürlich leben, 03/2001
196 Alzheimer-Krankheit, in Natur & Gesundheit, Spezialreport, o. Datum
197 Alzheimer, in Wandmaker aktuell, 02/2003
198 Entzündungen, in Länger und gesünder leben, 02/2010
199 Hüllenhagen, Dierk: Typ-2-Diabetes, in Lebenskunde-Nachrichten, 08/2008
200 Schneller An- und Abfall von Glucose im Blut schadet Ihnen, in Dr. Spitzbart's Gesundheits-Praxis, 01/2006
201 Hohes Diabetes-2-Risiko verkürzt Lebenserwartung, in Ernährungs-Umschau, 07/2009
202 Risiko Diabetes, in Hauptsache gesund-Journal, 05/2009
203 Jörgensen, Hans-Heinrich: Diabetes – nicht warten, bis das Fass überläuft! in Naturarzt, 06/2009
204 Diabetes: Nächtliche Essanfälle besonders gefährlich, in Länger und gesünder leben, 11/2005
205 Probst, Karl: Vegane Kost heilt Diabetes, in Natürlich leben, 05/2006
206 Zuckerhaltige Lebensmittel allein sind schuld an der Diabetes-Welle, in Dr. Spitzbart's Gesundheits-Report 07/2004
207 Ernährung, Lebensstil und Diabetes-2-mellitus, in DGE info, 12/2001
208 Zu viele Pfunde bringen den Diabetes, in Dr. Spitzbart's Gesundheits-Praxis, 04/2006
209 Das sind die verheerenden Folgen von Diabetes, in Natur & Gesundheit, Sonderausgabe Diabetes, o. Datum
210 Diabetes, in Natur & Gesundheit, 05/2007
211 Küstermann, Reinhard: Grauer Star: So behalten Sie den Durchblick, in Naturarzt, 01/2006
212 Grünes Gemüse schützt Ihre Augen vor dem Grauen Star, in Natur & Gesundheit, 03/2001
213 Grauer Star: Eine gute Vitamin-C-Versorgung schützt, in Natur & Gesundheit, 07/2000
214 Grauer Star: Erhöhen Antidepressiva das Risiko?, in Natur & Gesundheit, 05/2010
215 Vitamin E verlangsamt Fortschreiten des grauen Star, in Natur und Heilen, 07/2006
216 Katarakt: Zink schützt Sie vor dem Grauen Star, in Natur & Gesundheit, 03/2000
217 Sehen Sie Pünktchen oder Schlieren? Glaskörper-Trübung nicht unterschätzen, in Freizeit-Revue, 18/2011
218 Grüner Star: Ständig Kopfschmerzen und Sehstörungen?, in Natur & Gesundheit, 01/2007

219 Grüner Star: Schleichende Gefahr, in Natur & Gesundheit, 03/2011
220 Röther, Helga: Leserbrief zum Thema Grüner Star, in Naturarzt 04/2003
221 Strempel, Ilse: Musiktherapie beim Grünen Star: Mit Entspannung sinkt der Augendruck, in Naturarzt, 07/2009
222 Augenkrankheit „Grüner Star": Amerikanische PNT-Methode, in Gero's internationaler Medizin-Report, 03/2000
223 www.oi-pnt.com/de/PNT →Was ist PNT?
224 Schüler, Brigitte: Trockene Augen- keine Bagatelle, in Naturarzt 07/2008
225 Bruer, Manfred: Erfahrungsbericht über Erfolge mit der Augenschule nach Dr. Bates, in Natur und Heilen, 07/2004
226 Hübscher-Rosenbauer: Augenschule für gesundes Sehen, Südwest-Verlag
227 Bates, W.H.: Sehen ohne Brille, Rohm-Verlag
228 Benjamin, Harry: Ohne Brille bis ins hohe Alter, Verlag Hermann Bauer
229 Sehtrainings im Vergleich, in Natur & Gesundheit, 10/2003
230 Müller, Margot: Neue Wege zur natürlichen Heilung: Makula Degeneration, in BIO, 02/2006
231 Das Auge: Wie funktioniert eigentlich Sehen? in Dr. Spitzbart's Gesundheits-Praxis, „Gesundes Sehen" o. Datum
232 Richtig essen – besser sehen, in Natur und Heilen, 04/2004
233 Augenschutz und Ernährung, in Natur und Heilen, 10/2005
234 Makuladegeneration: Vorbeugung durch Omega-3-Fettsäuren, in Ernährungs-Umschau, 09/2008
235 Makula-Degeneration: Vitamin D bewahrt Ihr Augenlicht, in Länger und gesünder leben, 07/2011
236 Schulmedizinische und naturheilkundliche Therapieverfahren: Makuladegeneration, in Natur und Heilen, 05/2005
237 Jede dritte Krebserkrankung wird von einem Virus verursacht, in Natur & Gesundheit, 02/2000
238 Knoblauch und Zwiebeln gegen Krebs, in Länger und gesünder leben, o. Datum
239 Regelmäßiger Zwiebel- und Knoblauchverzehr beugt vor, in Natur & Gesundheit, 06/2000
240 Bienengift tötet Krebszellen, in Gero's internationaler Medizin-Report, o. Datum
241 Krebs ganzheitlich behandeln, in Natur & Gesundheit, Spezialreport Biologische Krebstherapie, o. Datum
242 World Cancer Research Fund, Zusammenfassung, London 2007
243 Krebsprävention XXIV, in Gero's internationaler Medizin-Report, o. Datum
244 Ausgewählte Inhaltsstoffe der Nahrung und ihr Einfluss auf das Krebsrisiko, in DGE info 05/2005
245 Hüllenhagen, Dierk: Krebskrank durch Jod? in Lebenskunde-Nachrichten, Ritterhude 02/2001
246 Krebsschutz durch gesunde Ernährung, in Natürlich leben, 04/1998
247 Glückshormon Serotonin treibt Tumorzellen in den Selbstmord, in Natur und Heilen, 08/2002
248 Mit Grünkohl, Gerste & Co Krebs vorbeugen, in BIO, 03/1999
249 Lee, William: Vitamine gegen Krebs, Nyon 1989
250 Hormontherapie: Brustkrebsrate in Deutschland nach Skandal rückläufig, in Länger und gesünder leben, 03/2008
251 Zusammenhang zwischen Ernährung und Tumorentstehung, in DGE info, 02/2008
252 Höchste Hautkrebsgefahr durch Solarien, in Natur und Heilen, 10/2009
253 Krank durch Chemikalien?, in Länger und gesünder leben, Spezialreport Laborwerte ohne Datum
254 Lösen Deodorants Krebs aus?, in Wandmaker Aktuell, März/April 2006
255 Mückenstiche gegen Krebs, in Natürlich leben, 06/2004

256 Probst, Karl: Krebs durch Würstchen, in Natürlich leben, 2/1997
257 Probst, Karl: Röntgen und Krebs, in Natürlich leben, 3/2001
258 Probst, Karl: Östrogene erzeugen Krebs, in Natürlich leben, 06/1998
259 Sagen Sie Nein zum Hormon-Wahnsinn der Schulmedizin, in Natur & Gesundheit, 08/2006
260 Die 10 häufigsten Krebsarten, in Länger und gesünder leben, Spezialreport Ganzheitliche Krebstherapie o. Datum
261 Saupe, Henning: Hyperthermie bei Krebs: Das Heilprinzip Fieber gezielt einsetzen, in Naturarzt, 11/2009
262 Magenkrebs: Der stille Keller – so halbieren Sie Ihr Risiko, in Länger und gesünder leben, 07/2005
263 Probst, Karl: Ananas gegen Krebs, in Natürlich leben, 05/2005
264 Brustkrebs: Pflanzenstoffe verlängern die Überlebenszeit, in Länger und gesünder leben, 07/2008
265 Report des World Cancer Research Fund, Empfehlungen zur Krebsprävention, in Ernährungs Umschau, 04/2008
266 EPIC-Studie, in DGE info, 06/2007
267 Bewegung und Sport, in Länger und gesünder leben, Spezialreport Ganzheitliche Krebstherapie, ohne Datum
268 Hüllenhagen, Dierk: Sie haben Grippe? Welch ein Glück, in Lebenskunde Nachrichten, 04/2010
269 Rundholz, Brigitte: Feuchtigkeitscremes verursachen Krebs, in Natürlich leben, 05/2008
270 Engelbrecht, Thorsten: Wie Rohkost Krebs entgegenwirkt, in Wandmaker Aktuell, Sept./Okt. 2008
271 Talkum-Puder erhöht Krebsrisiko, in Naturarzt, 01/2009
272 Welche Rolle spielen Ernährungsfaktoren in der Krebsprävention?, in Ernährungs Umschau 10/2008
273 Petersilie beugt Metastasen vor, in Naturarzt, 10/2001
274 Breuß, Rudolf: Krebs, Leukämie und andere scheinbar unheilbare Krankheiten mit nat. Mitteln heilbar, Wangen 1990
275 Strunz, Ulrich: Sport und Krebs, in BIO 06/2000
276 Gutartige Prostatavergrößerung (BPH), in Natur & Gesundheit, 10/2000
277 Hüllenhagen, Dierk: Lebenskunde Nachrichten, 10/2000
278 Gutartige Prostatavergrößerung, Leserbrief, in Wandmaker Aktuell, 03/04/2003
279 Carstensen, Hartwig: Vorsicht Glukosesirup, in Naturarzt 04/2003
280 Bödicker, Detlef: Prostata-Krebs, wieder gesund geworden, Leserbrief abgedruckt in Wandmaker Aktuell, 12/2002
281 Winter, Andreas: Abnehmen ist leichter als Zunehmen, Mankau, ISBN 978-3-938396-12-4
282 Künast, Renate, Schumacher, Hajo: Die Dickmacher, Riemann-Verlag
283 www.web-4health.info/de vom 06.08.2011
284 www.netdoktor.de/News/Adipositas vom 06.08.2011
285 Fettleibigkeit erhöht Nierenkrebsrisiko bei Frauen, in Natur und Heilen, 04/2006
286 Dickes Kind: Häufig steckt eine Depression dahinter, in BIO 04/2011
287 Übergewicht: Fruchtzucker in Getränken ist der größte Dickmacher, in Natur & Gesundheit, 11/2005
288 OP zur Magenverkleinerung: Vorsicht: Tödliche Folgen sind häufig!, in Natur & Gesundheit, 01/2006
289 Eichelbeck, Reinhard: Die süßen, fettigen Verführer, in BIO 04/2011
290 Ornish, Dean: Revolution in der Herztherapie, Lüchow-Verlag, Neuauflage 2010
291 Ungesunde Ernährung: Wie Weißbrot Ihre Gefäße schädigt, in Länger und gesünder leben, 09/2009
292 Wendt, Thomas: Herzinfarkt und Schlaganfall: So senken Sie Ihr Risiko, in Naturarzt, 08/2009

293 Haase, Oliver: Meine Heilung von Polyarthritis, in Wandmaker Aktuell 03/04/2011
294 Ab 50 droht Osteoporose, in Hauptsache-gesund-Journal, 12/2007
295 Grashoff, Kirsten: Osteoporose – eine pädiatrische Erkrankung, in Ernährungs-Umschau, Heft 9, 2002
296 Osteoporose-Spezialreport, in Länger und gesünder leben, ohne Datum
297 Osteoporose, in Natur & Gesundheit, 12/2008
298 Milchprodukte: Wann Sie beim Genuss besser zurückhaltend sein sollten, in Natur & Gesundheit, 09/2005
299 Calciumeinnahme kann gefährlich werden, in BIO 04/2011
300 Mehr Knochenbrüche mit Hochdosis Vitamin D, in Natürlich leben, 06/2010
301 Vitamin D – Nicht nur Ihre Knochen profitieren von Vitamin D, in Mayo Clinic Gesundheits-Brief, 10/2009
302 Osteoporose: Calzium allein hält Knochen nicht gesund, in Naturarzt, 09/2001
303 Fiedler, Bea: Osteoporose, in Wandmaker Aktuell, 09/10/2005
304 Osteoporose, in BIO 05/2006
305 Bruchrisiko Osteoporose, in Hauptsache-gesund-Journal, 06/2009
306 Störungen des Säure-Basen-Haushalts mit Folgen für den Knochenabbau, in Natur und Heilen, 10/2008
307 Die unterschätzte Volkskrankheit: Osteoporose, in Natur und Heilen, 09/2007
308 Osteoporose: Schokolade schadet ihren Knochen, in Länger und gesünder leben, 04/2008
309 Osteoporose: Eine versteckte Zöliakie kann schuld sein, in Natur & Gesundheit, 07/2005
310 Sipller, Wolfgang: Osteoporose, in fit fürs Leben-Magazin, 04/1998
311 Metz-Müller, Katharina: Macht Milch wirklich starke Knochen? in Gesundheits-Forum, 2001
312 Osteoporose: Homocystein erhöht Ihr Risiko, in Länger und gesünder leben, 08/2004
313 Osteoporose: Bewegungssport fördert Ihre Knochendichte, in Natur & Gesundheit, 03/2001
314 Anti-Pilz-Diät: Mit welcher Ernährung Sie schädigende Darmpilze in Schach halten, in Natur & Gesundheit, 03/2001
315 Hefepilz Candida – Ursache vieler Übel, in BIO, 03/2006

12.2 Über den Autor

1947
wurde ich als zweiter Sohn eines Baustoffhändlers in einem kleinen Dorf namens Laubuseschbach, heute zu Weilmünster gehörend, in der Nähe von Frankfurt geboren.
Nach Grundschule, Realschule, Höherer Handelsschule und Lehre studierte ich Betriebswirtschaftslehre an der Fachhochschule in Frankfurt mit Abschluss als Diplom Betriebswirt.
1970
entwickelte ich ein Bausystem namens isorast, mit dem man energieautarke Häuser bauen kann. Bis zum heutigen Tage bin ich geschäftsführender Gesellschafter des Unternehmens, das weltweit agiert.
1997
Mit dem 50. Geburtstag beschloss ich, mich mehr mir dem Thema Gesundheit zu beschäftigen. Ich las die Bücher von Marilyn und Harvey Diamond „Fit fürs Leben" (19), Helmut Wandmaker „Willst Du gesund sein, vergiss den Kochtopf" (16), Franz Konz „Der große Gesundheits-Konz" (17) sowie alle Bücher des 116 Jahre alt gewordenen Dr. Norman Walker (135 – 139). Wandmaker und Konz lernte ich in Seminaren persönlich kennen.
1999
belegte ich den Fernkurs der Natürlichen Gesundheitslehre, der von dem Querdenker Dierk Hüllenhagen betreut wurde und auch noch wird*). Dies hat bei mir völlig neue Erkenntnisse bewirkt:

- Jeder ist, von wenigen Ausnahmen abgesehen, für seine Gesundheit selbst verantwortlich.
- Jeder kann, von wenigen Ausnahmen abgesehen, durch eine Lebensstiländerung den Grad seiner Gesundheit selbst bestimmen.

Die Erkenntnisse waren so überzeugend, dass ich bereits nach der ersten Lektion zum Entsetzen meines Sachbearbeiters die Kranken-Vollversicherung kündigte.
2005
deligierte ich meine Geschäfte an einen langjährigen Mitarbeiter und besuchte drei Jahre lang die renommierte Heilpraktikerschule in Hochheim. Ich wollte das aktuelle Standardwissen in Anatomie, Physiologie und Pathologie vervollständigen, um die Werthaltigkeit der Natürlichen Gesundheitslehre auch aus Sicht der Schulmedizin und der Naturheilkunde zu beurteilen.
2010
gliederte ich meine Erkenntnisse der Ernährung erstmals in sechs Klassen. Diese Zusammenstellung war eigentlich nur für mich gedacht. Ich ärgerte mich nämlich immer wieder, wenn ich etwas aß, das hinterher schädliche Wirkungen zeigte, an die ich aber vorher nicht gedacht hatte. Ich schickte dieses Zusammenstellung auch als Weihnachtsbotschaft an meine Geschäftsfreunde. Die Resonanz war überwältigend: Jeder wollte mehr wissen und jeder verlangte nach den klärenden Nachweisen.

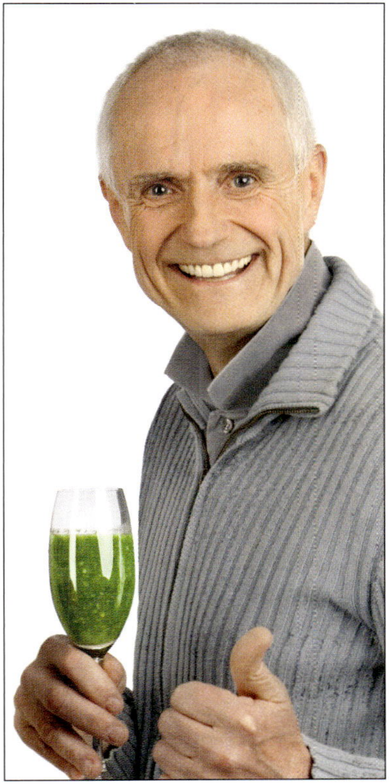

2011
So entstand das Buch, in dem mehr als 300 Quellen zitiert wurden.

*) Fernkurs der Natürlichen Gesundheitslehre bei Fit fürs Leben Kolleg, Am Wullbrand 99, 27721 Ritterhude, Tel. 04292-818299

12.3 Dank an ...

(in alphabetischer Reihenfolge):

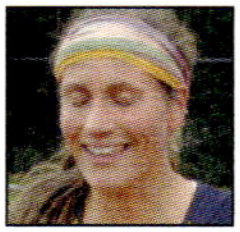

Almstedt, Sanna, die als Ultra-Mehrkampfmeisterin bewiesen hat, dass Hochleistungssport bei natürlicher Ernährung nicht zu Lasten der Gesundheit geht.

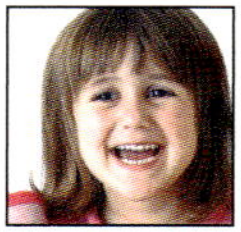

Annabell, meiner 3-jährigen Tochter für ihr Verständnis, dass PC und Pappa nicht immer für PAINT-und Spiel parat waren.

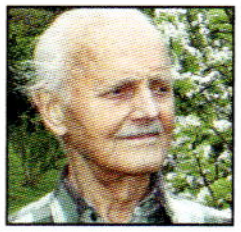

Fiebiger, Wilhelm, der mit Ernährung und Weltanschauung eine Lebensform für ein vitales und hohes Alters gefunden hat.

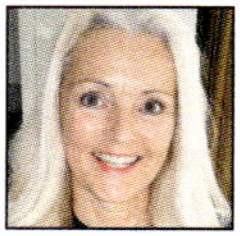

Helga für die kritische Durchsicht der Texte die vielen sinnvollen Anregungen.

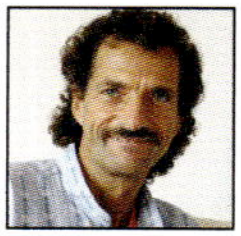

Hochstrasser, Urs, für die Rohkost-Seminare und seine wunderbaren Rezepte.

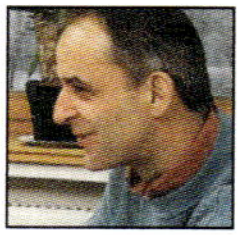

Hüllenhagen, Dierk, Vorsitzender der Gesellschaft für Natürliche Lebenskunde, für seine Querdenker-Anregungen.

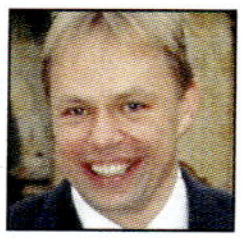

Joschy, meinem Neffen und Ingenieur, für seine schon sprichwörtlichen Einwände und die Anfertigung der Grafiken.

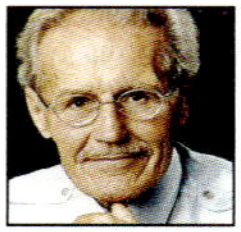

Konz, Franz, der mit seinem Werk „Der große Gesundheits-Konz" (17) Maßstäbe in der Lebensführung gesetzt hat.

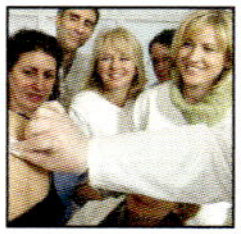

Lehrer der Heilpraktikerschule in Hochheim, die mir den komplexen Lehrstoff komprimiert und anschaulich vermitteln konnten.

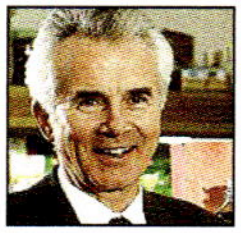

Leitzmann, Claus, Prof. em. Dr. rer.nat., der u.a. mit seinem kleinen Büchlein „Vegetarismus"(14) die Sprache des Konsumenten gefunden hat, sowie durch seine eigene Erscheinung und sein eigenes konsequentes Vorleben dieser Ernährungsform dauerhafte Maßstäbe für gesunde und ökologische Ernährung gesetzt hat.

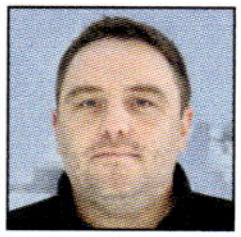

Marco für die Gesamtverantwortung für Druck und Druckvorbereitung dieses Buches.

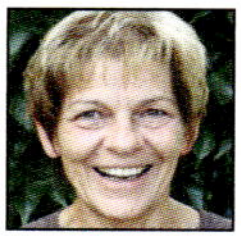

Meystädt, Ursula, für die wiederum sorgfältigen Form- und Textkorrekturen.

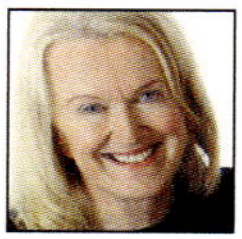

Monika, Schwiegermutter und seit 40 Jahren Allgemeinärztin und Psychotherapeutin, dass sie meine vielen kritischer Hinweise auf Medikamenten-Nebenwirkungen ertragen und wertvolle Hinweise gegeben hat.

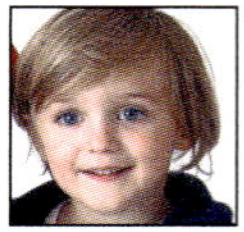

Nicolas, meinem 6jährigen Sohn, dem ich nicht immer zur Verfügung stand.

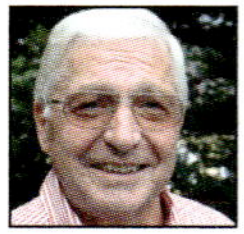

Rebhan, Dieter, für die Führung meines Unternehmens während der Heilpraktikerschule.

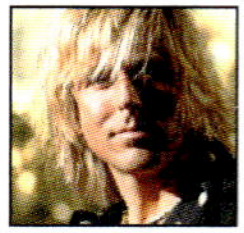

Rothkranz, Markus, der mit seiner eigenen Lebensgeschichte vom luxusschwelgenden Hollywood-Millionär zum asketischen Ernährungs- und Umweltfreak Maßstäbe gesetzt hat (vgl. auch S. 80).

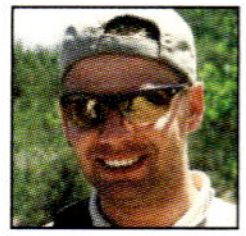

Trompeter, Otto, den österreichischen Bergmarathon-Meister, dessen Lebensgeschichte vom Übergewichtigen zum asketischen Spitzensportler Maßstäbe gesetzt hat (vgl. auch S. 87 dieses Buches).

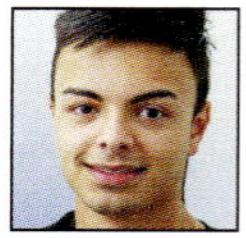

Ugur, Auszubildender in meinem Unternehmen, für die Lösung aller auftretenden PC-Probleme beim Schreiben des Buches.

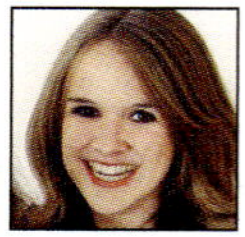

Verena, meiner 28jährigen Tochter, für die kritische Durchsicht der Texte, die entstandene Begeisterung für den Obst/Kräuter-Shake mit Disteln, Brennnesseln und Löwenzahn sowie die Erkenntnis, dass gesunde Ernährung in ihrer Altersklasse nur angenommen wird, wenn sie originell ist und gut schmeckt.